23
JOURS D'HOSPITALISATON DANS LE SERVICE DES SOINS INTENSIFS : RÉCITS MIRACULEUX

VICTOIRE SUR LA MALADIE ET LES TRAGÉDIES MÉDICALES

ZON G. QUEWEA

iUniverse, Inc.
Bloomington

23 jours d'hospitalisation dans le service des soins intensifs : récits miraculeux
Victoire sur la maladie et les tragédies médicales

Les informations, les idées et les suggestions contenues dans cet ouvrage ne prétendent pas se substituer aux conseils d'un professionnel de la santé. Avant de suivre aux suggestions ci-incluses, il est conseillé au lecteur de consulter son médecin. Ni l'auteur, ni l'éditeur ne seront jugé responsable d'une perte ou d'un dommage censé être survenu suite à l'utilisation ou l'application d'une information ou d'une suggestion provenant de ce livre.

Les livres publiés par iUniverse peuvent être commandés auprès des librairies ou à l'adresse suivante :

iUniverse
1663 Liberty Drive
Bloomington, IN 47403
www.iuniverse.com
1-800-Authors (1-800-288-4677)

Considérant le caractère dynamique des sites Internet, les adresses Web ou les hyperliens utilisés par l'auteur peuvent avoir changé depuis la publication du livre et n'être plus valides. Les opinions exprimées dans le présent ouvrage sont uniquement attribuables à l'auteur et ne reflètent pas nécessairement celles de l'éditeur. Par conséquent, l'éditeur décline toute responsabilité y afférent.

Des personnes représentées dans l'imagerie stock fourni par Thinkstock sont des modèles, et ces images sont utilisés uniquement à des fins illustratives.

Certaines images actions Thinkstock ©.

ISBN: 978-1-4620-3054-5 (sc)
ISBN: 978-1-4620-3055-2 (e)

Imprimé aux États Unis

Date de rév. iUniverse : 08/19/2011

TABLE DES MATIÈRES

PARTIE I
MALADIE, SOINS INTENSIFS ET GUÉRISON

PARTIE II
RETOUR SUR LE PASSÉ : INFORMATIONS SUPPLÉMENTAIRES

REMERCIEMENTS

CERTAINS MÉDECINS CONCLURENT QUE LA GUÉRISON DE MON ÉPOUSE dépassait leurs capacités. D'autres disent qu'elle est un miracle ambulant de Dieu. À l'instar des miracles opérés par le passé, ils sont toujours d'actualité et continueront à se manifester sans aucun doute dans l'avenir. Notre Dieu ne change pas. Par conséquent, je suis infiniment reconnaissant au Seigneur pour Son miracle, Son intervention rapide dans la guérison de mon épouse, développement qui était au départ inimaginable pour la plupart des personnes. Au cours de la période la plus sombre de la vie de notre famille, le Seigneur vint et apporta la lumière dans l'atmosphère morne et froide de notre foyer. Mon fils John serait actuellement orphelin. Mais Tu as décidé le contraire. Ma famille est reconnaissante de faire partie de Ton corps, l'Église. La plus grande décision que nous ayons prise dans la vie fut de Te connaître, Seigneur.

Aux infirmiers du service de maternité : vous avez pris soin de Bébé John de la même manière dont sa mère l'aurait fait après sa naissance. Je ne vous oublierai jamais. En votre qualité d'intervenants rapides, vous avez été en effet rapides ce jour-là. Vous avez donné le meilleur de vous-mêmes. Aux infirmiers du niveau 2600 du Service des soins intensifs (I.C.U) et du niveau 2700 de l'I.C.U, les soins intensifs que vous avez prodigués sous la direction de Dieu furent efficaces. Je n'oublie pas les infirmiers du troisième niveau. C'est là-bas que je rencontrai pour la première fois une infirmière qui m'invita à prier avec elle pour la guérison de ma femme. Enfin, aux médecins qui intervinrent directement ou indirectement, je vous félicite pour vos efforts. En ce qui me concerne, vous avez été tous des instruments de Dieu pour sauver la vie de ma femme. J'apprécie votre travail et je remercie le Seigneur pour Son miracle qui vous a permis d'exceller dans votre travail.

À la Central Church of Christ, Oakland Avenue, Johnson City, Tennessee : Non seulement vous n'avez pas cessé de prier, mais vous avez également agi comme l'aurait fait une famille biologique. Vous avez pleuré avec moi, vous avez ri avec moi et vous avez été là à chaque instant, du début à la fin. Votre contribution m'a rappelé les enseignements des apôtres dans le Livre des Actes : « Vous avez pourvu à mes besoins à tous égards, sur le plan physique et spirituel. Tenez ferme dans les mains du Seigneur qui ne change pas. Puisse le Seigneur faire étendre Son royaume chaque jour. »

À l'Église du Centre International d'Evangélisation/Tabernacle Béthel Israël, Ouagadougou, Afrique de l'Ouest : Vous êtes des milliers de personnes que je ne connais pas, même s'il se peut que vous connaissiez mon épouse. Le temps que vous avez passé à la tour de prière, priant et jeûnant pour ma femme ne fut pas vain. Vous avez eu le désir de la voir recouvrer sa santé et en effet elle a été guérie. Non seulement, vous avez prié pour elle et son bébé, mais vous avez également prié pour moi et ce, en vous adressant au Seigneur. Je ne puis vous remercier assez, mais comme Paul le déclarait à l'église de Philippes : *« Et mon Dieu pourvoira à vos besoins selon Sa gloire, en Jésus-Christ. »*

À mon beau-père, Dr Mamadou Philippe Karambiri, pasteur principal et fondateur du Centre International d'Évangélisation/Tabernacle Béthel Israël, Ouagadougou, Burkina Faso, Afrique de l'Ouest. Sur les 23 jours passés au service des soins intensifs, vous avez passé 18 jours à mes côtés. Cependant, avant cela, vous vous trouviez à des milliers de kilomètres de moi, loin en Afrique. Vous m'avez soutenu par vos paroles d'encouragement et vos prières. Vous avez réorganisé votre emploi du temps chargé afin de venir rester auprès de ma femme qui était malade. À votre arrivée, nous étions tous préoccupés. Ensemble nous avons prié et ensemble nous avons retrouvé la force, et aujourd'hui nous rions. En tant qu'homme de Dieu, le Seigneur ne vous abandonnera jamais. Vos prières incessantes et votre dévouement pour la guérison de votre fille, mon épouse, ont été exaucées.

Au Dr Paul Kamolnick, Maître de conférence en sociologie, mon ancien professeur à la East Tennessee State University : je vous remercie de m'avoir appelé pour vous enquérir de l'état de santé de ma femme. Votre approche sociale face à la condition humaine m'a permis de rester fort.

À Bernard Zougouri, Pasteur du Centre International d'Évangélisation/ Tabernacle Béthel Israël, Atlanta, USA, filiale de Géorgie : Je ne puis oublier ton engagement indéfectible dans la prière pour la guérison de mon épouse. Tu es plus qu'un beau-frère. Tu es plus qu'un ami et un frère. Pendant plusieurs nuits blanches, ton épouse et toi avez parcouru plus de 400 km pour venir nous rendre visite et prier pour que ma femme se relève de sa situation qui empirait. Vos encouragements ont été plus qu'importants. Lorsque mon épouse ne pouvait plus s'exprimer, ouvrir les yeux ou même respirer par elle-même, et qu'elle dépendait totalement d'un ventilateur, vous ne l'avez pas considérée comme morte. Vous l'avez vue comme une mère qui dormait et qui se préparait à prendre soin de son nouveau-né le lendemain. Tu as pris un stylo et un bout de papier sur lequel tu as écrit un mot en français, que tu as placé ensuite sur son oreiller. Ce mot disait : « Demain, lorsqu'elle se réveillera, elle lira ce mot et m'appellera. » En effet, je suis convaincu que tu as reçu plusieurs de ces appels.

Au Pasteur Afra Lengar : Vous avez appris la nouvelle chez vous en Atlanta, Géorgie et vous vous êtes approprié notre problème. De même que Bernard, vous avez conduit d'Atlanta, Géorgie pour venir passer toute une nuit avec moi à l'hôpital. Même si vous veniez juste de quitter le travail ce jour-là, vous avez passé toute la nuit à mes côtés. Votre Dieu vous a certainement vu, ainsi que plusieurs autres personnes et Il a exaucé vos prières.

Au Pasteur John Korsinah du Ghana, Accra, Afrique de l'Ouest, dont nous avons fait la connaissance par le biais de David, frère cadet de ma femme, au moment où nous avions désespérément besoin d'un enfant : Son désir de nous voir avoir parents a été accompagné de prières et de jeûnes constants presque tous les jours. Lorsque vous avez appris que mon épouse s'était effondrée suite à la formation de caillots dans ses poumons le lendemain de son accouchement, vous avez passé des jours sur les montagnes, au Ghana, à prier et jeûner. Vous m'appeliez chaque semaine pour m'assurer que vous me souteniez dans la prière.

À Tantie Pauline : vous êtes venue d'Afrique en vue de remplir le rôle de mère et représenter celle de Bébé John. Bébé John vous a été confié dès l'hôpital. Lorsque le temps est venu de l'envoyer à la maison, il n'y avait personne à la maison pour prendre soin de lui. J'ai demandé au personnel de l'hôpital de m'accorder un peu de temps. Lorsque vous êtes arrivée, vous avez touché mon cœur. Vous avez passé le temps à me montrer les Écritures et à me remémorer les promesses selon lesquelles Dieu ne nous abandonnerait pas. Je ne pouvais pas demander plus.

À Kabou : Tes études sont devenues moins importantes pour toi lorsque tu es venue pour nous aider de toutes les manières possibles. Tu as été la première à rendre visite à Bébé John. Pendant des semaines, tu as pris soin de lui et tu as prié avec nous. À vous Nina et Michelle : vous êtes venues du Texas pour m'aider et prier, comme l'ont fait les autres. Votre présence m'a donné le courage de rester fort.

À la communauté libérienne de Johnson City, Tennessee : Vos visites quotidiennes ont permis aux infirmiers de se rendre compte que ma femme et moi appartenions à un groupe. Vous remplissiez la salle d'attente et même la chambre de mon épouse. Parfois, les infirmiers se plaignaient du fait qu'il y avait trop de monde. D'autres fois, ils trouvaient une salle plus grande pour que vous puissiez vous y installer. Votre souhait était de voir ma femme, votre amie, recouvrer la santé. Vos désirs ont été agréés. J'ai ressenti vos préoccupations. Je vous apprécie. À toi jeune Duanah, en particulier, tu as été frustrée lorsque les infirmiers t'ont demandé de les laisser faire leur travail. Tu es venue tous les jours. À plusieurs reprises, tu as quitté ton travail pour venir rester auprès de la patiente, lui donner son bain et l'habiller. Et à vous John et Oretha Kollie : Vous m'avez soutenu pendant toutes ces journées. Même lorsque j'étais absent de l'hôpital, vous étiez là en prière pour ma femme. Vous m'avez offert votre amitié sans conditions. Certains d'entre vous n'ont ménagé aucun effort pour nous aider. Pardonnez-moi si j'ai oublié de mentionner votre nom dans ce livre. Le Seigneur a vu tout votre travail et vos efforts seront récompensés.

Je n'oublie pas Henderson W. Bennah, Diacre, Thankful Baptist Church de Johnson City : Je vous remercie pour vos prières pour la guérison de mon épouse. Je remercie également Monsieur et Madame Seydou Dao qui sont venus d'Afrique pour nous rendre visite à l'hôpital, prier avec nous et nous encourager.

À mon éditeur, Joanna Francis, Kora Press : Je te remercie pour le travail rapide que tu as accompli et ton aptitude à m'aider à conserver une voix unique. Je remercie Martha Rose Woodward pour ses conseils et ses encouragements, en sa qualité de précurseur, m'ayant devancé dans le monde de l'édition et aidé à trouver mon chemin.

À la traductrice Sarah Karambiri : Je te suis reconnaissant pour ta contribution à la parution de la version française du livre *23 Days of Intensive Care: A Story of Miracles*.

Et enfin, c'est avec un grand amour que je dédie ce livre à ma belle-mère, Maman Karambiri, qui nous a quittés : Plusieurs l'ont connue comme Maman, à cause de l'amour qu'elle a donné à tous ceux qui l'ont rencontrée. Au cours des cinq années durant lesquelles ma femme et moi avions prié et jeûné pour avoir un enfant, tu nous as soutenus. Tu as subi ta part de pression à travers tes amies suite au fait que ma femme était considérée comme « stérile » selon leurs dires. Tu nous as soutenus pendant les moments les plus sombres et tu n'as cessé de prier jusqu'à ce ta fille soit guérie. Quelques mois plus tard, le Seigneur t'a rappelée à Lui, à l'âge précoce de 59 ans. Nous croyons qu'Il t'aimait plus que nous et nous prions pour le repos de ton âme dans Sa parfaite paix. Je te remercie pour tout ce que tu as fait. Tu as été une mère très attentionnée.

Chers lecteurs, j'aimerais que ce livre ramène à votre souvenir les miracles de Dieu. Nous ne pouvons pas nier la vérité inscrite dans la Bible. Lorsque le crash aérien s'est produit à la Hudson River le 15 janvier 2009 et que tous les passagers s'en sont sortis sains et saufs, plusieurs d'entre nous avons attribué ce salut à la compétence du pilote. Ce que nous avons oublié c'est que le pilote n'était pas capable d'empêcher l'aéronef de sombrer dans les eaux, jusqu'à ce que tous les passagers soient sauvés, car c'est cela qui s'est produit. Lorsqu'un autre avion s'est écrasé dans l'Océan Pacifique, avec 153 passagers à son bord, une fille de 14 ans a été la seule rescapée. Quelle leçon avons-nous apprise de ces événements ? Tous les passagers ont péri, à l'exception d'une fille de 14 ans. Ces événements, ainsi que plusieurs autres auraient dû nous amener à réexaminer notre manière de penser et à reconnaître la main de Dieu à travers ces miracles. Ce livre parle uniquement des miracles opérés par Dieu.

AVANT PROPOS

L e 8 décembre 2007, mon épouse s'effondra brusquement dans sa salle de bain à l'hôpital, suite à la formation de caillots de sang dans ses poumons, un jour après son accouchement par césarienne. Lorsque les infirmiers, les intervenants d'urgence et les médecins arrivèrent, ils ne trouvèrent pas son pouls et elle n'était plus en mesure de respirer après être revenue à elle-même pendant quelques minutes. Ils l'examinèrent deux fois et la déclarèrent cliniquement morte selon le premier constat. D'autres rumeurs firent état de son décès.

Elle fut placée sur une civière et transportée au niveau 2600 de l'ICU pour y être réanimée. Le personnel soignant me conduisit dans une des salles dans la zone d'attente de l'ICU en vue de me préparer pour m'annoncer la pire nouvelle : son décès. Ils m'empêchèrent d'entrer dans sa chambre. J'insistai et ils me promirent que si cela était nécessaire, ils me feraient venir auprès d'elle. Sa situation était à ce point désespérée, que mes pensées, pendant j'étais assis dans la zone d'attente, reflétaient uniquement le pire des scénarios imaginables.

Alors que j'étais assis dans la salle d'attente, le Frère Timothy Hall, mon pasteur à la Central Church of Christ de Johnson City, Tennessee, arriva tout choqué et confus. Il me conduisit dans la prière et remit la situation entre les mains de Dieu. Quelques minutes plus tard, un médecin entra dans la salle et m'informa qu'ils feraient de leur mieux pour réanimer mon épouse. Je demandai à rester auprès d'elle au service des soins intensifs. Au début, il refusa, mais j'insistai. Ensuite, il accepta à condition que le cas échéant, ils me demandent de sortir, ce que j'acceptai et le suivi ensuite dans la salle où se trouvait ma femme. En y entrant, j'espérais la voir avec les yeux ouverts. Malheureusement, je ne vis rien de tout cela. Elle s'accrochait à peine à la vie, et était sous oxygène, reposant entre la vie et la mort. À ce moment, je réalisai que seul un miracle de Dieu pourrait la ramener à la vie. Aucun médecin ou infirmier ne pouvait me fournir d'explications pendant que je cherchais une personne disposée à me donner des informations d'ordre médical sur son état.

Je restai là, subjugué en présence de ma femme dans un silence presque parfait. Mes pensées n'erraient pas au-delà du nouveau voyage dans lequel cette journée m'avait embarquée. Il s'agissait d'un voyage rempli de panique, de larmes, de détresse et de confusion. Il s'agissait d'un voyage où la foi et la prière seraient fortement mises à l'épreuve, alors que seul un miracle divin pourrait en fin de compte nous apporter un soulagement.

Note du Président Directeur Général du Centre médical de Johnson City :

« J'ai été informé par la Central Church of Christ que Daniella Quewea avait été admise au Centre Médical de Johnson City où elle accouchait de son premier bébé. En qualité de PDG de l'hôpital et membre de la Central Church, l'église m'informait souvent lorsqu'un frère ou une sœur se trouvait à l'hôpital, afin que je puisse y aller pour lui rendre visite lorsque j'en avais le temps. Je fus informé que Daniella était en train d'accoucher. Par conséquent, je me rendis à la salle d'accouchement pour voir si je pouvais lui apporter mon soutien. Je m'arrêtai dans une boutique de cadeaux et j'achetai une douzaine de roses pour les apporter à Daniella dans la salle d'accouchement. Comme certains de ses parents étaient venus lui rendre visite, je laissai les fleurs dans sa chambre. Son infirmière et ses parents m'informèrent que Daniella avait eu des problèmes après l'accouchement et qu'elle se trouvait dans le service des soins intensifs. Une des infirmières me dit qu'il faudrait un miracle pour qu'elle quitte l'hôpital, vivante.

Je vis Zon à genoux à côté du lit de Daniella pendant des jours, il ne cessait de prier. Zon et Daniella m'ont enseigné la puissance de la prière, que les miracles se produisaient encore de nos jours. Je fus personnellement témoin de ce miracle »

Au cours des 23 jours suivants, la santé de Daniella demeura fragile et les médecins déclarèrent à un frère de l'église qui était également un membre de la direction générale de l'hôpital que ses chances de survie étaient presque nulles. Plus tard, lorsque le

Seigneur restaura mon épouse, cet ami posa cette question à ma femme : « Sais-tu que tu étais morte ? » Il poursuivit en disant : « Tu es un miracle ambulant. »

Lorsque je repense à cette histoire, je me rends compte que mon épouse avait survécu à une attaque antérieure à sa grossesse, sous forme d'hypertension artérielle, suivie d'une grossesse à haut risque, d'une toxémie prééclamptique et enfin d'une formation de caillots dans les poumons, uniquement grâce à un miracle divin. Je suis convaincu que le bon déroulement de ce voyage à travers chacune de ces catastrophes a nécessité l'intervention de Dieu. Tandis que nous sortions de cette situation par Sa grâce, un autre choc nous désarçonna. Ce fut une tragédie.

La mère de ma femme décéda de suite de causes inconnues à l'âge de 59 ans. Nous étions déjà fragiles, après avoir survécu aux événements précédents, relatifs à la maladie de mon épouse, et avions de ce fait atteint le point de rupture. L'annonce de cette nouvelle à ma femme se révéla un point très délicat. Ensemble, avec certains membres de la famille, nous lui annonçâmes la nouvelle. Mais Dieu, qui est un Dieu de miracles, permit que la situation n'explose pas. Comme le dit le Psalmiste : « *L'Éternel est près de ceux qui ont le cœur brisé, et il sauve ceux qui ont l'esprit dans l'abattement* » (Psaumes 34 :18).

PARTIE I
MALADIE, SOINS INTENSIFS ET GUÉRISON

CHAPITRE 1
VAGUES DE MALADIES :
HYPERTENSION ARTÉRIELLE

« Quand les montagnes s'éloigneraient, quand les collines chancelleraient, mon amour ne s'éloignera point de toi, et mon alliance de paix ne chancellera point, dit l'Éternel qui a compassion de toi. »

Ésaïe 54 :10

« Si tu traverses les eaux, je serai avec toi ; et les fleuves, ils ne te submergeront point. Si tu marches dans le feu, tu ne te brûleras pas, et la flamme ne t'embrasera pas. Car je suis l'Éternel, ton Dieu, le Saint d'Israël, ton Sauveur. »

Ésaïe 43 :2-3

JE M'APPELLE ZON QUEWEA et je suis né au Libéria, Afrique de l'Ouest, de l'union de MeDolly et David Jones Quewea. Je fis mes études primaires et secondaires au Libéria. Je me convertis au christianisme en 1987 et depuis lors, je suis resté membre du Corps de Christ. Je m'enfuis à Accra, Ghana, Afrique de l'Ouest en 1990, à la suite de la guerre civile que connut le Libéria et qui fit 150 000 victimes. En 1998, après mon séjour au Ghana, j'eus l'occasion de me rendre aux États-Unis d'Amérique pour poursuivre mes études et connaître une vie meilleure. J'étudiai à l'East Tennessee State University où j'obtins deux diplômes de licence en sociologie et en science politique, ainsi qu'une Maîtrise en arts libéraux.

Dans mon cœur, je rêvais d'avoir une compagne, une femme, une personne que j'allais aimer et qui allait m'aimer. Je rêvais d'avoir une véritable famille, avec beaucoup d'enfants, entourés de parents et d'amis qui partageraient notre joie.

Un jour, en 2001, après avoir longuement discuté sur la question du mariage avec mon cousin Johnny Gayechuway, qui travaille actuellement dans l'armée américaine, il mentionna le nom de Daniella Karambiri.

Les informations relatives à cette femme et ses traits de caractères m'intriguèrent. Je me surpris à penser souvent à elle et je me demandai s'il se pouvait qu'elle fût celle que Dieu avait choisie pour être mon épouse.

En vue de rencontrer Daniella Karambiri, je dus parcourir des milliers de kilomètres afin de me rendre à Ouagadougou, Burkina Faso, Afrique, où elle vivait. Lorsque je la rencontrai pour la première fois, j'étais un peu timide car elle était un peu plus grande que moi. Cependant, notre amour l'un pour l'autre nous aveugla et nous nous fiançâmes rapidement vu que la symbiose qui régnait entre nous nous démontrait que nous avions beaucoup de points communs. Daniella me trouva rapidement deux petits noms par lesquels elle aimait m'appeler : « Sweety » et « Daddy ». Je commençai à l'appeler également « Sweetie ». Cependant, après notre mariage, je l'appelai « D.Q » pour Daniella Quewea. Ma femme a trois frères et sœur : Sarah, l'aînée, suivie de Samuel et David le cadet. Ses parents sont le Dr Pasteur Mamadou P. Karambiri et sa mère Marie-Sophie Karambiri.

En 2005, je fus naturalisé citoyen américain. Je vis heureux à Knoxville, Tennessee, avec ma famille qui compte actuellement Daniella, Bébé John, né le 7 décembre 2007 et Emmanuel, notre deuxième fils né le 10 janvier 2010.

Voici l'histoire de ma famille :

NOUS NOUS SOMMES MARIÉS EN JUIN 2002. Dans le cadre de nos projets, comme la plupart des familles, nous voulions avoir des enfants. Ma femme tomba enceinte au cours du premier mois de notre mariage. Deux mois plus tard, elle fit une fausse couche. Sur la base des résultats de l'échographie montrant qu'il n'y avait rien dans son utérus après la fausse couche, nous décidâmes qu'elle ne subirait aucune dilation ni aucun curettage, même si les médecins nous le conseillèrent. La dilation et le curettage sont des interventions chirurgicales auxquelles on procède au cours du premier trimestre suivant une fausse couche. Une des raisons qui nous poussa à refuser cette intervention provient des risques et des complications que cela impliquait, à savoir : des saignements abondants ou une grave hémorragie, une détérioration du col de l'utérus, des lacérations ou des infections au niveau de l'utérus ou d'autres parties du bassin. Jusqu'en 2007, nous tentâmes sans succès une autre grossesse. Pendant ces cinq années d'essais et d'échecs, certains amis et membres de la famille se moquèrent beaucoup de ma femme, sous prétexte qu'elle était stérile. Avec tout ce poids à porter, la tension associée aux tentatives pour avoir un enfant, ainsi que la pression qu'elle subissait, la santé de ma femme commença à décliner. Avec tout le stress que cela provoquait chez elle, sa pression artérielle commença à monter et finit par atteindre 190/101. Au même moment, elle a commença à prendre du poids de façon anormale (environ 150 kg pour 1,70 m).

Au début, elle ne suivit aucun traitement régulier pour sa tension artérielle, et elle ne songea pas réellement à perdre du poids. Comme, de toute évidence, la situation empirait, nous décidâmes qu'elle suivrait un traitement régulier.

À notre surprise, elle tomba de nouveau enceinte à mi-parcours du traitement, après cinq années passées à faire des tentatives. D'une part, cette nouvelle grossesse nous permit de retrouver l'espoir de voir notre rêve d'avoir des enfants se réaliser. D'autre part, plusieurs questions commencèrent à trotter dans notre esprit quant à ce qui pourrait advenir de cette grossesse. Nous fûmes préoccupés par le fait que la tension artérielle ne s'était pas totalement stabilisée car les chiffres fluctuaient toujours. En l'absence d'antécédents médicaux, nous commençâmes à nous poser des questions, bien avant même de rencontrer son médecin, par rapport à l'impact de l'hypertension artérielle sur une femme enceinte et la santé de l'enfant. Lorsque nous allions dans une pharmacie CVS ou un magasin Wal-Mart pour vérifier sa pression artérielle, les chiffres étaient toujours très au-dessus de la normale. La bonne nouvelle est que les chiffres se situaient en dessous de premiers chiffres susmentionnés. Nous continuâmes à observer des variations au niveau des chiffres. Parfois, le résultat se situait à 160/85 ou 165/85. Toutefois, chaque fois qu'elle se rendait à l'hôpital afin de voir son médecin pour des contrôles, les chiffres étaient plus élevés que la normale.

L'impact de la tension artérielle sur une grossesse peut être désastreux, comme nous l'apprîmes plus tard. Le médecin de mon épouse a bien voulu nous expliquer les implications de la tension artérielle sur les grossesses. Il s'agissait d'informations que nous ne souhaitions pas vraiment entendre, mais il fallait nous rendre à l'évidence. Selon notre médecin, une grossesse affectée par une hypertension artérielle pouvait empêcher un bon flux sanguin vers le placenta, ce qui signifiait que le fœtus recevrait moins de nutriments et d'oxygène pour ses besoins. Le deuxième problème auquel était confrontée mon épouse est qu'elle mesurait 1,70 m et pesait 150 kg. Avec cette taille, son poids normal devrait être de 76,2 kg. Elle pesait presque le double du poids normal. Cela constituait également une autre préoccupation majeure.

Semaine après semaine, les résultats qu'elle présentait différaient selon les contrôles. Au fur et à mesure que la grossesse évoluait, ses visites chez le médecin se multiplièrent, au point d'atteindre parfois deux visites par semaine. Comme elle suivait des cours au collège, ses rendez-vous réguliers chez le médecin l'amenèrent à interrompre ses cours à une période cruciale du semestre. Je crus que si la pression artérielle pouvait se stabiliser par le biais de la chirurgie, ma femme choisirait cette option en vue d'éviter les nombreux déplacements vers l'hôpital, et pourrait ainsi passer plus de temps à étudier. Cependant, il y avait plus important que ses cours. Pour nous, le plus important était la santé du bébé qui n'était encore qu'un fœtus. Elle décida de suspendre ses cours pendant un semestre ou même une année. Conscients du fait qu'on ne pouvait pas avoir d'effets rapides avec les traitements contre l'hypertension artérielle, nous devions prendre des précautions pour la santé du bébé que nous avions tant désiré.

Au regard des informations que nous avions déjà sur l'hypertension artérielle, nous étions convaincus qu'il s'agissait d'un problème très grave. La plupart des médecins considèrent l'hypertension artérielle comme un tueur silencieux. Le traitement de ce symptôme exige une attention et des efforts très soutenus. Nous avions entendu des histoires relatives à des personnes souffrant d'hypertension artérielle et celles-ci étaient accablantes. Les personnes qui avaient traité cette affection à la légère avaient souvent fait face à d'autres problèmes de santé, tels des crises cardiaques, des maladies de cœur et des accidents vasculaires cérébraux. Ces personnes souffrent quelquefois de problèmes rénaux.

Les femmes enceintes souffrant d'hypertension artérielle risquent davantage d'avoir des bébés ayant un poids insuffisant à la naissance et des bébés prématurés. Par conséquent, gérer un tel problème au cours d'une grossesse reviendrait à construire un pont au-dessus d'une étendue d'eaux troubles.

La situation ne s'améliora guère au lever du jour. L'heure était vraiment grave. En toute honnêteté, nous n'avions pas imaginé que les choses allaient prendre cette tournure (nous étions préoccupés et parlions d'hypertension artérielle au dîner). Mon épouse continua à souffrir de terribles maux de têtes et à prendre rapidement du poids, malgré le traitement qu'elle suivait contre l'hypertension. Nous pensions que ces maux étaient des symptômes normaux de l'hypertension artérielle, mais cela démontrait que nous n'avions qu'une maigre connaissance des pratiques liées aux soins de santé. Lorsqu'elle se rendit chez son médecin pour contrôler sa tension artérielle, la première lecture faisait cas d'une pression trop élevée qui ne lui permettait pas de repartir chez elle. Les médecins lui demandèrent de rester pendant un moment, afin qu'ils puissent procéder à une autre lecture plus tard. Elle m'appela pour m'informer de la situation, tout en m'assurant que tout allait bien se passer et que ce n'était pas la peine que je vienne au bureau du médecin. Finalement, un deuxième test eu lieu et le résultat ne fut pas encourageant.

HYPERTENSION ARTÉRIELLE

MA FEMME APPRIT QUE SA TENSION ARTÉRIELLE était passée du « niveau modéré » au « niveau élevé ». Les médecins décidèrent de classer son cas dans la catégorie des grossesses à haut risque. Il n'est pas nécessaire d'expliquer en détails l'expression « haut risque », même à des personnes qui n'étaient pas du domaine médical, comme moi. De toute évidence, nous étions engagés dans un combat plus intense contre ce problème. Nous savions désormais que si rien n'était fait pour résoudre le problème, non seulement la vie du bébé était en danger, mais celle de la mère également. La plupart des médecins, sinon tous, utilisent l'expression « grossesse à haut risque » pour confirmer le besoin de soins permanents. Ils veulent s'assurer qu'une femme enceinte à qui s'applique cette expression, bénéficie d'une attention particulière pendant la durée de sa grossesse. Pour ce faire, ils mettent en œuvre un suivi étroit, contrôlent la situation aussi fréquemment que possible en vue de détecter d'éventuelles complications.

Cependant, bien qu'un suivi particulier fût nécessaire avec ce type de situation, selon le médecin, une grossesse à haut risque implique tout un ensemble de problèmes dont des infections, l'hépatite C, le VIH et d'autres maladies sexuellement transmissibles telles que la syphilis. D'autres problèmes à prendre en compte incluent la drépanocytose, le lupus et l'asthme. En outre, une femme qui a fait des fausses couches, qui souffre de diabète et d'hypertension artérielle pourrait faire face à des risques plus élevés pendant sa grossesse. La liste de ces problèmes est interminable. En apprenant que ma femme était exposée à un risque élevé, le doute envahit nos esprits. Toutefois, d'aussi loin que l'on se souvienne, parmi les différentes maladies possibles pouvant exposer un individu à un risque élevé, mon épouse avait souffert seulement de quelques-unes d'entre elles, y compris une fausse couche et une hypertension artérielle. Cependant, malgré ces deux problèmes, nous avions suffisamment de raisons de croire qu'il était indispensable que nous fournissions beaucoup plus d'efforts pour résoudre le problème.

Lorsque j'y pense encore, nos journées semblaient être ponctuées de périodes de diagnostics différents et dangereux. Ce fut une période de méditation durant laquelle nous analysions la prochaine étape à suivre pour faire face à chaque semaine et mois à venir avec tout le sérieux possible. Au fur et à mesure que nous examinions les options qui nous restaient pour traiter l'hypertension artérielle, chaque effort semblait vain. Il y'avait peu ou pas d'amélioration au niveau de sa pression artérielle.

TOXÉMIE PRÉÉCLAMPTIQUE

LORSQUE NOUS SOMMES FINALEMENT REPARTIS VOIR son médecin pour son contrôle périodique, celui-ci nous a raconté une histoire stupéfiante qui nous a porté un coup terrible et fut sur-le-champ le moment le plus atroce pour nous. Lorsqu'il reçut les résultats, le médecin nous conduisît dans une des salles pour annoncer à mon épouse que les résultats faisaient état d'une toxémie prééclamptique. Lorsqu'il eut annoncé la nouvelle, il nous demanda de l'attendre un instant ; il allait revenir nous informer des mesures à prendre. Je n'avais pas entendu parler du terme « toxémie prééclamptique » jusqu'à cet instant. De même, il s'agissait également de la première fois où mon épouse entendait parler de toxémie prééclamptique.

À nos yeux, cette maladie, ses effets, sa gravité, la prévention et le traitement y relatifs ne semblaient pas être aussi graves, alors que nous nous tenions devant le médecin, tout perplexes. Dans mon esprit, pendant que je luttais pour savoir ce dont il s'agissait réellement, ma seule hypothèse fut que si ce problème de santé était aussi grave que le VIH, le SIDA, le cancer, etc., plusieurs personnes y compris moi qui n'étaient pas du corps médical, en auraient eu connaissance. Selon moi, une telle hypothèse était logique car toute situation qui pourrait représenter un problème de santé public devait être médiatisée et les populations devaient recevoir des indications quant aux mesures à prendre pour éviter une telle maladie et le cas échéant la soigner.

Nous attendîmes le médecin pendant plus de 30 minutes, pendant qu'il consultait ses collègues et les autres membres de l'équipe chargée des problèmes à haut risque. Pendant que nous attendions et discutions, nous étions uniquement préoccupés par la santé du bébé qui n'était pas encore né. Alors, je proposai à mon épouse de demander au médecin de lui faire subir une échographie, lorsqu'il serait de retour. Nous voulions connaître l'état de santé de l'enfant à cause de l'hypertension. Au milieu de notre discussion, le médecin revint et nous expliqua en détails ce qu'était la toxémie prééclamptique, ses effets sur la grossesse, ses points communs avec l'hypertension, les personnes qui étaient le plus susceptibles d'en souffrir, l'âge auquel une personne y était plus exposée et les autres symptômes qui pouvaient en découler.

À ce moment, la nouvelle nous ébranla tellement que notre tête refusait d'admettre la réalité de ces détails. En guise de conclusion, le médecin fit une déclaration qui nous permit d'appréhender les détails. Lorsqu'il décrivit la toxémie prééclamptique, il dit ceci : « L'accouchement par césarienne constitue la seule solution à la toxémie prééclamptique. » Il poursuivit en disant : « Au regard de la situation, nous devons la mettre au repos absolu. » Cette option était une bonne idée, mais il s'agissait également d'une décision à prendre entre deux problèmes aussi importants. Premièrement, parmi tous les symptômes de la toxémie prééclamptique dont avait parlé le médecin, trois d'entre eux avaient été diagnostiqués chez mon épouse : la fausse couche, l'obésité et d'hypertension et ce, avant la grossesse. Le diagnostic avait été établi au mois de novembre. En tant qu'étudiante, son année scolaire tirait vers sa fin. La question suivante se posait : que fallait-il faire? Il s'agissait d'une décision difficile à prendre. Nous examinâmes d'autres options qui auraient pu lui permettre de terminer le mois de novembre à l'école, lorsqu'elle aurait terminé ses cours et certains de ces examens finaux. Nous quittâmes l'hôpital ce jour-là, avec la sensation que les visites chez le médecin se feraient plus régulières en vue de suivre la situation de près.

En faisant une rétrospective, le compromis auquel nous étions parvenus fut probablement un faux pas, vu la tournure qu'avaient prise les événements. Environ deux semaines plus tard, ma femme reçut un appel du médecin alors qu'elle était en classe, lui disant qu'un rendez-vous avait été pris et qu'elle devait se présenter à l'hôpital. Une fois de plus, je l'accompagnai. Ils voulaient qu'elle subisse premièrement une échographie pour s'assurer de l'état de santé du bébé. La première infirmière qui fit l'échographie nous informa qu'elle devait appeler un médecin pour voir ce qui se passait avec l'enfant. Le médecin se présenta et sur la base de ce qu'il lisait sur l'écran, ils décidèrent d'hospitaliser immédiatement ma femme cette nuit, le 6 décembre. Le médecin nous informa que le bébé ne se développait pas normalement et que le cas échéant, une césarienne allait être pratiquée le même jour.

À partir de ce moment, nous n'avions plus aucune alternative. Il n'était plus question qu'elle retourne en classe. Nous repartîmes à la maison pour prendre quelques effets. Nous prononçâmes quelques mots de prières dans notre salon et nous nous rendîmes à l'hôpital. L'accouchement avait d'abord été prévu entre le 20 et le 22 décembre. Le père de mon épouse avait prévu de venir pour la naissance de son premier petit-fils. Il devint plus qu'évident que ce n'étaient pas tous nos projets qui allaient se réaliser. Par exemple, la cérémonie de nomination de l'enfant ne se déroulerait pas comme prévu. Nous avions demandé à mon beau-père de donner un nom à l'enfant. Avec le nouveau calendrier, il lui était impossible d'être présent dans les délais pour l'accouchement car il avait d'autres projets avec son église, avant la date programmée pour l'accouchement. Avec le changement de programme, la seule chose qu'il pouvait faire était de nous communiquer le nom de l'enfant. Je l'appelai pour lui demander le nom exact. Il me dit de lire l'Évangile de Luc 1 :13-17. C'est sur la base de ces passages que nous choisîmes le nom de notre enfant : « John ».

Mais il y avait pire que cela. En effet, considérant le fait que les médecins avaient soupçonné un danger du fait de l'hypertension, nous ne pouvions qu'être tristes, en particulier avec la nouvelle non attendue du changement de la date avancée de l'accouchement. Nous n'avions d'autre choix que de nous conformer à leur décision.

CHAPITRE 2
ACCOUCHEMENT PAR CÉSARIENNE

TOUTE LA SITUATION SE RÉSUME AU MOIS de décembre. De façon précise, le 6 décembre mon épouse fut admise à l'hôpital. Vu qu'il s'agissait d'une grossesse à haut risque, l'option d'accouchement le plus probable qui nous était proposée était la césarienne. Les médecins devaient examiner les deux options entre le premier choix et l'accouchement normal sous réserve que si sa pression artérielle était assez basse, ils pourraient éviter la césarienne. Après l'admission à l'hôpital, ils purent vérifier l'état de santé du bébé et la pression artérielle de la mère. Le processus se mit en marche pendant les premières heures du matin, vers une heure, le 7 décembre. Pendant ce temps, avec mes connaissances limitées en médecine, je posai toutes les questions nécessaires relatives aux risques qui pourraient survenir pendant et après l'opération. Selon le médecin, le pire scénario pourrait être la formation de caillots sanguins, suivie éventuellement de la mort.

Avec la perspective qu'une césarienne s'imposait, mon épouse appela ses parents au Burkina Faso, Afrique de l'Ouest pour les informer de la situation. Ils donnèrent leur accord, n'ayant certainement aucune autre option. Vers 1 :30, le médecin avec lequel j'avais eu la première discussion vint et me donna une tape sur l'épaule, et d'une voix calme et solennelle, il m'informa que la santé du bébé se détériorait rapidement et qu'il était urgent qu'on lui sauve la vie. Par conséquent, ils devraient faire une césarienne immédiatement. Ma femme et moi priâmes brièvement lorsque le médecin partit lui chercher un fauteuil roulant. Elle demanda que son gynécologue accoucheur (OBYGYM) fût présent pour l'opération. Le personnel soignant lui répondit que celle-ci était déjà en route pour l'hôpital. Elle arriva au bout de cinq minutes. Je demandai à me rendre dans la salle d'opération avec elle. Ils acceptèrent, mais m'appelèrent à l'intérieur environ dix minutes plus tard. À 2 :10 exactement, l'opération était terminée et le bébé était né. Cela prit à peu près 15 minutes supplémentaires pour finaliser les dernières étapes du pansement.

Ma femme fut raccompagnée dans sa chambre, mais elle resta inconsciente pendant quelques secondes pendant que l'infirmière à qui on l'avait confiée tentait de la réanimer. Elle se sentit mieux quelques minutes plus tard. La peur du danger que nous ressentions pendant l'opération s'était évanouie. Nous avions maintenant un nouveau-né, alors l'heure était venue d'annoncer la nouvelle à travers les continents. Le premier appel fut pour ses parents en Afrique afin de leur transmettre la nouvelle, et ensuite la nouvelle se répandit aux USA à d'autres amis à l'intérieur et à l'extérieur de l'État dans lequel nous vivions. Vers 11 :00 du matin, le 7 décembre des messages, des cartes, des appels de félicitations, ainsi que des cadeaux et des visites des membres de notre communauté ne nous permirent pas d'avoir un petit moment ensemble dans la salle d'accouchement. La salle était bondée de monde. Je vous donne quelques-uns des messages de félicitations que j'ai sélectionnés au hasard dans le cadre du livre.

« Pour les heureux parents du nouveau-né : c'est merveilleux d'apprendre que la famille s'est agrandie! Le rôle de parents est une aventure qui vaut la peine d'être vécue car vous apprendrez à connaître toutes les caractéristiques que Dieu a données à votre enfant. Votre fils est un cadeau. Appréciez chaque instant passé avec lui. »

« Réfléchissez un instant : votre fils n'est pas le fruit du hasard, mais il a été choisi par Dieu. Ses mains l'ont formé et ont fait de lui la personne qu'il est. Dieu ne le compare à aucune autre personne. Il est unique. Votre fils ne manquera d'aucune chose que Dieu peut lui donner par Sa grâce. Dieu a permis que votre fils soit là en ce moment présent de l'histoire pour accomplir Son objectif spécial pour la génération présente. »

Le dernier message est celui de la plus haute autorité du gouvernement de mon État, l'État du Tennessee. Il se peut qu'au Tennessee, la tradition veuille que chaque nouveau-né reçoive une carte de bienvenue de la part du gouverneur de l'État, de la même manière que lorsqu'une personne devient citoyen américain, le président lui souhaite la bienvenue. Nous avons été honorés de recevoir le message suivant, édifiant de la part du Gouverneur et de son épouse.

« Félicitations pour le nouveau venu dans la famille. En tant que parents, nous savons que vous êtes très excités. Rappelez-vous d'une chose, le chemin vers une vie heureuse commence avec un bébé en bonne santé. Nous vous prions de faire vacciner votre nourrisson avant l'âge de deux mois. Une fois de plus, bienvenue au nouveau venu. » Gouverneur Phil Bredesen et Epouse (Première dame) Andrea Conte.

Ces messages de félicitation, ainsi que d'autres nous parvinrent de toutes parts et remplirent la table qui se trouvait dans notre chambre d'hôpital. L'ambiance festive dans laquelle nous nagions ce matin du 7 décembre était très excitante. Cette ambiance se poursuivit tout au long de la journée et se prolongea durant la nuit. Nous n'avions aucune raison de croire que quelque chose pourrait se produire, puisque le médecin m'avait rassuré pendant la discussion que nous eûmes avant l'opération. Par conséquent, l'idée de caillots ne nous avait jamais traversé l'esprit. En effet, les infirmières avaient déjà commencé à nous apporter les informations pour les soins postpartum que ma femme emporterait avec elle de retour à la maison. Ils prévoyaient de la libérer le lundi, 10 décembre car elle semblait être en bonne santé.

Vu l'état de ma femme, je décidai d'aller au travail ce vendredi, 7 décembre à 15 :00 et de revenir à 22 :00. Je rencontrai plusieurs personnes dans la salle qui plaisantaient. Certains racontaient d'anciennes histoires et faisaient tout pour mettre mon épouse à l'aise. L'atmosphère était remplie de jubilation et de rires qui égayaient chaque personne présente dans la salle. Je me joignis à eux et commençai à raconter des blagues au point que la nouvelle maman me demanda de rentrer chez nous, et disant que je pouvais la laisser seule pour la nuit. Elle ajouta : étant donné que j'avais dormi sur le fauteuil inclinable depuis le jour où elle avait été admise à l'hôpital, il serait préférable que j'aille me reposer à la maison cette nuit, pour revenir le lendemain matin à l'hôpital, le 8 décembre. Je n'accédai pas à sa requête. Je lui dis que je resterais avec elle et le bébé. Plus tard, lorsque tout le monde fut parti, nous eûmes l'occasion d'avoir des discussions en famille. Plus tard, je me couchai sur le fauteuil pour dormir et elle de son côté commença à dormir entre 1 :00 et 2 :00 du matin.

Avant de nous endormir, nous discutâmes des perspectives visant à prendre certaines dispositions le jour suivant, à savoir samedi. Je ne travaillais pas ce samedi, et par conséquent, j'entrepris de nettoyer la maison en vue de l'arrivée du bébé dans quelques jours. Nous dormîmes profondément cette nuit sans être dérangés. Je ne me retournai même pas ou ne m'agitai pas sur mon fauteuil comme cela avait été le cas les nuits précédentes, lorsque je veillai de temps en temps sur ma femme. Nous sûmes à peine que cette nuit serait la dernière fois où nous aurions un sommeil aussi profond et ce, pour un bon moment. Ce que nous étions sur le point de vivre dans quelques heures apporterait un changement dans notre vie.

CHAPITRE 3
TOXÉMIE PRÉÉCLAMPTIQUE
23 JOURS DANS LE SERVICE DES SOINS INTENSIFS

8 DÉCEMBRE
JOUR 1
« J'AI DU MAL À RESPIRER! »

« Rendez grâce en toutes choses, car c'est à votre égard la volonté de Dieu en Jésus-Christ. »

1 Thessaloniciens 5 :18

VERS 6:30 DU MATIN, JE DORMAIS ENCORE. Mon épouse se réveilla pour aller dans la salle de bain. Pendant qu'elle se dirigeait vers la porte de la salle de bains, elle m'appela : « Daddy, Daddy! Je n'arrive plus à respirer. » Je lui répondis : « J'appelle les infirmières tout de suite. » Elle dit : « Non, ça va aller. » Je ne l'écoutai pas et j'alertai rapidement les infirmières. Ensuite, je l'ai suivie dans la salle de bain. Les brefs échanges que nous eûmes durèrent environ 45 secondes. Le temps que je me rende à la porte de la salle de bain, au bout de 10 à 15 secondes, elle s'affaissa et tomba près de la commode à laquelle elle s'était agrippée. Elle n'arrivait pas à articuler le moindre mot, ses yeux roulaient et son corps s'immobilisa totalement. Les infirmières n'étaient toujours pas arrivées. Alors, j'appelai une fois de plus à l'aide. À ce moment-là, elle était assise sur la cuvette et écumait des lèvres. Je tentai de la faire asseoir au sol, mais je n'y arrivai pas seul. Avec les connaissances que j'avais sur les premiers secours, je commençai à lui administrer la RCR (réanimation cardio-respiratoire) pendant que les infirmières étaient toujours en route. Je l'appelai par son nom : « DQ! DQ! » Je n'obtins pour seule réponse que l'écho de ma voix. Il semblait que ma femme se trouvait déjà à des milliers de kilomètres de moi, sa vie la quittait contre son propre gré. Elle laissait derrière elle le rêve qu'elle avait si longtemps caressé : Bébé John.

Les infirmières arrivèrent et me virent penché sur ma femme, lui administrant la RCR. Elles prirent rapidement la relève et envoyèrent chercher l'équipe d'intervention rapide. Les intervenants rapides arrivèrent et appliquèrent la RCR. Leur tentative échoua et ils entreprirent de lui appliquer le défibrillateur externe automatisé (DEA). Il n'y eut aucun résultat à ce niveau non plus. Alors que je me tenais là à les regarder faire tout ce qui était possible pour réanimer mon épouse, j'eus l'impression que je rêvais. Je continuai à crier : « DQ! DQ!, Tu ne peux pas me faire çà, DQ! DQ!, Tu ne peux pas faire çà à Bébé John. » Parmi les intervenants, se trouvait un frère qui fréquentait la même église que moi. Il entendit ma voix et voyant les larmes couler sur mes joues, il s'écria d'une voix forte : « Frère, reste tranquille, j'ai envoyé chercher le frère Tim (notre pasteur) pour qu'il vienne nous rejoindre. » Vu que l'application de la RCR et du DEA n'avait produit aucun effet positif (ils ne trouvaient pas son pouls), ils prirent la décision de la transporter rapidement au niveau 2600 de l'Unité des soins intensifs pour tenter une autre réanimation. Ce jour-là, je sus que ma vie allait changer pour toujours. Je vous propose ci-après une partie du compte rendu des infirmières sur les événements, sur la base de mon rapport et de ce dont elles ont été témoins :

« Le mari a sonné au environ de 6 :30 pour nous informer qu'elle ne pouvait plus respirer, qu'elle était adossée à la commode, qu'elle semblait avoir une crise, qu'elle ne répondait pas et qu'une sécrétion mousseuse coulait de sa bouche. Le Dr Wilson a été appelé à 6 :59 (le téléavertisseur du Dr Wilson affichait 6 :56). Les Docteurs Wilson et Doug arrivent dans la salle de bain. Le Dr Wilson déclara qu'ils étaient à pt lorsque le téléavertisseur a sonné, la patiente à été placée sur le sol car elle était incapable de rester debout par elle-même sans assistance et elle avait besoin d'être placé dans une position supine, sa respiration ressemblait à celle d'une personne qui agonisait. Pendant qu'elle se trouvait toujours au sol, des sécrétions spumeuses sortaient toujours de sa bouche. Aucune trace de sang n'a été décelée dans les sécrétions. À cause de son obésité massive, il était très difficile de la bouger ou de la soulever. Un drap a été placé sous ses épaules et son bassin pour aider à la soulever et la faire bouger, pt. La patiente a été placée sur son lit. L'équipe d'intervention rapide a été contactée vers environ 07 :01 et lorsqu'ils arrivèrent au chevet de la malade, ils ont procédé à une évaluation de la situation et ont noté qu'elle n'avait pas de pouls. Le code bleu a été activé et la RCR a été initiée à 07 :06 par l'équipe chargée d'activer le code. L'équipe d'intervention rapide et le Dr Cummings/Obed (anesthésiste) était présent pour activer le code. »

Le 8 décembre fut le début d'un long voyage auquel je n'étais pas préparé. Je n'avais aucune idée de ce qui m'attendait. *Qu'était-il arrivé à ma femme? Quelle serait la fin? Qu'adviendrait-il de mon bébé? Que devrais-je raconter aux gens en Afrique et aux parents de mon épouse qui célébraient toujours la naissance de leur petit-fils?* Ces questions et bien d'autres ramenèrent la réalité du problème sur le devant de la scène. Lorsque ma femme fut transportée à l'ICU pour une autre tentative de réanimation, on ne me permit d'entrer dans la salle où l'équipe d'intervention rapide et d'autres médecins faisaient de leur mieux pour la réanimer. Je fus conduit dans l'une des salles de la zone d'attente où mon pasteur me rejoignit dès son arrivée à l'hôpital. Il commença à m'encourager, mais je sentis au son de sa voix qu'il était également sous le choc car je lui avais annoncé la veille que ma femme avait accouché. Il avait alors promis d'annoncer la nouvelle sur le site Internet de l'église par le biais duquel les membres de l'église étaient généralement informés de ce qui se passait. Et maintenant, on lui annonçait une tragique nouvelle.

Alors qu'il me parlait après avoir prié un moment, un des médecins rentra et me fit part de ce qui se passait. Je lui dis que je voulais voir ma femme à l'ICU. Au début, il refusa, mais j'insistai. Il répondit : « Pas de problème, si cela est nécessaire, nous vous demanderons de quitter la salle. » J'acceptai ses conditions et m'en allai m'asseoir auprès d'elle. Ce fut le début d'une routine qui serait accompagnée de plusieurs jours de désagréments. Après quelques heures passées à la réanimer, les médecins trouvèrent son pouls. Ils décidèrent ensuite de passer à la prochaine étape. Ils commencèrent à faire de tests pour découvrir la cause des problèmes de respiration, ainsi que le collapsus qui s'en s'était suivi.

La journée avançait et ma femme ne réagissait toujours pas, à l'exception du pouls qu'ils avaient détecté. Tard dans l'après-midi, ils découvrirent qu'elle avait eu une embolie pulmonaire qui l'avait mise dans cet état. Cette découverte apporta une réponse à ma question : « Qu'était-il arrivé à ma femme? » J'appris plus tard que l'embolie pulmonaire est une affection médicale mettant en jeu le pronostic vital. Cette affection se produit lorsque des caillots traversent les poumons et bloquent l'artère au cours du processus. Avec cette information, je me souvins plus tard que nous avions omis un point lors de ma discussion avec le médecin avant l'opération. Je crois que j'avais oublié de lui demander ce qu'il fallait faire pour les soins qui suivraient l'opération, à savoir la nécessité de prévenir la formation d'éventuels caillots de sang. Je ne me souviens plus d'avoir posé cette question ou personne ne m'a probablement pas dit ce qui devait être fait après une césarienne pour empêcher toute formation de caillots. J'eus besoin d'avoir une réponse à cette question. En examinant les rapports médicaux de ma femme, je trouvai une information qui me permit de répondre à certaines de mes questions (cf. dossiers préopératoires et postopératoires à l'Annexe B.)

Il était conseillé de marcher après une césarienne. Les infirmières l'encourageaient à marcher un peu chaque jour en attendant qu'on la libère éventuellement le lundi 10 décembre. Mais cette tactique n'avait pas fonctionné. Un nouveau chapitre s'ouvrait. C'était seulement un jour avant lorsque les messages de félicitations commençaient à nous parvenir. À la tombée de la nuit du 8 décembre (le lendemain), différents types de messages d'encouragement commencèrent à arriver. Je vous en propose quelques-uns :

> « Nous prions pour votre guérison. Affectueusement. Avec toute notre sympathie. »

> Un autre message: « Nous pensons à vous et nos cœurs sont remplis de compassion et d'amour. »

Il s'agissait d'une journée comme je n'en avais jamais vécu auparavant. Tout arriva si vite et on ne pouvait y ressentir aucune trace de compassion. En effet, les moments grisants de cette journée venaient de laisser place au chagrin. Jusqu'au soir, je ne retrouvais pas mes esprits, et je ne savais pas de quelle manière j'allais annoncer la nouvelle aux parents de ma femme qui se trouvaient à des milliers de kilomètre en Afrique. Quelques heures après que l'incident soit survenu, Adja, une de nos amies arriva. Je lui demandai d'appeler en Afrique pour informer les parents de mon épouse. Elle non plus ne savait pas quoi faire, et me demanda à son tour : « Que vais-je dire à Maman ou Papa? » Elle pleura toute la journée pendant que son amie était prostrée sur son lit à cause des caillots et n'avait aucune force pour réagir contre la situation.

La journée se termina sans que la patiente n'ait émis aucun signe positif de survie, avec l'espoir que mon épouse aurait la chance de voir la journée suivante. J'imagine que les médecins accordèrent le bénéfice du doute à mon épouse et la placèrent sur des appareils respiratoires jusqu'à ce que je sois réellement convaincu que ma femme était partie et donne mon accord pour que les appareils soient débranchés. J'informai ses parents plus tard, par l'intermédiaire de Bernard, un ami de la famille en Atlanta, Géorgie.

En tant que chrétien, la Bible m'enseigne qu'il faut rendre grâce en toutes circonstances. L'esprit abattu, je m'agenouillai près du lit de ma femme dans une nouvelle chambre au sein du même hôpital dans d'autres conditions et j'essayai de remercier Dieu pour le fait que j'avais encore une raison de lui être reconnaissant. Mon épouse était toujours avec moi, même si nous ne pouvions pas nous parler. Je ne fermai pas du tout l'œil cette nuit là. Dans cet état de choc si violent, mes yeux restèrent ouverts toute la nuit, jusqu'au lendemain. Au regard de la situation, cette nuit fut seulement le début de plusieurs journées et semaines qui allaient suivre. Je restai éveillé des nuits durant et me parlais. J'avais l'impression de devenir fou. Parfois, au beau milieu de toute cette situation, lorsqu'une infirmière entrait dans la chambre, je m'arrangeais pour me ressaisir, faisant semblant d'être calme. Dès que l'infirmière sortait, je reprenais mon monologue. Certains de ses monologues étaient des louanges que j'offrais à Dieu, d'autres étaient des récits de ma propre misère.

La question de savoir de quoi allait être fait la journée suivante n'était seulement qu'une question de spéculation. Cependant, plus que toute autre chose, les pensées négatives firent leur bonhomme de chemin dans mon esprit. Je suis convaincu que toute personne qui avait vu ma femme ce jour-là, y compris les médecins, éprouvaient les mêmes sentiments que moi.

9 DÉCEMBRE
JOUR 2
DÉCOUVERTE DE CAILLOTS DE SANG
SOINS POSTOPÉRATOIRES

« De nouvelles aventures vous attendent. Des décisions devront être prises,
par rapport à ce que vous devrez faire, les endroits où vous devrez aller, la
manière dont vous devrez effectuer des choix lorsque viendra votre tour.
Souvenez-vous que les bonnes décisions reviennent à vous sous forme de
bénédictions, encore et encore. Travaillez à faire le bon choix... »

Douglas Pagels

« Au jour où je t'ai invoqué, tu t'es approché, tu as dit : Ne crains pas !
Seigneur, tu as défendu la cause de mon âme, tu as racheté ma vie. »

Lamentations 3 : 57-58

DIMANCHE 9 DÉCEMBRE. Cela faisait exactement deux jours que ma femme avait subi la césarienne. Durant cette période, le nouveau-né a l'opportunité de téter pour la première fois. Il a facilement accès à la mère, des soins post-partum lui sont prodigués, et il est nourri davantage, reçoit beaucoup d'étreintes et de stimulations. Puisqu'il s'agissait de la première fois que ma femme était mère, elle était supposée vivre une expérience totalement nouvelle au cours de cette période. Les experts soutiennent que la période post-partum prend fin six semaines après l'accouchement, dans la plupart des cas. La seule chose qu'elle ait goûtée de cette expérience fut le jour suivant l'accouchement. Par conséquent, la première perte qu'elle subit a été le manque de liens affectifs post-partum qui se tissent entre la mère et l'enfant. Elle n'aurait aucune histoire à raconter aux autres, comme le font les autres mères. L'expérience des premières heures du samedi matin, premier jour, effaça cette expérience de son souvenir.

Je sais maintenant ce qui arriva à mon épouse en ce jour fatal du samedi, 8 décembre. Ce sont les caillots de sang qui ont provoqué cette situation. Cependant, il s'agit seulement d'une partie de l'histoire que j'appris du voyage que j'avais entamé, et je n'avais aucune idée de ce qui m'attendait. Le deuxième jour fut un dimanche. Normalement, nous allions à l'église le dimanche. J'avais prévu de me rendre à l'église ce jour-là pour remercier le Seigneur pour notre nouveau-né, mais contrairement à mes prévisions, je me suis retrouvé dans une salle de huit pieds sur dix au niveau 2600 de l'ICU, assis près de ma femme, réfléchissant, préoccupé, terrifié et croulant sous le poids de l'anxiété. Ce matin, je vis un groupe de médecins faisant le tour des patients. Lorsqu'ils arrivèrent au niveau de mon épouse, ils formèrent un petit cercle devant sa chambre, à environ 15 à 20 pieds de la porte. Ils commencèrent à discuter de son cas. Cependant, chacun d'entre eux parlait à voix basse, de telle manière que je ne pouvais pas les entendre du lieu où j'étais assis. *« Une telle discussion, tenue dans le secret, ne pouvait qu'impliquer quelque chose d'important, »* marmonnai-je.

Au bout de cinq minutes environ, ils se dirigèrent vers une autre zone. À ma surprise, personne ne m'adressa un mot. Cela me préoccupa quelque peu. « Lorsque les gens parlent à si voix basse afin que les autres autour d'eux n'entendent rien de leur conversation, en particulier lorsqu'il s'agit de personnes qui ont besoin de savoir ce qui se passe réellement, cela signifie que les nouvelles ne sont pas très bonnes au point de les transmettre aux autres ou qu'il n'est pas nécessaire de diffuser les nouvelles à ce moment précis, » murmurai-je une fois de plus. De la manière dont je voyais la situation, elle nécessitait que je reste calme, mais je voulais à tout prix savoir ce qui se passait pour mon épouse. Je voulais que les médecins me disent quelque chose pour me réconforter, mais il n'en fut rien ce jour-là.

Plus tard, au cours de la même journée, les rumeurs qui fusèrent au sein de l'ICU parmi les médecins et les infirmières stipulaient que ma femme avait dépassé le délai le plus important. Comme me le déclara un médecin plus tard, ils savaient par expérience que les chances de survie à une embolie pulmonaire reposaient sur des premières heures de l'attaque. Il ajouta que l'éventualité de changements majeurs ne pouvait pas être écartée encore. Selon les propos du personnel médical, le fait de survivre à une mort immédiate ne constitue aucune garantie d'un retour à un état normal. En fait, un rapport de l'examen général effectué plus tôt démontrait que ma femme avait subi des lésions cérébrales anoxiques, ce qui signifiait qu'avec des lésions cérébrales venait la possibilité d'une attaque. Cette attaque serait un poids supplémentaire pour l'état semi-comateux dans lequel elle se trouvait déjà.

Dans la mesure où j'essayais de fermer les yeux sur le pronostic lugubre et garder l'espoir, j'étais toujours hanté par le cynisme de l'histoire de survie qui circulait au sein de l'hôpital. Je n'étais pas très sûr que ma femme allait s'en sortir. Elle ne bougeait toujours pas. Je ne voyais qu'une série de tubes qui étaient suspendus au-dessus de son corps. Certains tubes étaient destinés à la respiration, d'autres servaient pour son alimentation et le reste des traitements. « Que signifie la présence de tous ces tubes? », me demandai-je une fois de plus. Elle dépendait énormément de ces machines pour survivre. « *Il serait difficile de croire qu'elle pourrait survivre, au regard de son état désespéré qui en dit long,* » marmonnai-je.

Comme je l'ai souligné, il s'agit seulement d'une partie des ténèbres dans lesquelles je devrais vivre à mesure que la situation allait évoluer. Plus tard, une autre histoire me fut rapportée par d'autres intermédiaires. Il se peut que la direction de l'hôpital ait pensé qu'en me le disant elle-même, elle aurait deux malades sur les bras : une épouse qui était déjà malade et le mari qui pourrait subir un arrêt cardiaque. Cependant, ils ne seraient pas les seuls malades. Il y avait également le nouveau-né qui attendait d'être remis aux responsables de l'hôpital. Ces informations me découragèrent davantage et l'idée d'une survie fut oubliée pendant un bout de temps. J'étais déjà affaibli et rempli de crainte. Je bouillais intérieurement et étais prêt à exploser. Heureusement, les événements ne se déroulèrent pas de cette manière. Je crois que Dieu avait dévié le cours des événements.

Il n'existait aucun moyen d'échapper à la réalité. Considérant ma situation atroce, je souhaitais qu'une personne utilise un euphémisme qui pourrait m'apporter plus d'informations sur le risque qu'impliquait la formation de caillots de sang dans les poumons. Toutefois, j'imagine qu'étant ancrés dans leur vie professionnelle, les médecins ou les infirmières doivent expliquer la situation telle qu'elle est réellement. Je me suis fait dire que la présence de caillots de sang dans les poumons provoque souvent une situation critique qui s'aggrave par la suite et entraîne parfois la mort.

Un docteur m'a raconté, lors d'une de nos discussions que la formation de caillots de sang, un processus dénommé thrombose, dans les vaisseaux sanguins peut entraîner des complications majeures ou la mort si elle n'était pas détectée ou soignée efficacement et à temps. Il a poursuivi en me disant : « Les personnes suivantes sont les plus susceptibles d'être affectée par la thrombose : les patients malades, les patients hospitalisés, les patients ayant subi des interventions chirurgicales majeures, les patients qui souffrent de graves affections médicales telles que les maladies du cœur, le cancer ou les attaques cardiaques. » Selon lui, la formation d'un caillot de sang, appelée thrombose veineuse profonde (TVP), ne constitue pas en elle-même pas un danger de mort, mais elle peut provoquer une hypertension artérielle au niveau des artères. Il a ajouté qu'entre 10 et 20 pour cent des patients souffrant de TVP et qui ne reçoivent aucun traitement à cet effet, développent une embolie pulmonaire.

J'avais bien compris toutes ces explications pour avoir fait face à tous les événements qui s'étaient déjà déroulés, mais la réévaluation de l'histoire et les tentatives visant à saisir comment cette situation aurait pu être évitée n'étaient pas aussi importantes que mon désir de voir ma femme recouvrer la santé. Les heures s'écoulaient et nous entamions les heures de la soirée du deuxième jour. Je n'avais encore reçu aucune nouvelle de mes beaux-parents. Ils avaient seulement parlé à Bernard en Atlanta, Géorgie. La situation continuait à se détériorer au fur et à mesure que la journée avançait. Je pensai qu'il serait sage d'inviter un membre de la famille à venir me rejoindre. Bernard était la personne la plus proche que je puisse appeler ; je lui demandai donc de venir à Johnson City s'il le pouvait. Il accepta et vint avec son épouse.

Aux premières heures de cette journée, je décidai d'entreprendre un marathon de jeûne et de prière. Selon moi, cela valait mieux que de rester là à observer les médecins se réunir chaque matin pour parler à voix basse de manière à ne pas se faire entendre et à essayer d'imaginer ce qu'ils se racontaient.

En planifiant un temps de jeûne et prière, je ne demandai à Dieu aucune date, à laquelle j'allais arrêter. Ma décision reposait sur le fait que vu la gravité de la situation, je devais jeûner et prier jusqu'à ce qu'Il me réponde. Il s'agissait d'une période indéterminée de jeûne et prière qui commencerait le samedi. Bernard et son épouse Isa arrivèrent ce soir-là aux environs de 23 :00. Bien que mon pasteur et d'autres personnes fussent venus ce jour-là, la présence du couple signifiait non seulement qu'il allait prier avec moi, mais également qu'ils étaient des parents. Ils seraient témoins de la situation et l'expliqueraient plus clairement aux parents de ma femme.

Quinze minutes après leur arrivée, Bernard appela en Afrique pour informer les parents de ma femme, pour leur annoncer qu'ils étaient arrivés et avaient commencé à prier. Dans sa réponse, qui d'ailleurs me choqua, le père de mon épouse déclara à Bernard que nous avions suffisamment prié et imploré Dieu et qu'il était temps que nous le remerciions au lieu de continuer à implorer son secours. Une telle attitude exigeait la foi, la foi lorsqu'elle était éprouvée, et il s'agissait d'une chose dont je ne me sentais pas capable. Cependant, en tant que pasteur, Bernard mettait en pratique ce qu'il connaissait le mieux et qu'il avait mis en pratique depuis longtemps. En comparant mon niveau de foi face à cette situation, elle n'atteignait en aucune manière la moyenne requise. En ce moment, les larmes perlaient toujours sur mes joues. J'étais désemparé et pensais que mon monde s'écroulait.

10 DÉCEMBRE
JOUR 3
SUITE DE LA PÉRIODE DE JEÛNE ET PRIÈRE

« L'Éternel est près de tous ceux qui l'invoquent, de tous ceux qui l'invoquent avec sincérité. Il accomplit les désirs de ceux qui le craignent, Il entend leur cri et Il les sauve. »

Psaumes 145 :18-19

« Les plaintes sont nombreuses, mais les résultats sont minimes. »

Ésope

JE NE PAS MANGEAI PENDANT LES DEUX PREMIERS jours suivant l'incident qui se produisit. Je ne tiendrai pas compte du premier jour dans le cadre de la période de jeûne et prière. Cette journée fut un chaos total. Tout confus, je n'avais aucune notion d'ordre ni d'organisation et, par conséquent, lors de la première journée, il n'était pas question de trouver une solution par le biais de la prière. J'étais sans aucun doute désespéré et trouvais que ma vie n'avait aucun sens. Après avoir prié avec mon épouse pendant des jours, des semaines, des mois et des années pour avoir un enfant, et voyant que nos efforts et notre joie avaient tourné au cauchemar en un clin d'œil, j'étais découragé et ne pouvais pas croire à ce qui venait de se produire.

Comme je l'ai dit, à la fin de la deuxième journée, la réalité commença à se faire sentir. Maintenant, mes yeux voyaient clairement et mon esprit était convaincu qu'en effet, la femme qui était couchée devant moi dans un silence complet était bel et bien mon épouse. Le temps était venu d'être vaillant car en vérité, « les larmes n'y changeraient rien. » Par conséquent, il était nécessaire que je me décide à entrevoir la situation sous un nouvel angle. Ce que je fis lorsque je décidai de développer des mécanismes d'adaptation, de poursuivre le jeûne et la prière avec une certaine maturité et ce, quel que soit le temps qu'il faudrait à ma femme pour réagir au traitement.

25

Ce jour-là, l'examen effectué au cours de cette matinée indiquait des résultats ambivalents. Celui qui l'avait pratiqué souligna que : « En dépit de l'opacification quelque peu limitée des artères pulmonaires, une importante embolie pulmonaire s'étend de la principale artère pulmonaire droite jusque dans tous les segments des lobes droit, médian et ventral. » Cette personne soupçonnait également la présence d'une embolie pulmonaire au niveau du lobe dorsal droit. Toutefois, elle croyait que ces embolies n'étaient pas bien définies. La bonne nouvelle était qu'il n'y avait pas de caillots dans ses poumons. Même si elle n'avait fait aucun mouvement perceptible pour montrer qu'elle revenait à la vie, le fait que ses poumons étaient dégagés et que son niveau de respiration se situait entre 25 et 35 pour cent, m'amena à croire assez de manière à renforcer ma foi sur la base de ces résultats, alors j'ai poursuivi mon marathon de jeûne et prière.

Ce compte rendu général ne suffisait pas à me garder fort, mais en tant que croyant, je me ressaisis et décidai de jeûner et prier. J'avais espoir que mon épouse allait guérir progressivement.

La foi était la base de ma confiance. Cependant, elle était assaillie par le fait que ma vie avait pris un tournant si dramatique. La foi constituait la force qui me permettrait de traverser les nombreux jours difficiles qui se profilaient à l'horizon. Aspirant désespérément à la guérison rapide de ma femme, je ne pouvais réduire mon niveau de stress qu'en demeurant dans la réalité de la Parole de Dieu. Pour ce faire, je me devais d'ignorer la réalité des hommes et des professionnels qui s'illustrait à travers le coma dans lequel était plongée la patiente. Il y avait une autre réalité à laquelle je devais faire face. Mon bébé se trouvait toujours à l'hôpital et le délai prévu pour qu'il rentre chez nous était échu. La direction de l'hôpital me convoqua à une réunion et je devais trouver quelqu'un qui prendrait soin de lui à la maison, à ma place. Dans ces circonstances, la seule issue serait probablement que je prenne des conseils professionnels. Même s'il est vrai que les conseils professionnels sont un remède mental dans le monde contemporain, face à cette crise, je décidai de m'adresser directement au Conseiller et Guérisseur en chef de toute l'humanité, notre Seigneur et Sauveur Jésus-Christ.

Dans Jérémie 33 :3, le Seigneur déclare : « *Invoque-moi, et je te répondrai; Je t'annoncerai de grandes choses, des choses cachés.* » Dans Jean 10 :27-29, Jésus dit : « *Mes brebis entendent ma voix; je les connais, et elles me suivent. Je leur donne la vie éternelle; et elles ne périront jamais, et personne ne les ravira de ma main. Mon père, qui me les a donnés, est plus grand que tous; et personne ne peut les ravir de la main de mon père.* » Ces passages procurent l'assurance, la protection et la conscience que le Seigneur est avec nous, même dans nos moments les plus difficiles. Ces paroles sont devenues l'essence de mes aptitudes à m'auto-évaluer au fur et à mesure que j'aborderai la prochaine étape de mes difficultés, de mes épreuves et de mes tribulations.

Alors que le jeûne et la prière atteignaient leur point culminant durant cette journée, j'étais toujours hanté par la peur et un sentiment d'échec. J'avais prié et jeûné dans le passé, avec ma femme. En ces moments-là, nous jeûnions et prions pour des choses que plusieurs pourraient considérer comme des requêtes quotidiennes adressées à Dieu. Par exemple, nous avons prié pour trouver un travail, que des voyages se déroulent bien, pour avoir la force et des enfants. En ce qui concerne mon jeûne et mes prières dans la situation présente, je demandais à Dieu de ressusciter un être dont plusieurs personnes, y compris les médecins avaient déclaré qu'elle ne survivrait pas. En d'autres termes, j'entreprenais une tâche ardue que je n'avais jamais accomplie auparavant. Cette tâche consistait à prier pour une personne dans un état semi comateux ou comme les rumeurs l'affirmaient, morte en effet. Toutefois, vu que la situation était extrêmement grave, des mesures extrêmes s'imposaient car je n'avais pas la foi de Jésus lorsqu'Il ressuscita Lazare d'entre les morts. Ma démarche consistait à continuer jusqu'à ce que le Seigneur m'entende. J'ai alors entamé un voyage dont je n'entrevoyais pas la fin.

Le livre de Matthieu nous enseigne comment nous devons jeûner et prier. Il est dit au Chapitre 6 :16-18 : « *Lorsque vous jeûnez, ne prenez pas un air triste, comme les hypocrites, qui se rendent le visage tout défait, pour montrer aux hommes qu'ils jeûnent. Je vous le dis en vérité, ils reçoivent leur récompense. Mais quand tu jeûnes, parfume ta tête et lave ton visage, afin de ne pas montrer aux hommes que tu jeûnes, mais à ton Père qui est là dans le secret; et ton Père, qui voit dans le secret, te le rendra.* » Il s'agit d'une autre mission que je devais accomplir. J'étais déjà distant de tout ce qui m'entourait. Serait-il possible que les autres ne me considèrent pas comme une personne faible? Les amis et les membres de l'église venaient me rendre visite et m'apportaient à manger, mais je refusais de m'alimenter et mentais pour me justifier. Je leur disais que j'avais déjà mangé et les remerciais. Il s'agissait là de toutes les tentations auxquelles je fus confronté le premier jour de mon jeûne et celles-ci continuèrent à me tourmenter.

Voici ce que cela signifiait : pour qu'une personne ne soit pas tentée lorsqu'elle est dans le jeûne et la prière, elle doit se retirer dans un endroit isolé, ce qui lui permettra de passer plus de temps dans la présence de Dieu et pour méditer. Dans mon cas, je ne pouvais pas laisser ma femme seule à l'hôpital. J'aurais eu l'impression d'avoir violé notre promesse de mariage « pour le meilleur et pour le pire. » Je voulais également être près d'elle pour voir tout ce qui se passait et ne voulait pas me laisser raconter les choses par une autre personne. Une fois de plus, malgré toutes ces tentations, je savais que je réussirais uniquement si je mettais ma confiance dans la grâce de Dieu pour me soutenir et non si je dépendais uniquement de ma foi ou de ma droiture. Ainsi, le troisième jour me permit d'avoir une idée de ce qui m'attendait au fur et à mesure que je tentais de défier l'ennemi invisible qui rôdait autour de nous cherchant qui dévorer.

11 DÉCEMBRE
JOUR 4
SCINTIGRAPHIE CÉRÉBRALE

« J'aurais souhaité pleins de choses, j'aurais souhaité que la vie se déroule comme dans les films."

Sir Alan Herbert

« Il est facile pour les hommes de dire une chose et de penser une autre chose. »

Publilius Syrus

COMME PRÉVU, JE CONTINUAI À JEÛNER ET PRIER le troisième jour. Comme l'aurait pensé toute personne qui se serait retrouvée dans une situation aussi instable, il était possible que des événements étranges se produisent à tout moment pour ternir ces instants de spiritualité et les faire aboutir à une fin tragique inévitable. J'attendais avec impatience de rencontrer les médecins le matin, même s'ils ne m'invitaient pas à me joindre à leurs discussions. Je voulais avoir une idée des résultats des tests effectués au cours de la journée. Cependant, j'avais la chance d'avoir toujours une personne qui m'informait des évolutions récentes. Il était environ midi lorsque, assis à côté du lit de ma femme, j'appris que la dernière scintigraphie cérébrale effectuée plus tôt ne nous donnait aucune raison d'espérer. Selon les paroles de l'infirmière : « Tout semble se stabiliser. » Je lui ai demandé : « Qu'est-ce que cela signifie? » Elle me répondit : « Ce n'est pas bon signe, mais les médecins ont dit qu'il allait reprendre le test. »

Je quittai l'infirmière et retournai m'asseoir tout perplexe. En effet, Sir Alan Herbert avait vu juste. En ce moment, j'aurais réellement souhaité que tous ces incidents soient le scénario d'un film et non pas une situation réelle. Considérant les faits ou ce que les gens considéraient comme des faits qui m'avaient frappé au visage, je n'étais pas très convaincu de vouloir poursuivre le jeûne et la prière le lendemain. S'il s'agissait d'un film, j'aurais pu sortir de la salle de projection au cas où je n'aurais pas aimé le scénario, mais voilà, je vivais une situation réelle. Il était facile pour moi de programmer un marathon de jeûne et de prière. Cependant, il m'avait été très difficile d'entendre ces histoires pleines de désarroi.

En dépit de ces informations démoralisantes, je gardai fermement la foi, en doutant non seulement des explications que l'infirmière m'avait données, mais en les rejetant au nom de Jésus et en croyant que ses dires étaient uniquement fondés sur des observations humaines et qu'il ne s'y trouvait aucun grain de vérité. Ce temps fut un temps de foi. J'imagine que j'étais déjà prêt à aller au ciel si Jésus apparaissait devant moi. Cet instant fut de courte durée et pris fin dès que je retournai auprès de mon épouse. Comme Pierre dont la barque avait été ballotée par les vagues de la mer lorsqu'il aperçut Jésus et qui par la foi avait tenté de marcher sur l'eau comme l'avait fait Jésus, mais qui en un instant avait commencé à couler, je ne pus tenir ferme dans la foi lorsque je retournai dans la chambre. Une fois dans la chambre, je commençai à prier, à réfuter les déclarations de l'infirmière en répétant : « Au nom de Jésus, au nom de Jésus, je refuse toute tentative de l'ennemi visant à mettre un terme à la vie de ma femme. » Je répétai ces phrases, ainsi que plusieurs autres, mais mon désir de recevoir une réponse instantanée ne put l'emporter. Ma femme se trouvait encore entre la vie et la mort. Elle ne donnait toujours aucun signe de vie.

Je me mis à faire un examen rétrospectif : tout avait commencé par une hypertension artérielle. Elle avait été placée sur la liste des personnes à haut risque. Puis s'en étaient suivies la toxémie prééclamptique et la formation de caillots de sang. Maintenant, la scintigraphie cérébrale révélait l'absence de toute activité. En examinant ces événements, je commençai à croire à l'explication de l'infirmière, selon laquelle ma femme ne pourrait pas survivre vu son état de faiblesse.

Le rapport de l'infirmière n'était que le premier de plusieurs autres. Les médecins m'en feraient d'autres plus tard. C'était devenu une routine. À partir de ce jour, lorsqu'ils faisaient un test, sur la base des résultats, ils ajoutaient ou supprimaient d'autres médicaments et le traitement à suivre était redéfini. La routine reprenait son cours lorsqu'une équipe de médecins et d'infirmiers se mettaient à discuter devant le poste de soins infirmiers chaque matin.

Avant la fin de ladite journée, j'avais décidé de ne plus demander aux médecins ni aux infirmiers quel était le résultat d'un test. La seule chose qui me semblait convenable de faire désormais était de continuer à jeûner et prier. Généralement, au cours de la nuit, de 22 :00 à 23 :00, je recevais un appel de la part de Bernard, pour que je lui fasse un rapport de la journée. Ensuite, il appelait mes beaux-parents en Afrique pour leur transmettre les informations. Ce jour là, lorsqu'il appela, il sut au son de ma voix que la situation n'avait pas évolué. Il me demanda si je voulais qu'il vienne me rejoindre et je lui répondis que non pour deux raisons : la première est qu'il avait beaucoup voyagé, il avait laissé tomber son travail, il avait fait des allers-retours d'Atlanta jusque chez nous sur une distance de 1287,47 km. Une fois, les agents de la sûreté de l'Etat l'ont arrêté et lui ont infligé une contravention de deux cent dollars. Je commençais à être préoccupé par tout ce qu'il traversait à cause de moi. La deuxième raison est qu'étant donné ma décision de me concentrer sur le jeûne et la prière, je devais être fort et agir par la foi. Il m'encouragea par ses paroles : « Nous pensons à toi dans nos prières, ne t'inquiète pas. Dieu prend soin de ta femme. »

Les Écritures déclarent dans le Psaumes 55 :23 : « *Remets ton sort à l'Éternel, et il te soutiendra, Il ne laissera jamais chanceler le juste.* » Et dans Jérémie 29 :11 il est dit : « *Car je connais les projets que j'ai formés sur vous, dit l'Éternel, projets de paix et non de malheur, afin de vous donner un avenir et de l'espérance.* » Le Seigneur ne ment pas et Sa parole est la vérité. Je Lui ai confié les fardeaux de ma femme et je savais qu'Il les porterait. J'ai terminé la journée en gardant les yeux fixés sur le Seigneur, tout en souhaitant seulement que ma femme survive, sans que ma foi ne vacille. Alors je m'enfonçais dans mon fauteuil cette nuit-là à côté de son lit, espérant et croyant dans mon cœur, je priais pour que le lendemain nous apporte de bonnes nouvelles.

12 DÉCEMBRE
JOUR 5
PRESSION DE L'INFLUENCE

Jésus a déclaré : « Veillez et priez, afin que vous ne tombiez pas dans la tentation. L'esprit est bien dispensé, mais la chair est faible. »

Matthieu 26 :41

« Soyez sobres, veillez. Votre adversaire, le diable, rôde comme un lion rugissant, cherchant qui il dévorera. »

1 Pierre 5 :8

LE RAPPORT D'HOSPITALISATION DE MON ÉPOUSE INDIQUAIT que j'étais la seule personne autorisée à recevoir les informations sur son état de santé. Je suis le seul à l'avoir accompagnée le 6 décembre 2007. Lorsqu'elle s'effondra à cause des caillots de sang, le 8 décembre, et les jours suivants lorsqu'elle fut admise au niveau 2600 de l'ICU, plusieurs amis, membres de l'église et parents étaient venus nous soutenir. Malgré le niveau d'intimité qui nous liait, je ne donnai aucune autorisation pour que des informations verbales ou orales relatives à sa santé soient transmises à l'une de ces personnes. Je demandai à ceux qui voulaient m'aider de rester avec elle au cas où je devrais quitter l'hôpital. Une chose est de porter assistance et de rester aux côtés d'une personne malade et une autre chose est d'autoriser d'autres personnes à avoir accès à son dossier médical.

La cinquième journée m'apprit une leçon relative à la tentation lorsque Jésus conseilla à Ses disciples de veiller et de prier afin de ne pas tomber dans la tentation. Lors de cette journée, j'appris également à me contrôler. Les Écritures nous disent d'avoir la maîtrise de soi et d'être vigilant car l'ennemi, le diable rôde comme un lion cherchant qui dévorer.

Au début de la cinquième journée, l'état de santé de la patiente n'avait pas vraiment évolué par rapport à la veille. Mes yeux étaient fixés sur tous les écrans d'ordinateurs, vérifiant le moindre détail durant toute

32

la nuit, et pour ce qui était de la pression artérielle, du ventilateur, je guettais tout signe d'amélioration car chaque écran décrivait la situation. Alors que j'attendais les résultats ce matin-là après une série de tests, je dus m'absenter un moment pour aller voir le bébé dans le service de maternité où il attendait toujours d'être libéré. Juste à cet instant entra une de nos amies, Younger. Depuis le début des événements, elle était à mes côtés. Je lui demandai de rester avec ma femme jusqu'à mon retour. Elle accepta et je partis.

Pendant mon absence, deux personnes arrivèrent, mon frère et un autre ami. Il était environ midi lorsque je revins et rencontrai ces trois personnes qui se trouvaient dans la chambre de ma femme. Deux d'entre elles, mon frère et Younger, ne pouvaient pas me regarder dans les yeux. J'essayai de savoir ce qui se passait. Ils me répondirent de façon évasive. J'étais très préoccupé et je cherchai à en savoir davantage. Aussi, ai-je reformulé ma question. J'ai remarqué que notre amie et mon frère semblaient très tristes. Leurs yeux rouges me firent comprendre qu'ils avaient probablement pleuré. *« Si tel était le cas, que s'était-il passé en mon absence? »*, me posai-je la question. En effet, ils avaient pleuré. Mon ami me raconta toute l'histoire. Selon ses dires, une des infirmières était venu pour administrer une médication à la patiente. Lorsqu'ils lui demandèrent comment elle se portait, elle leur répondit qu'elle n'était pas sûre de savoir si sa situation s'améliorerait. Jusqu'à ce moment là, elle n'avait donné aucun signe de vie. Selon l'infirmière, le fait que la patiente ait entamé la cinquième journée sans avoir donné signe de vie était un signe qu'elle ne survivrait probablement pas. Personne ne pouvait accepter une telle nouvelle déchirante. Lorsque j'appris cette nouvelle, je fus d'abord en colère. Selon moi, le comportement de l'infirmière soulevait certaines questions : avait-elle respecté le droit du malade? Qui lui avait donné le droit de parler, alors qu'elle n'en avait pas eu l'autorisation? En fait, quelle était la frontière entre ce qui devait être raconté ou non aux visiteurs à propos d'un patient?

Son comportement me fit perdre mon sang froid. Et dire que j'étais en train de jeûner et de prier pour éviter la tentation et voilà que j'y étais confronté. La tentation n'était pas le seul élément remis en cause. Mon attitude confirma également mon scepticisme par rapport au niveau de confidentialité que les médecins respectaient quant aux réunions qu'ils organisaient chaque matin. Ma colère concernait un point : la violation du secret professionnel. Je me suis dit que l'infirmière avait dépassé les bornes. Elle avait violé la vie privée de ma femme.

J'appris que mon ami John avait posé un acte de foi. Il avait réprimandé l'infirmière et lui avait dit qu'elle n'était pas Dieu et qu'elle ne pouvait donc pas prédire l'avenir d'une personne, que ma femme allait se relever de ce lit sans aucune séquelle. J'ai découvert plus tard qu'il s'agissait de la même infirmière qui m'avait déclaré que la scintigraphie cérébrale n'indiquait aucune activité et que la limite semblait avoir été atteinte, comme elle l'avait expliqué. Cette journée avait mal démarré, aussi décidai-je de trouver un moyen pour qu'une telle situation ne se reproduise plus.

J'essayai de garder mon sang froid car la période de jeûne et prière était toujours en cours. Par coïncidence, au même moment, un de mes frères en Christ, Kent, est arrivé. Je saisis cette occasion pour lui expliquer la situation. Il savait que j'étais très en colère, et par conséquent, il prit la décision d'aller voir l'infirmière et les autres employés de l'hôpital en privé dans ce service. Après plusieurs minutes de discussions derrière des portes closes, il revint et m'affirma que tout était sous contrôle. Je le remerciai de m'avoir aidé à éviter une situation confuse puisque j'avais remis la vie de mon épouse entre les mains du Seigneur à travers le jeûne et la prière. Je considérai cet incident, comme d'autres, sous l'angle d'une tentation supplémentaire. Je savais que l'ennemi était à l'œuvre car une lutte se déroulait contre son camp. Cependant, une fois encore, le Seigneur est toujours fidèle. Dans Hébreux 2 :18, il nous est dit : « *Car ayant été tenté Lui-même dans ce qu'il a souffert, Il peut secourir ceux qui sont tentés.* » De même, 1 Corinthiens 10 :13, les Écritures déclarent : « *Aucune tentation ne vous est survenue qui n'ait été humaine, et Dieu qui est fidèle, ne permettra pas que vous soyez tentés au-delà de vos forces; mais avec la tentation, il préparera aussi le moyen d'en sortir, afin que vous puissiez la supporter.* » Je crois que le Frère Kent avait été envoyé ce jour comme un canal pour l'accomplissement de l'œuvre du Seigneur.

13 DÉCEMBRE
JOUR 6
SIGNES DE VIE

« J'ai vu ses voies, et je le guérirai; je lui servirai de guide, et je le consolerai, lui et ceux qui pleurent avec lui. Je mettrai la louange sur les lèvres. Paix, paix à celui qui est loin et à celui qui est près! dit l'Éternel. Je les guérirai.

Ésaïe 57 :18-19

« Béni soit Dieu, le Père de notre Seigneur Jésus-Christ, le Père des miséricordes et le Dieu de toute consolation, qui nous console dans toutes nos afflictions, afin que, par la consolation dont nous sommes l'objet de la part de Dieu, nous puissions consoler ceux qui se trouvent dans quelque affliction! »

2 Corinthiens 1:3-4

LA SIXIÈME JOURNÉE APPORTA UN PEU DE CONSOLATION dans son sillage. Elle débuta sur un ton prometteur par rapport aux jours précédents. La patiente était assez calme et semblait être plus détendue. Cependant, les résultats des tests effectués plus tôt dans la journée indiquaient un certain nombre de contradictions. Vers 6 heures du matin, on lui avait retiré le tube de sédation, mais elle restait toujours intubée et elle ne répondait pas aux injonctions verbales et elle gardait les yeux fermés. Sa tension artérielle était bonne au début, mais plus tard vers 10 :00, elle monta à 150/80 avec une température de 37,7 degrés Celsius. Les médecins travaillaient toujours à faire disparaître les caillots de ses poumons, tout en essayant de contrôler la tension artérielle et en s'assurant que la plaie de la césarienne ne saignerait pas. Les tests effectués vers midi ce jour-là convainquirent les médecins que la patiente se trouvait toujours dans un état critique car elle avait subi d'importants traitements depuis le début, mais n'avait fait aucun progrès visible au sixième jour.

Je continuai à jeûner et prier, tout en espérant que la situation s'améliorerait par la grâce de Dieu. Assis près du lit de mon épouse qui était à cet instant précis une patiente en phase critique montrant aucun signe d'amélioration, je fus subitement choqué par ce que je vis. Il était environ 17 :00, et j'étais assis comme d'habitude près de son lit, réfléchissant calmement à la situation. Pour la première fois en six jours, je remarquai qu'elle avait bougé. Cela dépassait mon imagination. J'essayai de rester calme pour éviter que les autres ne remarquent mes sentiments. Puis, je continuai à l'observer de près pour voir si elle montrerait un autre signe avant d'en parler. En effet, elle bougea encore et encore. Toutefois, comme l'atmosphère était devenue extrêmement tendue du fait que plusieurs personnes croyaient que son cas était critique, je ne voulais pas que l'on pense que j'avais inventé ce que je venais de voir. Par conséquent, je me suis tu pendant un moment, et je continuai à l'observer au cas où elle bougerait encore. En vue de m'assurer qu'elle bougeait réellement, j'ai pensé lui parler pour voir si elle réagirait. De cette manière, j'aurais des preuves de ce que j'avancerais. Aussi lui ai-je dit : « D.Q, » comme j'aimais l'appeler, « sais-tu où tu te trouves? » Elle ne répondit pas. Je poursuivis, mais cette fois-ci au lieu de lui poser une question, je lui fis une déclaration : « Tu es ici, à l'ICU, depuis le 8 décembre et ton bébé est toujours à la maternité et attend de rentrer à la maison. » Enfin, je lui demandai : « Veux-tu que je te l'amène? » Elle ne me répondit pas. Je parlais toujours, convaincu qu'elle m'entendait, mais qu'elle était incapable de parler. À la fin, je conclus qu'elle avait réagit suffisamment pour me prouver qu'elle réagirait si je lui amenais le bébé. Alors, je m'adressai à une infirmière et je lui racontai ce que je venais de vivre. À ma surprise, elle me répondit que la patiente avait eu la même réaction quelques heures plus tôt, alors que j'étais absent. Puis elle a ajouta : « Allons et parlons-lui encore pour voir si elle bougera. » Cette fois-ci, c'est l'infirmière qui lui posa la question : « Si tu veux voir ton bébé, agite ton index pour que je voie. » Cette fois encore, ma femme bougea l'index. L'infirmière fut très ravie de voir ça. À ce point-ci, j'aimerais que le lecteur comprenne un instant et imagine ce que j'ai pu ressentir. Comme vous pouvez l'imaginer, j'étais à dix pieds de l'infirmière et courai vers les escaliers. Tout en courant, je lui lançais : « Je vais chercher le bébé et je reviens tout de suite. »

Tel un ouragan, en moins de cinq minutes, je me suis retrouvé à la maternité, contrairement aux autres jours. Décelant un grand sourire sur mon visage, une des infirmières déclara: «Vous avez l'air de bien aller aujourd'hui.» Je lui répondis : « Oui, en effet, je vais bien, » et je me mis à lui raconter comment ma femme avait réagi et les progrès qu'elle avait effectués. Je demandai aux infirmières si je pouvais amener le bébé à sa mère pour voir si elle réagirait encore mieux. Elles me répondirent qu'elles n'y voyaient aucun inconvénient, mais qu'elles devraient d'abord habiller le petit. Je repartis à l'ICU et les y ai attendues. Pendant que j'étais à la maternité, l'infirmière avait continué à parler à D.Q. Elle me raconta que cette dernière avait bougé encore plus. J'ai rendu grâces à Dieu pour ces nouvelles. Les infirmières ont finalement amené le bébé et l'ont placé sur la poitrine de sa mère, afin qu'elle puisse le sentir. En même temps, elles lui parlaient. Mais à notre surprise, elle n'a ni bougé ni parlé. J'étais un peu déçu de voir mon bébé partir dans avoir entendu la voix de sa mère, après que nous ayons entrepris toutes les tentatives possibles. Jusque-là, le seul contact qu'il avait eu avec sa mère après l'accouchement remontait au 7 décembre. Ce qui n'était pas suffisant aux dires de tous.

Plus tard, je me suis fait dire que les mouvements de son corps étaient involontaires et qu'il s'agissait simplement d'une preuve que son corps se remettait du traitement lourd aux sédatifs qui lui avaient été administrés. Je me crispai encore plus au fur et à mesure que nous entamions la soirée. Vers 20:00, les infirmières lui administrèrent les soins du soir. En me posant la question de savoir comment je pouvais terminer la journée sur une note positive, il me vint à l'esprit de faire quelque chose à laquelle ma femme pourrait réagir. La stratégie de la conversation ne fonctionnait pas, même si je la secouais pour attirer son attention. Quelquefois, je la retournais, bougeais ses jambes ici et là, comme si je voulais l'aider à se repositionner, même si elle ne remuait pas. Cependant, je faisais seulement semblant, pour le cas où elles m'apercevraient, les infirmières puissent penser que je les aidais seulement à faire leur travail.

J'imaginais toutes sortes de stratégies pour attirer l'attention de D.Q. Il était hors de question que je crie. En fait, un tel comportement aurait encouragé les infirmières à me faire hospitaliser dans un centre psychiatrique pour comportement anormal. Tout ce que j'entreprenais n'avait aucun sens ou ne fonctionnait pas. Je fus surpris plus tard par ce qui se produisit. Après avoir essayé pendant quelques minutes de chercher de nouvelles idées, je me suis rendu aux toilettes pour me soulager. La plupart des toilettes de l'hôpital ne ressemblaient pas à celles que l'on trouve habituellement dans les maisons. Celles de l'hôpital font beaucoup de bruit lorsque vous tirez la châsse. Je ne le savais pas. Lorsque j'eus terminé et que je me demandai ce que j'aurais pu faire, je tirai la chasse avant de sortir. Le bruit qui s'en est suivi était si fort que j'ai cru avoir cassé quelque chose, mais en même temps j'ai vu que ma femme avait bougé la jambe de manière énergique, au point que je dus la repositionner sur le lit. Le bruit de la chasse d'eau m'avait apeuré, cependant, la réaction de mon épouse m'avait agréablement surpris. J'étais heureux de savoir qu'elle était vivante. J'étais surpris de voir qu'elle pouvait bouger et j'eus peur parce qu'elle était presque tombée de son lit. « *Quelle coïncidence,* » soupirais-je. En temps normal, je me serais reproché d'avoir perturbé son sommeil. Toutefois, à ce moment, j'étais heureux car c'est de cette manière que j'avais souhaité que ma journée prenne fin. Je restai bouche-bée devant ce que je venais de voir. Je décidai de garder le secret et de me remémorer cet instant. Tous les médecins commenceraient encore à raconter leurs histoires de mouvements involontaires. Pendant le reste de la soirée, j'imagine avoir tiré la chasse d'eau plus d'une centaine de foi, tout simplement pour continuer à stimuler D.Q. Ma stratégie avait fonctionné, mais je m'excuse d'avoir agi de la sorte. Bien évidemment, le fait de tirer la chasse ne constituait en aucun cas une solution. Le fait de vouloir régler le problème jusqu'à la fin par le jeûne et la prière pouvait être la solution et je remercie Dieu de m'avoir permis d'être endurant et fort.

14 DÉCEMBRE
JOUR 7
LA PATIENTE RESPIRE MIEUX

« Tu entends les vœux de ceux qui souffrent, ô Éternel! Tu affermis leur cœur, tu prêtes l'oreille. »

Psaumes 10 :17

« Car je connais les projets que j'ai formés pour vous, dit l'Éternel, projets de paix et non de malheur, afin de vous donner un avenir et de l'espérance. »

Jérémie 29 :11

PENDANT LES SEPT PREMIERS JOURS de la saga d'évolution lente vers la réanimation, mon niveau de confiance pouvait se mesurer au fait que j'avais plus ou moins d'espoir selon les circonstances. Désormais, j'étais convaincu que le temps ne pouvait pas réellement m'enlever ce qui m'avait déjà été donné. Et cette chose était la vie de ma femme que les caillots de sang avaient interrompue provisoirement au cours des derniers jours. Elle avait été mon trésor durant les années précédentes et elle serait toujours mon trésor pour de nombreuses années. Il était encourageant de voir que son état s'était amélioré ce jour-là. Elle respirait mieux. Le Seigneur est bienveillant et est digne de louanges.

On lui avait administré moins de sédatif ce jour-là, et elle pouvait réagir aux stimuli douloureux, dans une certaine mesure visible. L'équipe des médecins et des infirmières du niveau 2600 de l'ICU poursuivait son excellent travail pour s'assurer qu'elle récupérerait considérant les améliorations dont ils avaient été témoins. Ironiquement, son état de sédation partielle posait certains problèmes. Elle bougeait beaucoup au niveau des mains et des pieds. Les infirmières devaient la retenir pour l'empêcher de tomber et s'assurer que les tubes par lesquels elle était intubée ne se déconnecteraient pas.

En elle-même, cette journée ressemblait aux autres. Chaque matin, entre 6 :00 et 9 :00, une équipe de médecins et d'infirmières s'arrêtait dans sa chambre pour lire le rapport établi la nuit précédente et procéder à des tests et faire des recommandations par rapport à la prochaine étape. Ensuite, ils tenaient une rencontre, généralement devant la porte du malade, juste quelques mètres plus loin et formaient un cercle. Ce jour-là, comme les autres jours, avait commencé sur une bonne note avec les mouvements intentionnels que faisait ma femme. Ces mouvements en disaient long sur ce que nous avions subi et ce que nous espérions voir au cours des jours suivants.

Elle était toujours sous ventilateur, même si ses mouvements m'avaient beaucoup soulagé. Elle devait rester sous ventilateur à cause de son insuffisance respiratoire. De toute évidence, la question qui se posait était la suivante : si elle continuait à bouger, combien de temps lui faudrait-il encore pour pouvoir respirer par elle-même sans l'aide du respirateur artificiel? Néanmoins, considérant les événements des six jours précédents, je devais être reconnaissant et éviter de trop réfléchir. Cette journée avait été positive. Plus tard, vers 13 :00, le ventilateur montra qu'elle respirait mieux. Je sortis pour appeler l'infirmière afin de m'assurer une fois de plus de ce que j'avais vu. Elle confirma que D.Q. respirait un peu mieux que ne le lui demandait la machine. L'infirmière me regarda, sourit et déclara : C'est une bonne nouvelle. » Avant de partir, elle ajouta : « Si elle continue comme cela le restant de la journée, nous pourrions ôter le ventilateur pour voir comment elle peut respirer par elle-même. » En effet, les nouvelles étaient bonnes, mais je ne voulais pas précipiter le retrait du tube.

La septième journée me rappela une célèbre citation de ma femme : « Les bénédictions de l'Éternel ne sont suivies d'aucun chagrin. » Je ne pouvais pas trouver mieux. Nous avions un bébé maintenant, fruit de plusieurs années de jeûne et d'intercession. Dans mes prières et mes actions de grâce, ce jour-là, j'exposai mon cœur devant Dieu, comme s'Il était assis en personne devant moi. Je lui dis : « Seigneur, voici ce que ta fille avait l'habitude de déclarer et de croire par rapport à ton œuvre. Laisserais-tu entendre qu'elle avait tort? » Je poursuivis ma prière en demandant à Dieu de continuer Son œuvre et de prouver aux hommes que Ses miracles étaient encore d'actualité. « Fais-le et fais-le maintenant, » continuai-je à répéter dans mes prières. « Père, si tu interviens dans cette situation et libère ma femme des chaînes de l'ennemi, je glorifierai ton nom et je te louerai en tous temps... »

J'étais convaincu que la septième journée constituait une occasion dont il fallait se saisir et profiter pour prier et se consacrer davantage. Le doute, l'incrédulité, la lassitude ressentie dans la foi avaient assombri mon esprit lors des premières journées. Et comme Job, parfois dans mon esprit je me demandais si la vie avait du sens après qu'on y ait investi de son temps et de ses efforts pour développer et entretenir une relation, pour la voir ensuite s'évaporer comme un gaz dans l'air.

Avec un petit mélange de frénésie, d'humeur et de dévouement, je priai comme jamais auparavant. J'imagine que mon esprit dévoué pouvait au mieux se décrire comme la « dernière chance de survie accordée à mon épouse. »

Le désir de voir ma femme survivre était très fort. Le niveau d'intensité de mes prières avait également augmenté. Cependant, lorsqu'on observait la situation d'un point de vue critique, l'idée d'une incrédulité semblait également intrinsèque. Je réagissais comme Thomas, un des disciples de Jésus. Lorsque le Seigneur fut crucifié, Il est monté au ciel et par la suite, lorsqu'Il est apparu aux disciples à Son retour, tous crurent qu'Il s'agissait du Seigneur, à l'exception de Thomas. Ce dernier déclara : « Si tu es réellement le Maître, montre-moi tes mains et laisse moi voir là où elles ont été percées par les clous. » Ce que fit Jésus pour le convaincre. L'angoisse que j'éprouvais de voir ma femme quitter l'hôpital m'avait peut-être empêché de voir la preuve que le Seigneur avait commencé son œuvre dans le corps de mon épouse. Il était évident que son état s'était réellement amélioré en une journée, la septième et ce, au regard de la rapidité avec laquelle les événements s'étaient déroulés. Le Seigneur n'avait pas besoin des multitudes de mes prières.

Lorsque le Seigneur décide de répondre à vos prières, Son action ne se fonde pas sur notre droiture ou la manière dont nous l'impressionnons par nos paroles descriptives. Lorsque nous avons des difficultés, telles la faim, le manque de sécurité, les chagrins, etc., tout ce dont Il a besoin est d'une chose simple, aussi simple que cela fut le cas lorsqu'Il prit les cinq pains avec lesquels Il nourrit des multitudes, lorsqu'Il délivra les enfants d'Israël d'Égypte avec le bâton qu'Il avait remis à Moïse ou lorsque Daniel se trouvait dans la fosse aux lions et qu'il n'avait aucune arme de destruction massive pour bannir la crainte ou tuer les lions.

Le psalmiste déclare : « *Puisqu'Il m'aime, je le délivrerai; Je le protégerai, puisqu'il connait mon nom. Il m'invoquera, et je lui répondrai; Je serai avec lui dans la détresse, Je le délivrerai et je le glorifierai.* » (Psaumes 91 :14-15). La Bible nous enseigne que la prière fervente du juste est plus efficace. Heureusement, j'allais être témoin de miracles similaires à ceux que Jésus avait accomplis pendant qu'Il était sur terre car la guérison de ma femme se produisit sous mes yeux.

Finalement, la décision fut prise de transférer mon épouse au niveau 2700 de l'ICU. Lorsque je demandai à savoir pourquoi on la déplaçait à un autre endroit, on me répondit que le niveau 2600 était réservé aux cas critiques et qu'il s'agissait seulement d'un lieu de passage provisoire pour les patients qui venaient d'être opérés.

Par conséquent, j'étais heureux d'entendre l'explication donnée par les infirmiers par rapport au fait que seuls les cas critiques étaient hospitalisés au niveau 2600. Cela signifiait alors que ma femme se remettait d'une situation difficile et que son état de santé s'améliorait. Lors de la brève discussion que j'avais eue avec l'infirmière avant de nous rendre au niveau 2700, elle me rappela qu'il était possible d'ôter l'appareil respiratoire pendant qu'elle serait au niveau 2700. Bien évidemment, je tergiversais encore sur la question. Toutefois, j'acceptai sa proposition et attendis avec impatience de voir le jour où la décision serait prise d'ôter l'appareil.

15 DÉCEMBRE
JOUR 8
SERVICE DE SOINS INTENSIFS – NIVEAU 2700

« Voici ce que je veux repasser en mon cœur, ce qui me donnera de l'espérance. Les bontés de l'Éternel ne sont pas épuisées, ses compassions ne sont pas à leur terme; elles se renouvellent chaque matin. Oh! que ta fidélité est grande! »

Lamentations 3 :21-23

« La prière de la foi sauvera le malade, et le Seigneur le relèvera et s'il a commis des péchés, il lui sera pardonné. Confessez donc vos péchés les uns aux autres et priez les uns pour les autres, afin que vous soyez guéris. La prière fervente du juste a une grande efficacité. »

Jacques 5 :15-16

LES PASSAGES BIBLIQUES SUSMENTIONNÉS décrivent parfaitement mes sentiments au fur et à mesure que nous approchions du huitième jour et que je me remémorais ce que le Seigneur avait accompli, en particulier le septième. J'étais convaincu que ces bienfaits découlaient du grand amour et de la compassion que le Seigneur éprouve pour nous et du sentiment de compassion qu'Il éprouve envers tous ceux qui sont très affligés et portent de lourds fardeaux. J'avais toujours refusé de dire aux gens combien j'étais fidèle. Pour proclamer sa foi, une personne doit prendre en compte plusieurs éléments. Même Pierre, dont je fais mention à plusieurs reprises dans ce livre, homme qui vécut et travailler avec Jésus n'a pas pu garder la foi lorsqu'il a vu les vagues de la mer se rapprocher, quand bien même il avait demandé au Seigneur de lui ordonner d'aller sur les eaux vers Lui et que ce dernier l'encouragea à le faire (c'est-à-dire de marcher sur les flots).

En tant qu'êtres humains, nous pouvons facilement succomber face aux difficultés et si nous ne demandons pas au Seigneur de nous protéger et de nous diriger, nous pouvons être condamnés et vaincus par nos ennemis. J'ai toujours su que ce n'était ni par la force ni la foi, mais plutôt par Sa grâce que j'avais reçu tout ce que j'avais demandé au Seigneur. Cependant, je pouvais déclarer avec assurance, en particulier à ce moment précis, que j'étais un homme de prière un être qui voulait rester aux pieds du Seigneur, pour implorer Sa miséricorde jusqu'à ce qu'Il ramène ma femme à la vie. Parfois, même lorsque je priais, je ressentais quelques faiblesses. Toutefois, dans chaque voyage, le premier pas est toujours le plus important. Je prenais les choses comme elles venaient.

Certes, à l'approche du huitième jour la malade avait fait quelques progrès, mais chaque jour qui passait avait également son lot d'échecs. Nous faisions deux pas en avant et un pas en arrière. Dans certains cas, c'était le contraire : nous faisions un pas en avant et deux pas en arrière. En réalité, les infirmières avaient confirmé que ce genre de situation nécessitait ce type de guérison. Ainsi, au huitième jour, l'état de mon épouse paru une fois de plus désespéré. Considérant le rapport de l'évaluation qu'elle avait subie ce matin, les commentaires indiquaient que son état était toujours critique. Elle était toujours entièrement dépendante du ventilateur et elle ne réagissait pas aux signaux verbaux. Cependant, les bonnes nouvelles ne manquaient pas non plus. La bonne nouvelle était qu'elle avait soudainement ouvert les yeux, et cela m'avait donné de l'espoir. La pression artérielle fluctuante fut de 143/80 ce jour-là.

Au rythme auquel elle récupérait après huit jours de traitement, il fallait être très courageux pour croire qu'elle pouvait survivre. Il aurait été nécessaire d'avoir la foi qui déplace les montagnes et peut-être qu'un prophète devrait-il prédire l'avenir. J'étais probablement le seul à vivre dans mon monde, croyant toujours qu'elle survivrait. Je me trouvais en plein champ de bataille, pris entre le rapport des médecins et la réaction réelle de ma femme au traitement qui lui était administré, au fur et à mesure que j'observais la situation chaque jour lorsque je me retrouvais seul avec elle dans la chambre. Les rapports que je recevais chaque jour et les résultats qui me rappelaient constamment qu'elle était toujours dans un état critique, commencèrent à m'épuiser. Néanmoins, je puisais ma force dans les promesses de Dieu et des personnes qui m'entouraient, à savoir les membres de l'église, les membres de la communauté et les parents de D.Q. Je me souviens avoir reçu quelques appels de Bernard, ce jour-là. À ces dires, il venait d'avoir une longue conversation avec mon beau-père qui se trouvait en Afrique et qui projetait de venir. Il avait dit à Bernard de me dire de ne pas m'inquiéter, qu'ils me soutenaient dans la prière et que j'étais comme un fils pour eux. Je ne pouvais demander mieux qu'une telle attention. Ce message m'encouragea davantage à continuer à prier jusqu'à ce que D.Q. se sente mieux.

Depuis le premier jour jusqu'à ce moment précis, j'avais confié la survie de ma femme à la science telle qu'elle s'appliquait à la médecine, à la prière et à la confiance que j'avais en Dieu. Cependant, comme vous pouvez le remarquer, les médecins avaient baissé les bras. Ils me donnaient une raison de croire que c'est tout ce qu'ils pouvaient faire pour ma femme. Ce qui restait à faire pour terminer le processus de guérison était au-delà de leurs compétences. En d'autres termes, ce qui est impossible à l'homme est possible à Dieu. En raison de ce qui semblait être un manque de foi dans l'attitude certains médecins et infirmières, j'avais toutes les raisons de glorifier le Seigneur, mais en même temps j'appréciais ce qu'ils avaient fait. Leur intervention précoce jusqu'à ce jour constituait peut-être la limite de leurs forces. Ils avaient déjà donné des preuves de leurs limites dès le premier jour, lorsque les rumeurs commencèrent à circuler soutenant que ma femme était morte et lorsque mes amis avaient rencontré l'infirmière. D'autres exemples pourraient être encore cités. Je ne croyais pas qu'un être humain eût les réponses quant à ce qui se produirait par la suite. C'est à ce moment que mes prières se sont intensifiées et que j'ai choisi de garder la seule arme qui me restait : mes prières.

Plusieurs autres personnes se joignirent à moi pour prier dont les membres du Central Church of Christ, du Centre d'Évangélisation International/ Tabernacle Béthel Israël dans lequel mon beau-père prêchait, certains amis et bien d'autres.

Les prières étaient accompagnées d'espoir. J'espérais qu'en priant, le Seigneur m'écouterait et me répondrait. Les Écritures déclarent : « L'Éternel aime ceux qui le craignent, ceux qui espère en sa bonté. » (Psaumes 147 :11) En tant que chrétien, l'espoir que je mettais dans le

Seigneur me donnait le courage de rester optimiste face à mon dilemme. Le psalmiste pose la question : « Pourquoi t'abats-tu, mon âme, et gémis-tu au-dedans de moi? Espère en Dieu, car je le louerai encore; Il est mon salut et mon Dieu. » (Psaumes 42 :12). Donc, avec la dépression qui se fit sentir le huitième jour une fois de plus, autant ma foi avait été ébranlée, autant fus-je affermi grâce à l'espoir que j'avais placé en Dieu. Sur la base de mes prières et de celle des autres, j'espérais que Son amour infaillible était assez puissant pour me donner le courage de continuer à vivre dans mon propre monde, tout en continuant de croire que Dieu se tenait à mes côtés.

Alors que la journée tirait à sa fin, de plus en plus d'amis, de parents et de membres de l'église affluaient. À travers la compassion dont ils nous faisaient montre dans cette situation qui empirait, je fus touché par le flot d'amour et le souci qu'ils manifestaient pour nous. Leur attitude me permit de savoir qu'en temps de crise, les personnes qui vous soutiennent sont celles dont il faut se souvenir lorsque la crise est terminée. Ces personnes nous ont aidés de plusieurs manières. Certains nous ont encouragés, d'autres nous ont apporté leur aide dans les domaines où nous étions défaillants et malgré tout d'autres nous ont accompagnés jusqu'à la fin. Ils nous ont fait comprendre que notre problème était le leur. C'est le genre de personnes qui comprennent que la vie que nous vivons était symbiotique. Comme le disait un ami une fois : « Une main lave l'autre. » Ce proverbe confirme la force de la sensibilité sociale et des rapports sociaux. Mon épouse dormit profondément toute la nuit, jusqu'au lendemain.

16 DÉCEMBRE
JOUR 9
LA PATIENTE TENTE D'ÔTER SON APPAREIL RESPIRATOIRE

« Jésus lui dit: Parce que tu m'as vu, tu as cru. Heureux ceux qui n'ont pas vu et qui ont cru! »

Jean 20:29

« Jésus lui dit : Je suis la résurrection et la vie. Celui qui croit en moi vivra, quand même il serait mort; et quiconque vit et croit en moi ne mourra jamais. »

Jean 11 :25-26

L'UN DES MOYENS DE PROUVER QU'UNE CHOSE existe réellement est de la voir. Nous entendons souvent les gens dire : « Voir c'est croire. » Le neuvième jour, ma foi fut éprouvée et j'échouai au test. En fait, il s'agissait de l'un de mes nombreux échecs motivés par la peur. Le livre aux Hébreux définit la foi comme étant : « la ferme assurance des choses qu'on espère, une démonstration de celles qu'on ne voit pas » (Héb. 11 :1). Ma foi était aussi ferme qu'elle pouvait l'être en ce matin du neuvième jour. Cela provenait du fait que je croyais fermement que ma femme avait traversé la zone dangereuse. Sa respiration s'était améliorée au point que je pensais qu'elle pouvait survivre sans l'appareil respiratoire. Lorsque, ce matin-là, les infirmières me contactèrent pour m'informer que vers midi on allait débrancher l'appareil respiratoire, je tressaillis. Je leur répondis : « Non, pas encore. Elle a besoin encore d'un peu de temps. » En fait, d'un point de vue médical, elles savaient mieux que moi ce qu'il fallait faire. J'imagine qu'elles ont été surprises par ma réaction, mais en tant que mari, il était de ma responsabilité de suggérer ce qui, selon moi, convenait à ma femme.

Quelques minutes après mon premier refus, une pensée me traversa l'esprit : « *Tu as compromis ta foi en Dieu.* » J'eus très peur et je me rendis compte que j'avais cessé d'avoir foi lorsque que je m'étais laissé envahir par la peur. Bien que je regrette de n'avoir pas fait confiance à Dieu, je suis également convaincu qu'il s'agit d'une partie de nous-mêmes que nous exprimons tous. Lorsque notre foi est mise à l'épreuve, nous faisons machine arrière. Abraham réagit de la même manière lorsqu'il nia que Sarah était sa femme. Pierre fit de même lorsqu'il commença à couler et qu'il cria à Jésus pour qu'Il vienne à son secours.

En tant qu'êtres humains, le plus petit tumulte ébranle notre foi. Une fois de plus, c'est la raison pour laquelle je fais attention à ne pas proclamer que je suis fidèle. En ce qui me concerne, il s'agit d'un processus permanent. Le fait d'ôter l'appareil était d'une grande importance pour moi. Cet appareil aidait ma femme à respirer. Je ne savais pas trop ce qui allait se produire lorsqu'on allait l'ôter. Serait-ce la fin de sa vie ou pourrait-on rebrancher rapidement l'appareil pour éviter une catastrophe, le cas échéant? Jusqu'à quel point pourrait-elle respirer d'elle-même ou combien de temps pourrait-elle rester sans l'aide de l'appareil? Bien que je fusse dans le meilleur moment de mon marathon de jeûne et de prière, ces questions difficiles ne *faisaient que trotter dans mon esprit*. Quand même je jeûnais et priais, je me répétais les choses suivantes : « *Dieu nous a dit d'être sage,* » et « *L'insensé meurt plusieurs fois avant son temps.* » Je nourrissais simplement mon esprit de crainte et de négativité pendant chaque instant de ma méditation.

Ma peur m'avait convaincu qu'une journée de plus dans la prière avec mon beau-père pourrait permettre de trouver la meilleure occasion pour le retrait de l'appareil. J'avais appris qu'il serait bientôt à Atlanta, Géorgie où il devait passer une journée dans une conférence chrétienne. Ce qui me surprenait, c'est que les médecins qui devaient débrancher l'appareil n'étaient pas encore arrivés. Les personnes auxquelles j'avais parlé étaient les infirmières qui avaient été envoyées pour me préparer. Par conséquent, même si j'avais dit non, ma réponse n'avait aucune valeur tant que les médecins n'avaient pas dit leur dernier mot.

Lorsque l'équipe de médecins arriva ce matin-là, ils remarquèrent que ma femme avait les yeux ouverts. Ils ont donc essayé de la stimuler en lui parlant, mais elle n'arrivait pas à suivre leurs instructions. Cependant, elle s'est tournée vers le lieu d'où provenait le bruit. J'imagine que le bruit de la chasse d'eau qu'elle avait entendu à plusieurs reprises lorsque nous étions au niveau 2600 avait été assez instructif au point qu'elle ne l'avait pas oublié. Sa pression artérielle était de 148/88 et sa température 32,7 degrés Celsius. Ils vérifièrent également l'incision et découvrirent qu'elle était intacte. Elle respirait mieux une fois de plus et ce, mieux que les jours précédents. Les médecins étaient convaincus que le niveau de sa respiration était au-dessus de celui de la machine et que l'on pouvait essayer de la débrancher pour voir comment elle réagirait. Je demandai à un médecin ce qui allait se passer si jamais le test de respiration échouait. Elle me répondit : « C'est la raison pour laquelle je suis ici; nous rebrancherons la machine. » Je posai la question une seconde fois pour être sûr de savoir s'il n'y avait pas d'autre moyen, hors mis le retrait total de l'appareil. Elle me donna une réponse plus rassurante : « L'appareil peut rester connecter, mais nous pouvons l'éteindre, afin que si cela est nécessaire, nous puissions le rallumer. »

Sa réponse m'avait satisfait. Néanmoins, je n'étais pas trop sûr de vouloir qu'ils procèdent comme ils l'avaient dit. Deux frères de l'église se trouvaient avec moi en ce moment-là. Ils essayèrent tous de me convaincre, mais je réalisai que j'avais toujours peur. Je leur dis que le père de mon épouse arriverait le lendemain et que j'aimerais qu'il soit présent lorsqu'on débrancherait la machine. Ils acceptèrent et s'en allèrent.

En ce neuvième jour, nous venions de passer notre deuxième journée au niveau 2700 de l'ICU. Une fois de plus, considérant que l'infirmière avait dit que le niveau 2700 était réservé au cas moins critiques, je fus apaisé de passer une deuxième nuit avec mon épouse qui continuait à mieux respirer. Malgré les signes positifs, j'affrontais chaque journée avec la même mesure de force, comme s'il lui restait un seul jour pour survivre. Le temps n'était pas aux réjouissances, mais il était important de rester ferme dans la prière et le jeûne, puisque j'attendais de Dieu qu'Il la guérisse totalement. En même temps, les paroles encourageantes de ma femme : « Les bénédictions de l'Éternel ne sont jamais suivies de chagrin », continuaient à résonner en moi. Ses paroles ne m'avaient jamais paru aussi importantes auparavant. Toutefois, au fur et à mesure que le temps passait, je commençai à comprendre ce qu'elle voulait dire. Ces paroles étaient devenues une source d'encouragement pour moi, comme elles l'avaient été pour d'autres personnes qui avaient cherché conseil auprès de ma femme.

Plus tard dans la journée, je reçus un message m'annonçant l'arrivée de mon beau-père à Atlanta. Il devait participer à une conférence chrétienne là-bas avant de venir à Johnson City le lendemain. Plus tard dans la nuit, je l'appelai pour lui donner les détails et l'informer de ce à quoi il devait s'attendre en arrivant. Il devait atteindre Johnson City entre 10 :00 et 11 :00 du matin. Pendant cette nuit, plusieurs idées me traversèrent l'esprit et elles étaient toutes négatives. Je venais juste de me rappeler un incident qui s'était produit un mois auparavant. Un homme que je connaissais avait été hospitalisé au niveau 2700 car il s'étouffait. Lorsque je lui avais rendu visite, il vivait uniquement grâce à une sonde d'alimentation et un appareil respiratoire. Et comme les médecins savaient qu'il ne pourrait pas survivre sans cet appareil, ils avaient consulté la famille quant à la nature critique de son cas. La discussion avait essentiellement porté sur la possibilité de débrancher l'appareil. Selon mes souvenirs, il était en phase terminale comme ma femme. On avait débranché l'appareil et il était décédé quelques heures plus tard. Lorsque je me suis souvenu de cette histoire, je n'ai pas pu dormir cette nuit en question car ma femme devait subir le même processus le lendemain.

Durant cette nuit, je me suis posé plusieurs questions : *Seigneur, comment traverserons-nous ce pont? Est-ce que demain sera la dernière journée de vie pour ma femme? Est-ce que tous mes jours de jeûne et de prière ont été vains? En tant qu'être humain, je suis un pêcheur, mais ne pourrais-tu pas me pardonner et épargner la vie de ma femme?* Mes questions et mes disputes avec Dieu cette nuit-là étaient plus que de simples prières. Depuis le temps où ma femme s'était écroulée, je dormais peu. Je ne pouvais pas dormir huit heures de suite. J'étais toujours sur le qui vive. Cette nuit, j'eus l'impression d'avoir bu un litre de café pour rester éveillé. Je ne pouvais ni faire de petite somme ni garder les yeux fermés pendant une minute. J'observais ma femme, les yeux fixés sur son drap, même si cela n'était pas nécessaire. J'essayais d'entreprendre quelque chose qui pourrait changer les plans visant à ôter l'appareil le lendemain. Cependant, je ne savais que faire d'autre exactement à part prier.

Je lui parlais comme si nous étions en train de discuter, même si elle ne pouvait pas me répondre. Je voulais voir un miracle s'accomplir à ma seule discrétion. Comme elle était incapable de parler, je voulais qu'elle bouge davantage ou même qu'elle se lève. Mes émotions étaient indescriptibles. La nuit avançait et le jour approchait rapidement. Je ne pouvais rien faire pour changer l'ordre du temps. Mais la Parole de Dieu demeurait la même : nous pensées ne sont pas Ses pensées et nos voies ne sont pas Ses voies. Il accomplit les choses en Son temps. Celui-ci n'était pas arrivé et je vivais à l'ombre de mes craintes. Il m'avait seulement donné un aperçu de Sa volonté par les mouvements de ma femme. Malgré ses signes, je continuais à réfléchir et m'inquiéter.

17 DÉCEMBRE
JOUR 10
ARRIVÉE DE MON BEAU-PÈRE
RETRAIT DE L'APPAREIL RESPIRATOIRE

« C'est pourquoi Dieu, voulant montrer avec plus d'évidence aux héritiers de la promesse l'immutabilité de sa résolution, intervint par un serment, afin que, par deux choses immuables, dans lesquelles il est impossible que Dieu mente, nous trouvions un puissant encouragement, nous dont le seul refuge a été de saisir l'espérance qui nous était proposée. »

Hébreux 6 :17-18

LE SEIGNEUR VOULAIT racheter ma femme d'entre les mains des ennemis, mais mon incapacité à comprendre les stratégies qu'Il voulait utiliser pour résoudre les problèmes avait une fois de plus terni ma foi. Le Seigneur a une manière de procéder avec les gens. Comme Il comprend toutes choses, proches ou lointaines, il est toujours difficile pour nous de comprendre Ses voies. Les moyens qu'Il utilise pour résoudre les problèmes dévoilent toujours nos faiblesses humaines. Lorsque nous sentons que les lampions sont sur le point de s'éteindre autour de nous, Il recharge les piles. Lorsque nous pensons que les portes se ferment devant nous, Il en ouvre une autre. Le dixième jour fut un autre exemple de la manière particulière dont agit le Seigneur.

Je me rappelai comme si c'était hier ce tout ce qui s'était passé aux premières heures du matin du 8 décembre, ce samedi matin fatidique lorsque j'ai vu ma femme immobile, muette et inconsciente, en un clin d'œil. Je n'oublierai jamais cette journée. Ce jour-là, ses dernières paroles avaient été : « Daddy, je ne peux plus respirer. » et elle s'en était allée. Alors que le compte à rebours avait commencé et qu'il restait quelques heures avant que l'appareil ne fût débranché, les pensées du 8 décembre me revinrent à l'esprit et je m'en souvenais de manière très précise.

Il était environ 7 :30 du matin. Il était prévu que les médecins interviennent à 8 :00. Ce qui signifiait que si l'ennemi était plus fort que le Seigneur, je n'avais que 30 minutes pour voir ma femme s'accrocher à la vie. Mon beau-père, mon pasteur, un ancien de l'église et un autre frère de l'église étaient avec moi ce matin-là. A l'extérieur, je donnais l'impression d'avoir confiance, mais à l'intérieur je luttais entre l'idée d'empêcher que l'appareil soit débranché et celle de demander aux médecins de m'accorder quelques jours supplémentaires. En mon for intérieur, cette petite voix me répétait qu'il ne me restait que quelques heures pour voir ma femme en vie. Lorsque les médecins arrivèrent, ils ne permirent à aucun de nous, au début, de rester dans la chambre avec eux. Nous étions dans le couloir du bâtiment lorsqu'ils entrèrent pour faire leur travail. Avec mon esprit confus, je continuai à prier silencieusement. Le processus fut rapide, car il se déroula en trois minutes. Un des médecins sortit pour nous informer qu'ils avaient terminé et que nous pouvions rentrer.

Je remarquai qu'ils étaient tous calmes. J'imagine que chacun de nous priait dans son cœur. Toutefois, plus tard nous nous sommes donné la main et le frère Tim prononça quelques mots de prière.

Après la prière, le temps vint de rentrer dans la chambre pour voir ma femme. Le frère Tim refusa de rentrer avec nous et le reste du groupe rentra sans lui. J'imagine qu'il était difficile pour lui de voir une personne souffrante.

Plus tard, nous nous sommes rendu compte que cette journée constituait une étape importante de la guérison de mon épouse. Aucun de nous, y compris les médecins, ne savait pendant combien de temps elle pourrait supporter de rester sans la bouteille d'oxygène. Que ce fût ou non le début d'une autre période de difficultés, seul le temps pourrait nous le dire. La situation m'emmena à être plus vigilant. Je sentis que durant les nombreux jours à venir, je serais plus proche de ma femme, m'assurerais de prêter attention au moindre problème de respiration inhabituelle qui pourrait survenir afin de le signaler rapidement. En ce qui concerne mon beau-père, seule une personne en mesure lire dans les esprits pouvait deviner ce qui se passait dans son esprit. Il était si calme qu'aucun signe de dépression ou d'inquiétude ne pouvait se déceler dans son langage corporel ou l'expression de son visage.

Bien qu'ils aient retiré le tube, les médecins ne nous avaient donné aucune indication relative à une éventuelle amélioration. Ils croyaient toujours qu'elle était dans une phase terminale. Cependant, avec Dieu à nos côtés, mon beau-père et moi étions prêts à voyager aussi loin que cela serait nécessaire. Il nous a aidés à revoir nos plans en ce qui concerne les soins hospitaliers. Depuis le premier jour, j'avais été présent à l'hôpital 24h/24. Je quittais l'hôpital uniquement pour aller prendre une douche et revenir. Certains parents de ma femme se trouvaient avec nous. Quelques-uns étaient venus d'Afrique et d'autres arrivaient d'autres États à l'intérieur des États-Unis. J'avais le soutien moral, spirituel et même financier d'autres personnes, dont les membres de l'église.

Par la grâce de Dieu ma femme tint bon au cours de l'après-midi et de la soirée. Vers les dernières heures de la soirée, les médecins lui administrèrent plus de soins pour la respiration afin de nettoyer les ondes alors qu'elle continuait à respirer d'elle-même. Cette nuit-là, avant que mon beau-père retourne à la maison, nous avons prié environ 30 minutes. Je continuai à prier tout seul durant la nuit. Les médecins avaient déclaré que la première journée sans l'appareil de respiration était importante pour la survie. Si elle survivait à cette journée, elle aurait franchi un autre pas vers la guérison. En ce qui me concerne, la traversée de cette journée ressemblait à la situation vécue par Moïse lorsqu'il conduisit les enfants d'Israël à travers la Mer Rouge. Le voyage dura jusqu'au lendemain. Je serai toujours reconnaissant envers le Seigneur.

18 DÉCEMBRE
JOUR 11
LE BÉBE EST LIBÉRÉ APRÈS UN SÉJOUR DE 12 JOURS À L'HÔPITAL

« Il n'y a rien de plus épuisant que l'inquiétude. Plus une personne vit avec un problème, plus celui-ci devient lourd à porter. N'accordez pas trop d'importances aux choses. Vivez une vie sereine et non une vie remplie de regrets. »

Douglas Pagels

« Ma chair et mon cœur peuvent se consumer : Dieu sera toujours le rocher de mon cœur et mon partage. »

Psaumes 73 :26

« Il donne de la force à celui qui est fatigué, et Il augmente la vigueur de celui qui tombe en défaillance. »

Ésaïe 40 :29

COMME VOUS LE SAVEZ MAINTENANT, J'AI ÉTÉ INCONSTANT LA PLUPART DU TEMPS : je m'inquiétais, je ne croyais pas et puis je croyais. Donc, il y avait un peu de tous ces éléments. J'imagine que l'inquiétude est l'un des éléments qui ne disparaît jamais, surtout dans les temps d'épreuves et de tribulations. Lorsque nous laissons l'inquiétude prendre le dessus directement ou indirectement, nous sommes plus susceptibles de souffrir d'une dépression. Pagels a raison de déclarer : *« Il n'y a rien de plus épuisant que l'inquiétude. Plus une personne vit avec un problème, plus celui-ci devient lourd à porter. »* J'étais en partie préoccupé par mon enfant. Je me suis rendu compte que plus le bébé resterait à la maternité, plus la situation serait compliquée pour moi. Il ne s'y trouvait pas pour des raisons de santé, mais parce qu'il n'y avait personne pour prendre soin de lui à la maison. Lorsque l'on ajoutait le problème de santé critique de sa mère, je me trouvais entre deux grands murs de détresse.

En ce qui me concerne, les signes visibles de la détresse ou de l'inquiétude étaient le manque d'appétit et la perte de poids. Avant que ma femme ait eu la crise provoquée par les caillots de sang, j'avais de l'embonpoint (95,45 kg pour 1,67 m). Lorsque la situation commença à me peser, mon poids passa à environ 66 kg. Pour m'encourager, certains amis plaisantaient en disant : « Tu parais mieux dans ton état actuel. » D'autres disaient : « Ta méthode est très efficace pour perdre du poids. »

Selon moi, l'apparence de mon corps suffisait à montrer à Dieu à quel point la situation m'était difficile sur le plan physique. J'y trouvai le moyen de frayer un chemin vers Dieu, afin qu'Il puisse écouter mes supplications pour que le bébé puisse aller à la maison et que ma femme guérisse rapidement. Je ne pouvais pas conseiller cette méthode à une autre personne qui aurait souhaité perdre du poids. Il ne s'agissait pas d'une formule que j'aurais aimé vendre sur eBay ni utiliser pour une émission de téléréalité, comme le font plusieurs personnes.

Pour revenir aux choses plus sérieuses, l'inquiétude constitue l'une des causes des graves problèmes de santé tels le stress, la dépression et l'hypertension artérielle. En fait, comme vous en saurez davantage plus tard, le stress et la tension ont contribué à faire monter la pression artérielle de mon épouse avant sa grossesse. Tous ces symptômes provenaient des inquiétudes qu'elle avait nourries.

Le Psaumes 73 :26 susmentionné : « *Ma chair et mon cœur peuvent se consumer : Dieu sera toujours le rocher de mon cœur et mon partage.* » m'éclaire réellement sur la façon dont je me suis précipité dans les problèmes qui m'ont amené à me tourmenter par rapport à la guérison de ma femme et au renvoi du bébé qui aurait dû avoir quitté l'hôpital depuis longtemps. Néanmoins, Ésaïe déclare : « *Il donne de la force à celui qui est fatigué, et Il augmente la vigueur de celui qui tombe en défaillance.* » (Ésaïe 40 :29).

Au cas où vous auriez oublié ce qui vous avez lu depuis les premières pages jusqu'à ce point ou si en ouvrant ce livre et en feuilletant les chapitres, vous découvrez que les notes quotidiennes sur la présente section sont intéressantes et que vous choisissez de commencer par elle, mais que vous vous intéressez à la question de connaître la raison pour laquelle j'ai choisi ces passages bibliques et la citation de Pagels sur l'échec, la faiblesse et les inquiétudes, la raison est toute simple. Le onzième jour, le 18 décembre, mon enfant venait de passer exactement 12 jours à l'hôpital. Lorsque mon épouse avait accouché le 7 décembre, son rapport médical indiquait qu'elle se portait bien et qu'elle pourrait quitter l'hôpital le lundi suivant, le 10 décembre, après y avoir passé seulement trois jours plus tard. Le vendredi 7 décembre, les infirmières avaient commencé à lui donner des instructions quant à ce qu'elle devait faire après l'accouchement, à savoir comment allaiter et prendre soin de l'enfant une fois qu'elle serait arrivée chez elle. Le bébé se portait bien également et s'apprêtait à quitter l'hôpital en compagnie de sa mère. Alors que tout était normal pour leur départ, la journée fatidique du samedi vint modifier les plans, lorsque les caillots sanguins eurent fait leur apparition. La mère dut être transportée dans une autre section de l'hôpital et le bébé n'avait que pour seul choix que de rester à la maternité. Ceux avec qui il avait la même date de naissance en commun avaient déjà quitté la maternité, pendant que lui y était resté et était devenu le « bébé des infirmières ». Je suis vraiment reconnaissant envers elles pour le travail qu'elles ont accompli et les soins qu'elles lui ont prodigués.

Il m'avait été demandé à plusieurs reprises de ramener l'enfant à la maison. Les travailleurs sociaux s'étaient impliqués dans l'affaire, mais heureusement, les responsables avaient compris ma situation et reporté son départ à une date ultérieure que j'aurais moi-même fixée. Cette date dépendait de mes beaux-parents qui se trouvaient à des milliers de kilomètres de l'océan, en Afrique. Certains d'entre eux qui vivaient ici aux USA avaient décidé de venir, mais devaient d'abord prendre les dispositions nécessaires pour obtenir un congé auprès de leurs employeurs. Alors que j'attendais l'arrivée de ces personnes, les responsables de la maternité m'avaient attribué une chambre d'amis où je pouvais passer du temps avec le bébé pendant la journée ou le soir, avant de me rendre plus tard auprès de sa mère, dans le service des soins intensifs (ICU). C'était devenu une routine permanente pour moi. J'allais chercher le bébé, l'amenais dans la chambre, le nourrissais, le changeais, lui parlais de l'endroit dans lequel se trouvait sa mère. Je savais qu'il ne pouvait pas me répondre, mais j'étais convaincu qu'il pouvait m'entendre. Par conséquent, Bébé John, contrairement à plusieurs de ses camarades, passa la partie la plus importante de la période post-partum dans les bras des infirmières. Une fois de plus, je remercie l'administration de l'hôpital d'être intervenue et toutes les infirmières qui m'ont aidé quand j'étais dans le besoin.

Finalement, les membres de la famille de D.Q. arrivèrent et le onzième jour fut retenu comme la date à laquelle Bébé John pourrait rentrer à la maison. L'appareil respiratoire de sa mère avait été débranché la veille. Il s'agissait d'une bonne nouvelle, mais cela ne suffisait pas pour qu'elle puisse rentrer à la maison avec son bébé. Les tests qui avaient été faits ce matin-là indiquaient que sa tension artérielle était de 156/84 et que la température était juste en dessous de 37,7 degrés Celsius. Elle était en partie sous sédatifs, ses yeux étaient fermés, mais elle respirait encore mieux.

Le rapport du laboratoire montrait également des résultats encourageants. Il indiquait que tous les éléments qui avaient fait l'objet d'un test, montraient une excellente circulation sanguine cyclique, ainsi qu'une bonne compressibilité et un bon niveau de remplissage accompagné d'une augmentation. Le rapport montrait également qu'il n'y avait aucune trace de thrombus intraluminal ni de caillots sanguins ailleurs.

Dans ces conditions, elle était toujours inconsciente. Elle ne parlait ni ne marchait. Elle ne faisait aucun mouvement qui aurait pu laisser croire qu'elle était en bonne voie de guérison. Les conditions susmentionnées m'angoissaient et je devais lutter pour les deux personnes que j'aimais le plus dans la vie : ma femme et notre nouveau-né qui ne pourraient pas me parler pendant les jours, les semaines, les mois ou même les années à venir. J'étais bien pris dans un dilemme, à savoir m'inquiéter ou faire confiance à Dieu pour qu'il me donne la force nécessaire. Je terminai cette journée en remerciant Dieu de ce que mon fils avait pu rentrer à la maison, pour la première fois en 12 jours. J'étais reconnaissant également envers les parents de ma femme qui étaient venus me soutenir.

19 DÉCEMBRE
JOUR 12
SÉANCE DE PRIÈRE GÉNÉRALE

Jésus a dit: « Si vous demeurez en moi et que mes paroles demeurent en vous, demandez ce que vous voudrez et cela vous sera accordé. »

Jean 15 :7

« Mon âme, bénis l'Éternel! Et n'oublie aucun de ses bienfaits, c'est Lui qui pardonne toutes tes iniquités, qui guérit toutes tes maladies. »

Psaumes 103 :2-3

LA SÉANCE DE PRIÈRE ÉTAIT IMPORTANTE car elle nous rappelait la gravité de la situation dans laquelle nous nous trouvions. Les Écritures déclarent également qu'il est avantageux de louer le Seigneur. Dans notre cas, nous avons placé nos supplications devant sa face, pour qu'Il apporte la guérison. Pour entretenir la supplication comme un arbre planté près d'un courant d'eau qui porte beaucoup de fruits, nous avons décidé de continuer à prier, sans cesse.

L'état de santé de D.Q. continua à s'améliorer chaque jour, mais de différentes manières. Le douzième jour ne fut pas différent. Les examens effectués au niveau de ces poumons et de son thorax indiquaient : « les tests montrent une antériorité thoracique claire sans respiration sifflante et un bon niveau de respiration. » Quelquefois, elle faisait des mouvements volontaires, ce qui nous indiquait qu'il se pourrait qu'elle obéisse bientôt à des stimulations. Les médecins ordonnèrent qu'elle soit mise sous un niveau minimum de sédation, tout en surveillant de près son fonctionnement neurologique. Le rapport indiquait également que sa tension artérielle était un peu élevée, 165/96 et sa température était de 42 degrés Celsius.

Malgré ces résultats, j'avais remarqué qu'à la suite aux tests effectués plus tôt dans la journée par les médecins et au diagnostic qu'ils avaient conclu, les événements du reste de la journée avaient tendance à être différents des résultats affichés sur le rapport des médecins. J'imagine que comme j'étais toujours à côté de son lit, je voyais tout ce qui se passait et détectais les changements qu'un test journalier effectué en une seule fois, ne pouvait pas déceler. Par exemple, j'avais observé un changement important dans ses mouvements ce jour-là après que les médecins furent partis. Je me souviens lui avoir ordonné de bouger les pieds, la tête et les doigts et qu'elle avait fait tout ce que je lui avais demandé.

Au cours de nos séances de prières qui avaient été initiées par mon beau-père, il nous avait également demandé d'offrir en particulier des actions de grâce au Seigneur. Lorsqu'il dirigeait la prière, il nous faisait remarquer qu'une personne qui aime prier doit être également reconnaissante. Ce fut à ce moment-là que je compris l'importance de son message. La première fois qu'il avait mentionné ce point était un moment où la situation battait son plein, ma femme ne bougeait pas et elle ne donnait pratiquement aucun signe pouvant nous montrer qu'elle allait survivre. Le message que j'avais reçu de mon beau-père par l'intermédiaire de Bernard était que nous devions cesser de prier pour rendre plutôt grâces à Dieu. Cela m'avait choqué car je voulais tout simplement continuer à supplier le Seigneur de la guérir au lieu de Le louer lorsque je ne pouvais voir aucun signe de vie.

Selon moi, la gravité d'une situation détermine si elle nécessite ou non des supplications ou des louanges. Les louanges devraient être encouragées lorsque l'atmosphère est joyeuse. Mon épouse était toujours en phase terminale et je ne voyais aucune raison de louer Dieu. Toutefois, je n'avais pas réalisé que ce qui était impossible à l'homme, était possible à Dieu. J'avais été choqué également parce que je n'étais mature sur le plan spirituel. En qualité de pasteur dans un pays à majorité musulmane, mon beau-père avait fait face aux épreuves et aux tribulations. Il se peut qu'à force d'avoir été éprouvé à plusieurs reprises, il pouvait mieux que moi comprendre ce qui se passait dans le monde spirituel. Ce message et cette situation m'apprirent que pour être en mesure de suivre Dieu, vous devez comprendre Sa volonté.

Le fait de Le remercier et Le louer constitue en effet un aspect important de la vie chrétienne, aussi bien dans les bons moments que dans les mauvais moments. Dans 1 Thessaloniciens 5 :18, il est écrit : « *Rendez grâce en toutes choses, car c'est à votre égard la volonté de Dieu en Jésus-Christ.* » Au cours de la séance de prière, nous avons chanté, lu la Parole de Dieu et avant tout nous avons rendu grâces. La prière a duré 30 minutes, mais en quittant la réunion nous étions tous remplis de l'Esprit. Notre rencontre de ce jour a également démontré l'accomplissement de la parole. Comme susmentionné, dans Jean 15 :7, Jésus déclare : « *Si vous demeurez en moi et que mes paroles demeurent en vous, demandez ce que vous voudrez et cela vous sera accordé.* » En nous réunissant au nom de l'Éternel, en Lui rendant grâces et en Le louant, nous étions en train d'arroser les graines de foi pour qu'elles puissent porter du fruit. La journée s'est bien terminée et chacun de son côté a continué à louer le Seigneur.

En résumé, regarder à Dieu dans les temps de détresse, d'épreuves et de tribulations constitue une panacée à nos problèmes. Lorsque nous prions d'un commun accord, nous voyons les miracles de Dieu.

20 DÉCEMBRE
JOUR 13
LA PATIENTE EST TRANSFÉRÉE AU TROISIÈME NIVEAU
RÉSERVÉ AUX MALADES EN CONVALESCENCE

« Jésus déclare: 'Mes brebis entendent ma voix; je les connais, et elles me suivent. Je leur donne la vie éternelle; et elles ne périront jamais, et personne ne les ravira de ma main. Mon Père, qui me les a données, est plus grand que tous; et personne ne peut les ravir de la main de mon Père. »

Jean 10 :27-29

« La lune se déplace lentement, mais elle traverse la ville. »

Auteur inconnu

« Pour moi, je regarderai vers l'Éternel, je mettrai mon espérance dans le Dieu de mon salut. »

Michée 7 :7

LE 13ÈME JOUR FUT UNE AUTRE ÉTAPE À FRANCHIR DANS LE LONG processus vers la guérison. La situation n'avait pas vraiment changé. La pression artérielle était à 160/90. Plus tard, elle était montée à 176/107 lorsque les infirmières avaient procédé à la deuxième lecture. Les médecins ajoutèrent de nouveaux médicaments à la longue liste de ceux que la patiente prenait déjà. Son état était revenu un peu au niveau précédent. En fait, les six premières heures de cette journée avaient apporté le découragement. Ma femme n'arrivait plus à réagir aux simulations, mais plus tard au cours de la journée, elle commença à ramener lentement sa main vers son abdomen vers la zone où l'incision avait été pratiquée lorsque l'infirmière le lui demanda. Lorsqu'elle a bougé la main, l'infirmière s'écria : « Surprise, elle a réagi. » Plus tard, l'infirmière m'encouragea à lui parler pour la tenir éveillée. Elle ajouta : « Le fait de lui parler beaucoup va l'aider à guérir, en particulier pour la communication. »

Le lent processus de guérison de D.Q me rappela l'une des descriptions que la Bible fait de la vie : « La vie est comme une vapeur. » Au matin du 7 décembre, nous avions communiqué pendant quelques secondes : « Daddy, je ne peux pas respirer, » puis « OK, je vais appeler les infirmières, » et « Non, ça va aller. » Après ce bref échange, sa précieuse respiration s'était coupée. Comme l'a expliqué l'une de ses infirmières : « Elle a tout perdu. »

Lorsqu'elle fut transférée ce jour au troisième niveau, on nous informa que ce serait la dernière étape, car il s'agissait de la zone réservée à tous les patients convalescents. La durée de son séjour dans cette section dépendait de son assurance-maladie. Un autre problème venait de se poser. Dans quelques jours, on allait nous demander de contacter la compagnie d'assurance pour voir combien de temps elle pouvait y rester sous la couverture de l'assurance. Avant que nous ne recevions des nouvelles de la compagnie, la nouvelle qui nous avait le plus troublés était selon laquelle le troisième niveau serait le dernier. L'information était vague dès le début, mais lorsqu'on nous dit de contacter la compagnie d'assurance, je sus ce qu'ils voulaient nous signifier. Vu que ma femme mettait du temps à récupérer, je n'étais pas très sûr de savoir si nous pourrions respecter leur délai non déterminé. En outre, je ne savais pas si nous pourrions continuer à voir un médecin après qu'elle ait reçu son congé de l'hôpital. La pire des choses est que si elle n'atteignait pas le niveau de guérison exigé et que l'assurance expirait, nous allions être en danger.

Sur le plan humain, les inquiétudes étaient justifiées et la peur était une préoccupation légitime à ce point-ci. Je n'aurais aucun moyen de convaincre l'administration de l'hôpital si elle décidait que le temps était venu de partir. Dans le cas de mon fils, ils m'avaient aidé en le gardant quelques jours de plus. De la manière dont la situation se présentait, ma femme aurait besoin de soins médicaux pendant plusieurs autres jours. Le seul domaine que je pouvais contrôler était ce dans quoi nous nous étions engagés, rendre grâces à Dieu en toutes choses. À la fin de la journée, j'étais un peu découragé. Seul Dieu sur qui nous avions les regards fixés pouvait nous soutenir pendant la suite du voyage. L'état de ma femme évolua par intermittence au cours du reste de la journée, sans aucune amélioration majeure en vue.

21 DÉCEMBRE
JOUR 14
RENCONTRE AVEC LA PREMIÈRE INFIRMIÈRE
REMPLAÇANTE

« Pourquoi t'abats-tu, mon âme, et gémis-tu au-dedans de moi? Espère en Dieu, car je te louerai encore; Il est mon salut et mon Dieu. »

Psaumes 42 :6

« Mais ceux qui se confient en l'Éternel renouvellent leur force. Ils prennent le vol comme les aigles; ils courent, et ne se lassent point, ils marchent, et ne se fatiguent point. »

Ésaïe 40 :31

« IL N'EST PAS INHABITUEL QU'UN MALADE quitte le bureau du médecin avec plusieurs questions sans réponse. » Les événements du treizième jour étaient encore présents dans notre esprit alors que nous entamions une nouvelle journée. Comme toujours, chaque journée avait son lot d'expériences uniques. La pire expérience d'une journée est vécue soit le matin, l'après-midi soit le soir. Maintes fois, nous n'avons reçu aucune explication relative à la régression de l'état de santé de mon épouse. Une infirmière nous avait déclaré : « Au cours du processus de guérison, après avoir traversé une phase terminale, le malade fait soit deux pas en avant et un pas en arrière, soit un pas en avant, deux pas en arrière. » Le jour 14 fut l'une des pires journées que nous ayons vécues au troisième niveau.

Il ne restait plus que quatre jours avant Noël et à ce moment-là nous n'avions aucun doute que nous célébrerions la fête à l'hôpital, si célébration il y avait. Mon beau-père était toujours avec nous. La situation était vraiment pénible pour lui. Il avait beaucoup d'engagements à l'église dans son pays, mais il pensait qu'abandonner sa fille dans ces conditions ne serait pas la bonne décision. Il appela son épouse, ma belle-mère, ce jour-là, pour reporter son vol. Il me raconta plus tard qu'elle était très contente car elle ne voulait pas qu'il revienne à la maison, en laissant leur fille dans cette terrible situation. Elle voulait le voir revenir à la maison avec la bonne nouvelle qu'elle allait bien. Alors, d'un commun accord, ils décidèrent qu'il resterait avec nous encore quelque temps.

Au regard des examens effectués ce matin du quatorzième jour, nous comprîmes que ma femme était légèrement agitée, que sa pression artérielle était de 161/81 et sa température de 37,2 degrés Celsius. Elle s'agitait de temps en temps, mais nous n'en savions pas la cause. Vers 11 :15 du matin, après une autre évaluation, l'infirmier soupçonna que la malade avait mal, mais ne pouvait pas expliquer pourquoi celle-ci s'agitait. Il lui administra quelques médicaments contre la douleur pour la calmer. Elle dormit pendant un moment et se réveilla aux environs de midi. Elle semblait calme et en bonne état, jusqu'au moment où l'équipe suivante arriva. Elle était un peu plus apaisée au fur et à mesure qu'elle essayait de regarder les personnes qui passaient.

Il faisait froid en ce soir de décembre. Vers 21 :00, tout le monde était parti. Comme d'habitude, je m'assis à côté de son lit et je guettais attentivement tout signe qui me permettrait d'apporter rapidement mon aide. Je dépendais déjà de l'espoir et d'un miracle de Dieu pour sa guérison, et en tenant compte du temps perdu et du traumatisme que j'avais subi jusqu'à présent, mon obstination à la voir recouvrer sa santé était un point pour lequel je n'étais pas prêt à faire un compromis. Alors que j'étais assis et que j'observais mon épouse, je remarquai qu'elle s'agitait et se retournait dans son lit. Je lui ai demandé : « D.Q, D.Q, qu'est-ce qui se passe? As-tu mal? » Comme il fallait s'y attendre, elle ne pouvait rien dire car elle n'était pas encore en mesure de parler. J'allai regarder sur le lit s'il n'y avait pas quelque chose, mais je ne trouvai rien. Je vérifiai une fois de plus, dans d'autres coins du lit, mais il n'y avait toujours rien. L'infirmière de garde était déjà partie, alors je sortis dans le couloir qui faisait environ 400 mètres de long. Personne ne s'y trouvait, même lorsque je regardais au loin pour essayer de trouver quelqu'un. Je décidai d'attendre un peu, en me disant qu'il se pouvait que l'infirmière était peut-être allée soigner d'autres malades. Elle arriva finalement 15 à 30 minutes plus tard. Ma femme s'agitait toujours. Par conséquent, j'ai expliqué la situation à l'infirmière afin qu'elle puisse s'en rendre compte par elle-même. Elle eut le sentiment que D.Q. devait avoir mal quelque part, alors elle alla dans son armoire à pharmacie et en rapporta quelques médicaments qu'elle administra à la malade. Celle-ci resta calme environ 15 minutes avant que les douleurs ne reviennent. L'infirmière était partie, probablement pour voir d'autres malades. Cette fois-ci, je décidai de rester avec D.Q. et d'attendre. Elle était très agitée au point qu'on ne pouvait plus la maîtriser. Cependant, je sentis que je ne pouvais pas la laisser là une seconde, de peur qu'elle ne tombe du lit.

J'appelai à la station des infirmières, mais personne ne s'y trouvait. Généralement, lorsqu'une infirmière s'en va, il se passe tout au plus 20 à 30 minutes avant qu'elle ne revienne. Je pouvais m'éloigner tout au plus de cinq à dix pieds et ce juste pour me rendre uniquement dans le corridor dans l'espoir de trouver quelqu'un capable de m'aider. L'infirmière revint enfin au bout de 25 minutes environ. Une fois de plus, je lui expliquai ce qui s'était passé. Pendant que je parlais, ma femme s'est mise à bouger dans le lit et avait les larmes qui coulaient, devant les regards attentifs de l'infirmière. Lorsque je dis à l'infirmière qu'il se souffrait peut-être, elle acquiesça, et alla chercher des médicaments qu'elle vint lui donner ensuite. Les douleurs s'intensifièrent chaque fois qu'elle lui administrait les médicaments contre la douleur. La nuit était très avancée, il était environ 2 :00 du matin. Ma femme s'était agitée pendant tout ce temps et aucun remède n'était assez efficace pour calmer la douleur persistante.

Comme je voyais qu'elle souffrait énormément, je n'arrivais plus à garder mon calme. Je me mis en colère et demandai qu'une solution pacifique soit trouvée au problème. Je commençais à douter de l'efficacité des calmants qu'on lui donnait. En même temps, je me disais que je devais faire attention à ne pas trop insister sur le fait que les médecins devaient trouver un traitement mieux indiqué pour elle. Je n'avais aucune connaissance dans le domaine médical et ne comprenais pas tous les remèdes spécifiques. Par conséquent, je ne voulais pas pousser le bouchon trop loin par crainte de nuire aux bonnes relations qui nous unissaient.

Je continuai à dire : « Il se pourrait qu'elle se sente vraiment mal. S'il vous plaît, s'il y a quelque chose d'autre que vous pouvez faire, faites-le. »

J'imagine qu'elle n'accéda pas à ma requête parce que l'expression de mon visage était différente du ton de ma voix. Au contraire, elle choisit de rester sur la défensive car je l'avais mise dans l'embarras. Tout ce que je voulais, c'est qu'elle m'explique la raison pour laquelle ma femme souffrait ainsi ou qu'elle demande à un de ses collaborateurs qui pourrait avoir une idée de ce qui se passait. Le problème ici n'était pas de savoir comment il fallait arrêter la douleur dans l'immédiat.

Heureusement, il était maintenant presque 5 :30 du matin et la prochaine équipe commençait à 7 :00. Habituellement, l'infirmière qui prenait la relève arrivait au moins trente minutes à l'avance pour remplir certains papiers avant que la nouvelle équipe ne commence. Je ne pouvais rien faire d'autre, alors je priai pour que la nouvelle équipe arrive et qu'elle trouve un meilleur moyen de soulager la douleur qui tenaillait mon épouse. Heureusement pour moi, l'infirmier qui avait soigné ma femme la veille, était celui qui prenait la relève. Avec lui on pouvait trouver des réponses aux questions qu'on se posait. J'attendis tranquillement que l'autre infirmière parte. Je présentai la situation à l'infirmier et lui expliquai ce qui s'était passé durant la nuit. Il me dit que j'avais le droit de demander à l'infirmière à voir la fiche des médicaments. Je lui répondis que je ne le lui avais pas demandé. Il m'a amené au bureau pour me montrer la fiche en question.

Je fus surpris de ma découverte. L'infirmière n'avait pas donné les médicaments qu'elle avait prétendu lui avoir administré. L'infirmier lui administra alors les médicaments appropriés. À ce stade, je ne voulais plus me battre. Mon épouse avait déjà reçu les bons médicaments et elle s'était endormie. Lorsque l'infirmier fit son rapport au surveillant, celui-ci me demanda mon opinion et je lui dis tout simplement de nous assigner une autre infirmière. Il accepta et remplaça l'infirmière par une autre la nuit suivante. La nuit du quatorzième jour fut très pénible. On me raconta que l'infirmière de garde en question était une infirmière remplaçante.

22 DÉCEMBRE
JOUR 15
RENCONTRE AVEC LA DEUXIÈME INFIRMIERE
REMPLAÇANTE

« *Espère en l'Eternel! Fortifie-toi et que ton cœur s'affermisse! Espère en l'Éternel.*"

Psaumes 27:14

« *Mais il faut que la patience accomplisse parfaitement son œuvre, afin que vous soyez parfaits et accomplis, sans faillir en rien.* »

Jacques 1 :4

J'APPRIS UNE AUTRE LEÇON sur la patience et la persévérance au cours de la quinzième journée. L'expérience de la veille s'était répétée au cours de cette journée. Comme j'y étais préparé, je pouvais détecter tous les signes qui pourraient ressembler à ceux de la veille. J'avais raconté l'incident à mon beau-père. Il avait décidé de rester un peu plus longtemps ce jour-là avec moi. Toutefois, bien qu'il faille montrer de la patience et la persévérance, il est très difficile pour l'être humain de contrôler ses émotions. Ma femme avait supporté les douleurs insoutenables toute la nuit dernière et avait survécu jusqu'au lendemain. Elle avait paru agitée et fragile au point que même si on l'aspergeait d'eau froide, cela ne suffisait pas à la faire réagir. Ce qu'elle avait vécu pourrait être mieux décrit comme un incident inhabituel provoqué par un mauvais traitement.

L'équipe d'évaluation qui s'est présentée le matin du Jour 15 nota que la patiente était parfois agitée, et décida de lui administrer une sédation de temps en temps. En elle-même, cette situation était, jusqu'à un certain point un témoignage de son expérience de la nuit précédente. Sa tension artérielle était montée jusqu'à 194/101, avec une température de 37,7 degrés Celsius. La bonne nouvelle était que sa respiration pour laquelle j'étais vraiment préoccupé était devenue nette et régulière, selon son rapport.

Après la journée difficile que nous avions eue la veille, on m'avait promis qu'une autre infirmière serait affectée à ma femme la nuit suivante et la promesse fut en effet tenue. Une nouvelle infirmière arriva et j'eus espoir que ma femme recevrait un meilleur traitement exceptionnel si jamais l'irritation se reproduisait. Je n'avais pas considéré cela comme une victoire d'avoir une nouvelle infirmière à la suite de ma demande. Je crus que l'hôpital avait fait de son mieux pour régler un problème qui selon moi avait été un acte de négligence qui survient dans les hôpitaux chaque jour à travers le pays et ailleurs dans le monde. Néanmoins, j'acceptai nerveusement les excuses qui m'avaient été présentées et étais prêt à avancer une fois que le changement avait été effectué.

Comme je l'ai mentionné, sur la base de l'incident qui s'était produit la nuit précédente, mon beau-père décida de prolonger son temps avec moi à l'hôpital le 15ème Jour, avant de repartir à la maison la nuit tombée. Aux environs de 21 :00, la douleur revint, elle était agitée, tournait, roulait et retira même sa sonde d'alimentation. J'en informai rapidement l'infirmière pour éviter que l'incident de la veille ne se reproduise. Comme je supposais qu'elle n'était pas au courant de ce qui s'était passé, je lui décris la douleur qu'avait subie mon épouse la veille, tout en prenant soin de ne pas mentionner les détails sur le fait que l'infirmière qui était alors de garde n'avait pas pu la soulager. Ceci dit, je lui fis confiance en lui disant de faire ce qui était en son pouvoir sur le plan professionnel pour que ma femme soit épargnée de toute douleur pendant la nuit.

Plus tard, au courant de la nuit, je réalisais que la saga des mauvais traitements allait se répéter. Après avoir reçu la première dose de calmants, deux heures plus tard, vers 23 :30, la douleur s'est encore intensifiée. Ma femme était encore plus agitée. Je me mis à poser davantage de questions, car j'étais confus par ce que je croyais être une incapacité des infirmières de garde à bien soigner mon épouse. Au cours de cette nuit, au lieu de demander simplement à l'infirmière de m'expliquer ce qui se passait, je lui dis plutôt : « Qu'êtes-vous en train de donner à cette bonne dame pour qu'elle se sente ainsi? » Elle me répondit : « Je lui donne ce qui lui a été donné jusque-là, mais je ne sais pas pourquoi ces médicaments ne la soulagent pas. » De ce que je sais à propos de la douleur, qu'elle soit forte ou non, elle peut faire des dégâts. Quelle que soit la façon dont on essaie de la soulager, en particulier sans médicaments, il est impossible de soulager le malaise.

Les recherches sur la douleur ont démontré que les personnes qui subissent des douleurs atroces peuvent à peine dormir la nuit, et sont épuisées le lendemain. Cette situation complique le problème et entraîne à une plus grande irritabilité, dépression et une douleur plus intense. Les médecins appellent cela une « triade affreuse » de souffrance, d'insomnie et de tristesse, une calamité qui pèse lourd aussi bien sur une famille que sur la victime. Il s'agissait du problème auquel était non seulement confrontée ma femme, mais mon beau-père et moi, alors que nous venions de sortir d'une expérience que l'infirmière ne semblait pas comprendre. Je n'avais l'intention ni de vociférer ni de semer le désordre, car de tels comportements ne font pas partie de ma nature. Tout ce que je voulais, c'est que ma femme sorte de cette crise, en demandant que de meilleurs soins lui soient administrés. Par conséquent, je continuai à insister sur ce dernier point.

En dépit de tous mes efforts, le problème ne semblait pas se résoudre à vue d'œil alors que la nuit avançait. La patiente s'agitait de plus en plus, alors que son père et moi courions autour du lit pour l'empêcher d'ôter sa sonde d'alimentaire et de toucher aux autres machines qui étaient branchées à son lit. J'avais de plus en plus de doute quant au travail de l'infirmière et, non satisfait d'avoir à répéter simplement les mêmes questions, je demandai à parler à son surveillant. Malheureusement, il n'y avait pas de surveillant pour l'équipe de garde cette nuit-là et chacun était occupé dans une autre section du bâtiment. L'infirmière revint et m'informa qu'il n'y avait personne au bureau. L'idée de voir le surveillant était seulement fondée sur le désir d'obtenir plus de soutien pour mon épouse. Le surveillant (la surveillante) pourrait suggérer une autre solution pour régler le problème, à partir de son expérience. Un vieux dicton affirme : « Deux avis valent mieux qu'un. » Sur mon insistance à avoir un second avis, l'infirmière est partie chercher le plus haut responsable qu'elle pourrait trouver pour qu'il intervienne.

Trente minutes plus tard, elle revint avec un médecin de service de médecine interne de l'hôpital. En me remémorant l'adage : « Deux avis valent mieux qu'un », je retrouvai mon calme lorsque je vis le médecin, car je croyais que la situation serait mieux gérée, comme il se devait. Cependant, quelque chose d'autre se produisit lorsque le médecin arriva. Lorsque je lui donnai ma version de l'histoire, y compris tout ce qui s'était produit la nuit précédente, il me posa la question suivante : « Saviez-vous que votre femme était cliniquement morte? » La question me causa des frissons dans le dos, mais je réagis rapidement, toujours avec la même ferveur : « Qu'est ce que cela a à voir avec le fait de trouver un calmant? » Il poursuivit en ces termes : « Les infirmières font de leur mieux pour prodiguer à votre femme les soins dont elle a besoin. » Je lui rappelai que les infirmières étaient des êtres humains, enclins à l'inconstance et que parfois elles avaient besoin d'aide, comme tout le monde. Je lui citai l'exemple de ce dont j'avais été témoin une semaine avant, lorsqu'une des infirmières était venue donner des médicaments pour la pression artérielle à mon épouse, alors que la pression était de 117/72. Lorsque je demandai à l'infirmière : « Donnez-vous les médicaments malgré le résultat qui s'affiche? », elle me répondit : « Oh, je n'avais même pas regardé. » Je dis alors au médecin : « Je ne suis pas médecin, mais parfois le bon sens s'impose. » Il continua à défendre l'infirmière, et je restai également campé sur mes positions. Heureusement, mon beau-père était là. Il me dit : « Laisse-les, Dieu sait ce qu'Il fait. » A la fin de ma diatribe, le médecin prescrit de la morphine et s'en alla.

Lorsque j'analyse notre discussion, la question de la « mort clinique » en particulier avait constitué le point surprenant de la discussion. Je n'avais aucun problème à ce qu'il me dise la vérité sur la précédente condition débilitante de mon épouse. Dans le cadre de leur travail, je suppose que les médecins n'agissent pas de la sorte simplement parce que cela leur plaît de dire la vérité. Leur manière d'agir permet de mettre la réalité en évidence. En outre, le fait de n'avoir aucune explication sur les éventuels résultats qui pourraient découler de l'administration de calmants à un malade auparavant considéré comme cliniquement mort, m'amena à douter de la neutralité du médecin. Le fait de me rappeler la réalité ne calmerait pas la douleur, mais constituait plutôt une preuve qu'il voulait attiser la tension de mes émotions enflammées.

Il était déjà 3 :00 du matin et les médicaments que le médecin avait prescrits, avaient permis à mon épouse de reposer jusqu'à la fin du quart de travail de l'équipe de garde. Nous avons découvert une fois de plus, lorsque l'équipe du matin prit la relève que certains calmants n'avaient pas été donnés à la malade. J'appris que les deux infirmières de garde étaient des infirmières remplaçantes. Alors, pour moi il s'agissait de la goutte d'eau qui avait fait déborder le vase. Je demandai à rencontrer le surveillant pour résoudre le problème une fois pour toutes. Ce fut le même surveillant que j'avais rencontré la première fois où le problème s'était posé. En se rendant compte de la gravité de la situation, il soumit le problème à son supérieur et fit appel au chef du service. Avant que celle-ci ne me rencontre, le personnel lui avait déjà fait part de la situation. Elle présenta ses excuses et me remit sa carte professionnelle en me disant : « Aucune de ces infirmières ne s'occupera plus de votre femme. » Sur sa carte figurait son numéro de téléphone direct où je pouvais la joindre si jamais je revoyais l'une des deux personnes. Heureusement, cette surveillante m'aida à descendre de cette montagne d'émotions sur laquelle je me tenais. Ma femme ne se plaignit plus jamais de douleurs jusqu'à son transfert dans un autre service pour poursuivre sa convalescence.

L'expérience que j'ai vécue au cours de ces deux journées m'enseigna beaucoup de choses. Plusieurs questions tenaces m'avaient traversé l'esprit durant ces deux dernières nuits. Premièrement, si je n'avais pas été auprès de ma femme au cours de ces nuits, que ce serait-il passé lors de la semaine suivante au cas où ces infirmières auraient été les seules à s'occuper d'elle? Deuxièmement, qu'aurait révélé le rapport médical si elle était décédée suite au traitement qu'elles lui avaient administré? Il se peut qu'à un niveau plus général, la question qui se pose toujours à travers nos enseignements religieux et profanes actuellement devrait être posée : Quel est le moment indiqué pour mourir? En me rappelant la journée du 8 décembre, ces deux nuits caractérisées par une douleur insoutenable m'enseignent que les parents de chaque malade doivent être auprès de ceux qu'ils aiment, une fois que ceux-ci sont admis à l'hôpital ou dans un centre de santé. À la suite à ces incidents, je pris l'engagement d'être plus souvent à l'hôpital avec mon épouse. Je préférais être un partenaire présent tout au long du processus afin d'apporter mon soutien aux médecins et aux infirmières en cas de besoin. Je pensais que ce serait une bonne chose aussi bien pour eux que pour moi.

De mon point de vue, les infirmiers et les membres de la famille des malades devraient entretenir des relations de symbiose, ce qui signifie simplement qu'ils doivent s'entraider. Ce type de relation, lorsqu'elle est encouragée, en particulier par les administrateurs de soins de santé dans chaque hôpital, permettrait de résoudre un des problèmes auxquels notre système est confronté actuellement : le nombre disproportionné d'infirmiers par rapport aux malades, qui à mon avis n'était pas unique à l'hôpital dans lequel nous nous trouvions. Ce problème affecte toute la nation. De plus, en faisant la promotion de ce type de relations de symbiose, chaque partie concernée serait traitée de manière respectueuse, étant donné qu'elles seraient animées d'un seul désir : le bien-être commun et la survie du malade. Dans son livre *The Politics of Breast Cancer : Waking up and Fighting back*, Altman Roberta mentionne des frustrations similaires ressenties par d'anciennes victimes du cancer de sein qui ont déclaré : « Les médecins sont parfois intimidants si vous ne vous affirmez pas réellement. Parfois, vous devez tout simplement vous informez en ce qui concerne les médecins. »

« Je dois la vie au psychiatre. Il a pris mon cas au sérieux. Je commençais à me sentir comme une névrosée, toutes ces douleurs que je ressentais… Il a déclaré : « Vous savez, votre état ne s'améliore pas. Nous devons voir ce qui se passe exactement.' »

« Le médecin m'a donné une petite tape sur la tête et m'a dit que je devenais paranoïaque parce que ma mère avait eu le cancer. Elle était convaincue qu'il s'agissait simplement d'une maladie fibrocystique, et que si cela pouvait me rassurer je pouvais aller faire une autre mammographie. Elle a dit que je m'inquiétais juste à cause de ma mère et que je ne le devrais pas. »

Les opinions et les frustrations citées ici viennent de personnes réelles et d'expériences vécues. Ces expériences ressemblent à la mienne, comme vous pouvez le voir. La plupart des médecins et des infirmiers n'aiment pas qu'on leur pose des questions, car cela reviendrait à les confronter à la réalité, en particulier lorsqu'ils avaient prévu d'administrer un type de médication spécifique et que le patient ou la famille du patient tente de savoir de quoi il en retourne. Il se peut que mes nombreuses questions à l'infirmière cette nuit-là aient ouvert la boîte de pandore remplie de frustrations à leur niveau. Cependant, une fois de plus, en tant que chrétien, ces épreuves surviennent dans notre vie pour nous permettre de voir la puissance du Seigneur. Comme l'avait déjà déclaré mon beau-père : « Dieu sait ce qu'Il fait. » Alors la question : « Saviez-vous que votre femme était cliniquement morte? » servait tout simplement à me démontrer comment les médecins réagissent lorsqu'ils se sentent impuissants après avoir pris toutes les mesures nécessaires. Toutefois, ils oublient généralement d'admettre qu'il existe un médecin plus grand qui n'échoue jamais et ne se décourage jamais. Il est le médecin qui guérit totalement toutes les maladies et ce, pour toujours. Il est le seul qui ait le monopole de la science de la guérison. Il a été le médecin de mon épouse et Il est le votre également. Il s'appelle Jésus-Christ, notre Seigneur.

De même que l'a souligné Altman : « Les décisions médicales d'un médecin, ainsi que son comportement peuvent avoir un impact positif ou négatif sur la durée et le processus de guérison du malade." Cette déclaration comporte de nombreuses vérités. Dès le début du processus de réanimation de ma femme au niveau 2600 de l'ICU, je réalisai que les rapports que je recevais chaque jour me décourageaient pour la plupart et les plaintes émises de la part de certains parents à la suite des discussions qu'ils avaient eues avec les infirmiers, portaient sur des comportements contraires à l'éthique. Néanmoins, Dieu intervient d'une manière que nous ne comprenons pas toujours et Il le fait à notre avantage. Je suis reconnaissant que ma femme n'ait pas pu entendre tout ce qu'on nous avait dit à ce moment-là. Sensible comme elle l'est, ces paroles l'auraient affectée à tel point que cela aurait ralenti sa guérison. Maintenant, je peux dire que son insensibilité, son immobilisme et son incapacité à parler furent des éléments positifs à cet effet. Ces indices démontrent également les merveilles de Dieu.

Le mauvais comportement de ces deux infirmières durant ces jours n'est pas représentatif du comportement du reste du personnel de cet hôpital. J'y avais travaillé auparavant et je savais que des hommes et des femmes compétents travaillent là-bas et ont pour seul objectif de voir les malades guérir. L'administration regroupe des personnes intelligentes qui sont pour la plupart chrétiennes et qui s'occupent des activités quotidiennes de l'hôpital dans les moindres détails. Un exemple de la capacité de la direction de cet hôpital à gérer une crise d'une telle ampleur constitue la décision prise par le responsable qui avait résolu le problème m'opposant aux infirmières remplaçantes, ce matin-là. Mais quel que soit l'intelligence d'un responsable, certains employés poseront toujours des problèmes. Cette situation existe partout et à tous les niveaux.

23 DÉCEMBRE
JOUR 16
RENCONTRE AVEC LA TROISIÈME INFIRMIÈRE
REMPLAÇANTE

« Tu entends les vœux de ceux qui souffrent, ô Éternel! Tu affermis leur cœur; tu prêtes l'oreille. »

Psaumes 10 :17

« C'est pourquoi exhortez-vous réciproquement, et édifiez-vous les uns les autres, comme en réalité vous le faites. »

1 Thessaloniciens 5 :11

IL EST DIT : « APRÈS LA PLUIE, LE BEAU TEMPS. » Les quatorzième et quinzième jours avaient été très difficiles pour nous, mais nous les avions terminés sur une note satisfaisante. La patiente avait subi de mauvais traitements pendant deux nuits consécutives, cependant, nous étions loin de savoir que nous rencontrerions une autre infirmière remplaçante la nuit du seizième jour. Comme d'habitude, le matin, la première chose que je faisais était de m'enquérir de l'état de santé de ma femme. Un des moyens pour le savoir consistait à jeter un coup d'œil sur le dossier médical habituel ou à m'adresser à l'un des infirmiers ou médecins affecté à son dossier. L'information générale portait sur les tests qui avaient été effectués à ce moment-là. Selon le rapport de l'équipe médicale, j'appris ce matin que son état n'avait pas beaucoup évolué. Elle était toujours agitée et sa pression artérielle était élevée le matin. Elle s'était calmée davantage vers midi.

Je ne savais toujours pas quelle infirmière serait de garde la nuit. La seule manière de m'en assurer serait lorsque l'équipe de nuit viendrait remplacer celle du jour. J'étais quelque peu épuisé car je ne voulais plus me battre. J'étais un peu nerveux pendant la soirée. Alors que nous approchions du moment où l'équipe de nuit prendrait la relève, je commençai à voir des infirmières dont le visage ne m'était pas familier. Je poussai un grand soupir, tout en me disant qu'une d'entre elles s'occuperait de mon épouse la nuit en question. Toutefois, cela ne suffisait pas à calmer ma nervosité. Je vis des visages inconnus durant les deux nuits passées et cela n'avait fait aucune différence.

Il semblait que l'infirmière sortante aurait du procéder à une certaine présentation. Quand le temps du changement fut venu, le soir, une des infirmières que je ne connaissais pas arriva et se présenta comme celle qui prendrait soin de ma femme pendant la nuit. Le personnel avait rempli toutes les procédures pour le changement et l'infirmière se rendit ensuite au poste de soins infirmiers pour remplir sa fiche de travail. Ma femme se trouvait dans une chambre qui mesurait dix pieds sur dix. Mon fauteuil se trouvait au chevet de son lit, du côté droit, à environ trois pieds. Le fauteuil était situé de telle manière que je pouvais l'atteindre au cas où il y aurait un problème et si jamais elle avait besoin d'aide. Lorsque l'infirmière partit remplir sa fiche de travail au poste de soins infirmiers, je m'assis sur le fauteuil pour surveiller la patiente.

Au bout de 15 minutes, une autre infirmière se présenta dans la chambre. Tout ce que je pouvais apercevoir sur le visage de cette infirmière n'était rien d'autre qu'un visage rayonnant. Elle fit le tour du lit de la patiente, réajusté son drap et s'assit sur un tabouret juste à côté d'elle. Au bout de dix minutes environ, elle me dit quelque chose que je ne m'attendais pas à entendre de la part d'une infirmière après des journées de lutte avec d'autres. Elle commença à me raconter l'histoire d'une malade en phase terminale dont elle s'était occupée dans un autre hôpital. Selon elle, les médecins avaient perdu tout espoir pour cette femme et plusieurs d'entre eux croyaient que cette dame ne vivrait plus longtemps. Ils disaient qu'elle allait peut-être mourir dans quelques jours. Pendant que je l'écoutais, je commençais à me demander où elle voulait en arriver. *« Est-elle venue me dire que ma femme ne survivrait pas, et si oui, pourquoi devait-elle venir me raconter ce qui ne pouvait pas réconforter mon esprit malade, après que j'ai traversé les jours 14 et 15? ».* Je me posai la question intérieurement.

Essayant de comprendre son histoire qui ne semblait pas se terminer, je voulus pendant un moment l'interrompre par une question jusqu'au moment où elle déclara : « Et j'ai prié pour cette femme. » Je me refermai dans ma coquille tel un escargot, ravalant mes mots et je me mis à l'écouter plus attentivement. Juste à cet instant, l'infirmière de nuit rentra. Elle semblait être également sympathique car elle commença à me poser une série de questions et à faire des commentaires par rapport au déroulement de la nuit. Cet instant fut une période d'enseignement pour moi. Sentant désormais que l'atmosphère était très agréable et empreinte d'un certain professionnalisme, je poussai une fois de plus un grand soupir que personne d'autre que moi n'aurait pu remarquer. Après ce qui parut être un bref moment d'indication de la manière dont se déroulerait le travail de nuit, l'infirmière de nuit s'en alla voir les autres malades, tout en m'assurant avant de partir qu'elle ferait de son mieux. L'autre infirmière poursuivit son histoire et me dit pour terminer : « Je suis une des infirmières remplaçantes. » Mon attitude changea immédiatement. Marmonnant en mon for intérieur, je dis : « Oh Dieu! Encore une infirmière remplaçante! »

Après s'être présentée, elle s'était assise un moment et m'avait demandé : « Cela vous dirait-il que nous priions? » Une fois de plus, j'eus un mouvement de recul. Vous pouvez vous imaginer combien cette infirmière avait influencé mes changements d'humeur si rapidement chaque fois qu'elle parlait. Le point positif était que tous mes soupçons s'étaient évanouis et que j'avais commencé à penser que cette dame était comme une sœur en Christ. Avant qu'elle ne s'en aille, elle me raconta le reste de l'histoire et me dit : « Dieu a guéri cette femme après que nous ayons prié. » Elle me demanda de ne pas m'inquiéter, déclara que m'a femme allait guérir et que lorsqu'elle reviendrait la prochaine fois, Dieu aurait accompli un miracle dans la vie de ma femme. Apparemment, elle avait été également affectée sur le même pavillon, au niveau 3300 du troisième étage.

Il était environ 20 :00 lorsque l'infirmière et moi avions fini de prier. La prière avait été courte et avait duré environ de cinq à dix minutes. D'autres infirmières nous avaient interrompus sans le vouloir, lorsqu'elles étaient venues pour s'acquitter de leurs tâches. Cependant, tout s'était bien passé en fin de compte. Cette nuit avait été totalement différente des autres nuits. Le cours des événements avait tourné à 180 degrés en faveur de mon épouse. Elle reçut de très bons soins et n'avait montré aucun signe d'agitation pendant toute la nuit. L'infirmière s'occupa d'elle dans les moindres détails, s'assurant qu'elle avait la bonne médication. À la fin de son service le lendemain matin, j'étais très reconnaissant envers elle, et la remerciai pour ses services.

Quelques jours plus tard, la situation de mon épouse changea. La douleur insoutenable et l'agitation avaient progressivement disparu. Chaque soir, j'essayais de trouver l'infirmière avec qui j'avais prié, mais sans succès. Je commençais à me demander qui était réellement cette infirmière. Comment avait-elle pu apparaître si brièvement avec de tels encouragements et disparaître ainsi ensuite? Avait-elle été envoyée par un ange pour me réconforter et prier avec moi en vue de m'assurer de la guérison de ma femme? Je poursuivis mes spéculations, mais rien n'y fit. Elle restait introuvable. La chose qui m'avait choqué, était qu'avant de partir cette nuit en question, elle m'avait assuré qu'elle reviendrait le lendemain. Je me dis que si ses plans avaient changé, elle serait venue me voir. J'étais à l'hôpital 24h/24, 7j/7. Heureusement, la lueur d'espoir qu'elle m'avait laissée s'était concrétisée en guérison à la fin. J'étais convaincu que Dieu utilisait plusieurs personnes pour affermir ma foi et elle était l'une de ces personnes.

24 DÉCEMBRE
JOUR 17
FIN DU JEÛNE ET DE LA PRIÈRE

« Si tu traverses les eaux, je serai avec toi; et les fleuves, ils ne te submergeront point; si tu marches dans le feu, tu ne brûleras pas, et la flamme ne t'embrasera pas. Car je suis l'Éternel, ton Dieu, le Saint d'Israël, ton sauveur. »

Ésaïe 43 :2-3

« La prière de la foi sauvera le malade, et le Seigneur le relèvera; et s'il a commis des péchés, il lui sera pardonné. Confessez donc vos péchés les uns aux autres, et priez les uns pour les autres, afin que vous soyez guéris. La prière fervente du juste a une grande efficacité. »

Jacques 5 :15-16

« Nous devons continuer à chanter afin que nous et nous enfants n'oubliions jamais que nous sommes les fils du matin, les enfants de la lumière. »

Morris Krok

LA PÉRIODE DE JEÛNE ET DE PRIÈRE AVAIT DURÉ 16 JOURS, du 9 décembre au 24 décembre. Ce fut un voyage long et difficile. À la fin, il avait été finalement récompensé.

Notre traversée des eaux et des flammes, ainsi que nos prières de foi pour les malades, accompagnées de chants à la gloire du Seigneur, rappelleront aux gens que nous sommes réellement des enfants de lumière et que nos actions par Sa grâce se solderont par la victoire. Lorsque j'entamai seul la prière et le jeûne et dis au Seigneur que j'allais jeûner et prier sans arrêt jusqu'à ce ma femme soit guérie, je savais à peine que certains membres de l'église de mon beau-père se trouvaient dans le même wagon que moi. Ici aux États-Unis se trouvaient des membres de mon église qui priaient intensément avec moi. J'étais convaincu que l'ensemble des

80

prières adressées par ces nombreux guerriers de la prière nous ont permis de remporter la victoire. Une fois de plus, la guérison que j'avais sentie ce dix-septième jour n'était pas le fruit de ma seule prière ni de mon seul jeûne, mais également le fruit des efforts des personnes qui avaient l'esprit bien disposé et qui travaillaient en coulisse, attendant de voir la guérison.

Jusqu'à ce jour, je ne connais pas les personnes qui ont prié avec moi et ce, ni de nom ni de visage. Certaines préfèrent rester dans l'anonymat. Je leur dis merci un million de fois pour l'amour inconditionnel et le soutien indéfectible dont elles ont fait preuve envers mon épouse, mon fils et moi.

Il se peut que vous vous demandiez pourquoi le jeûne s'imposait en premier lieu. Premièrement, j'ai toujours cru que des mesures extrêmes s'imposaient aux situations extrêmes. L'incident qui s'était produit dans la vie de ma femme ne devait pas être pris à la légère. Il s'agissait d'une situation extrêmement grave dans l'ensemble. Cet incident m'avait complètement bouleversé, de même que les projets que mon épouse et moi avions élaborés pour notre enfant et notre foyer, en un clin d'œil. Au moment où cela s'était produit, un énorme nuage de doute m'avait envahi en tant que chrétien en ce qui concernait la foi que j'avais en Dieu. En résumé, je perçus ce problème comme une épreuve, une épreuve à laquelle je n'avais jamais été confronté auparavant. Par conséquent, la méthode que j'avais choisie d'appliquer démontre davantage la gravité de la situation et le résultat auquel je m'attendais. Deuxièmement, je choisis de jeûner car la Bible m'instruisait de le faire. Lorsque Jésus fut tenté par le diable, Il jeûna pendant 40 jours (Matthieu 4 :2). Quand Moïse monta sur la montagne pour recevoir les tables de l'Alliance, il jeûna pendant 40 jours (Deut. 9 :8-18). Éli aussi jeûna 40 jours (1 Rois 19 :8). Ces versets représentent simplement quelques exemples de jeûne et prière dont fait cas la Bible. Dans chacun de ces exemples, la situation était grave et nécessitait plus que des prières ordinaires.

La troisième raison pour laquelle je choisis de jeûner visait à rechercher la faveur de Dieu dans ces moments très difficiles que je traversais. Dans Jérémie 17 :10, il est écrit : « *Moi l'Éternel, j'éprouve le cœur, je sonde*

les reins, pour rendre à chacun selon ses voies, selon le fruit de ses œuvres. »
Dans le Psaumes 18 :20, il est écrit : « *L'Eternel m'a traité selon ma droiture, Il m'a rendu selon la pureté de mes mains.* » En tant que chrétien, nous devons avant tout rechercher la faveur de l'Éternel, mais il y a un prix à payer pour y parvenir. Lorsque Jésus dit : « Quiconque ne porte pas sa croix et ne me suit pas, ne peut être mon disciple. » Il utilisait une métaphore pour nous montrer que ce n'est pas simplement en prenant la mer, comme plusieurs d'entre nous le croyons, qu'une fois baptisés, nous sommes sauvés pour toujours. Je voulais que le Seigneur intervienne dans la crise que je traversais. Par conséquent, pour qu'Il le fasse, une démarche décontractée n'aurait abouti qu'à un échec. Toutefois, de véritables efforts et un sens d'humilité à chaque niveau de sincérité, s'imposaient. Une fois de plus la Bible déclare dans Matthieu : « Celui qui cherche, trouve, on ouvrira à celui qui frappe et on donnera à celui qui demande. » Alors, je devais faire un acte de foi face à une situation si grave, en considérant Dieu comme mon seul soutien dans les temps difficiles.

La décision de mettre un terme à mon marathon le dix-septième jour, après avoir passé 16 jours à jeûner et prier, relevait simplement des éléments qui à mon avis semblaient être une garantie pour l'état de santé de ma femme. Au cours de cette journée, les infirmières nous avaient parlé à mon épouse et moi des possibilités qu'elle soit libérée. Elles nous présentèrent les choix suivants : l'envoyer dans une annexe située à l'extérieur de l'hôpital où elle pourrait suivre une thérapie ou l'envoyer à la maison où des professionnels de la santé viendraient la suivre chaque jour pendant sa convalescence. Elle faisait des efforts pour parler et pour se lever. Elle faisait des choses inhabituelles qui montraient que sa santé s'était beaucoup améliorée. Il était certes évident que je n'avais aucun pouvoir de divination pour prédire l'avenir en ce qui concernait sa guérison. J'étais réellement convaincu que le Seigneur avait fait Sa part, et je fus conduit à mettre un terme à mon temps de jeûne et prière.

En effet, le passage biblique susmentionné : « *La prière de la foi sauvera le malade, et le Seigneur le relèvera; et s'il a commis des péchés, il lui sera pardonné.* » fut le fondement sur lequel j'établis ma conviction selon laquelle le temps était venu pour moi de mettre un terme au jeûne.

Comme la journée tirait à sa fin, en repensant aux événements qui s'étaient produits, je sentis avoir plusieurs leçons de ces épreuves, de ces tribulations et de ces frustrations que j'avais endurées pendant le processus de guérison qui était caractérisé par des haut et des bas. Il était inconcevable de croire que nous pourrions atteindre le dix-septième jour pour décider finalement que Dieu avait agi. Comme Dieu l'avait décidé, toutes les personnes qui nous ont rendu visite ce jour-là virent exactement ce que j'avais découvert chez ma femme : elle était vivante.

À partir de ce jour, sa convalescence fut rapide. Elle montrait d'importants indices d'amélioration chaque jour, de différentes manières. Il restait quelques points à régler après ces moments importants : la mobilité et la restauration de sa voix. Une partie du processus de guérison avait consisté à pouvoir bouger ses mains et ses jambes dans le lit et à ouvrir les yeux.

J'étais très heureux. Vers 20 :20, un des médecins vint pour effectuer une visite ordinaire. Ses paroles furent rassurantes. Contrairement aux autres médecins, il semblait avoir une opinion sur la question, certainement parce que le niveau de récupération était plus prévisible. En analysant son niveau de récupération, le médecin déclara : « La thérapeutique pourrait l'aider davantage à retrouver toutes ses capacités, cependant, le processus est généralement plus long. » À ce moment, des mesures étaient déjà prises pour l'envoyer au Centre de réhabilitation, un bâtiment annexe de l'hôpital où la plupart des malades sont envoyés pour le reste de la période de convalescence.

À la fin de la journée, les conclusions auxquelles j'étais parvenu étaient en grande partie fondées sur le rapport de Francis MacNutt dans son livre : *The Prayer That Heals* (La prière qui guérit) en ce qui concerne la prière pour la guérison de la famille. MacNutt, auteur connu sur le plan international pour son ministère de guérison et son livre à grand succès révolutionnaire intitulé *Healing* (1974) déclare : « Ce que Dieu aimerait faire et ce à travers vous est si merveilleux que vous pouvez croire difficilement que Dieu désire que des gens ordinaires comme vous soient une source de bénédiction et de guérison les uns pour les autres dans vos familles. Lorsque vous commencez à prier avec les autres, des choses extraordinaires se produiront dans vos vies et celles des êtres qui vous sont chers. J'aimerais vous encourager », ajoute-il, « à croire en une vérité que les chrétiens contemporains ne croient pas : Jésus guérira Son peuple à travers vos prières. » En résumé, il déclare : « La guérison ne provient pas toujours de la foi. Parfois, elle produit la foi. » En effet, la guérison de mon épouse avait affermi ma foi.

Ainsi, j'appris beaucoup de choses sur le jeûne et la prière pendant cette période. Avant tout, lorsque nous allons à Dieu, par le biais de la prière, nos forces sont renouvelées. Ensuite, sans la prière, nous ne pouvons pas communier avec le Seigneur car il s'agit du moyen par lequel nous communiquons avec Lui. Deuxièmement, c'est par la prière que nous réagissons par rapport à la Parole de Dieu, la Bible. Troisièmement, nous vivons des moments d'incertitudes et la puissance de Dieu est le seul moyen par lequel nous puissions nous protéger. Sans une vie de prière efficace, nous sommes vulnérables. Il existe des événements qui se produisent dans le monde spirituel que nous ne pouvons ni comprendre ni voir. La prière constitue la seule arme que nous ayons pour nous protéger contre ces forces maléfiques. Cela signifie que nous DEVONS prier chaque jour. 1 Thessaloniciens 5 :17 nous enseigne à : « *Prier sans cesse.* » J'ai également appris que nous ne devons pas prier de temps en temps ou en de rares occasions, mais en tous temps. J'étais reconnaissant envers le Seigneur pour la force qu'Il m'avait donnée de tenir pendant ces 16 jours de jeûne et prière.

25 DÉCEMBRE
JOUR 18
UN AUTRE TEMPS D'ADORATION

« Tu m'as fait connaître les sentiers de la vie, Tu me rempliras de joie par ta présence. »

Actes 2 :28

« Et si l'Esprit de Celui qui a ressuscité Jésus d'entre les morts habite en vous, Celui qui a ressuscité Christ d'entre les morts rendra aussi la vie à vos corps mortels par Son Esprit qui habite en vous. »

Romains 8 :11

LA PRIÈRE FUT UN ASPECT IMPORTANT dans le processus de guérison de ma femme. Nous étions déterminés à poursuivre la prière aussi longtemps que cela serait nécessaire jusqu'à ce qu'elle guérisse. Chaque jour, tant qu'elle respirait, nous saisissions chaque occasion pour la remettre entre les mains du Seigneur.

Cette année et ce jour-là, nous avions passé le 25 décembre, Noël, à l'hôpital où nous avions lutté pour arracher à l'ennemi ce qu'il nous avait volé : la vie de mon épouse. Contrairement aux années précédentes, lorsque les amis et les membres de la famille se réunissaient chez nous et que ma femme préparait le repas à la cuisine, cette année fut totalement différente. Elle venait de passer déjà 18 jours dans un état où elle était incapable de parler, même si elle faisait quelques efforts pour s'exprimer. La bonne nouvelle était que le reste des traitements qu'elle devait subir n'étaient pas majeurs en soi, sauf en ce qui concerne la baisse de sa pression artérielle. Elle devait continuer à prendre quelques petits médicaments pour le sang et soigner la dernière partie de la blessure causée par la césarienne. Aussi, elle était sur le point d'être libérée, au fur et mesure que les médecins et les infirmiers poursuivaient leurs discussions.

Le jour de Noël, qui est considéré comme une fête chrétienne, fut une autre occasion parfaite pour nous de passer des moments dans la prière. Mon beau-père saisit l'occasion pour réunir tout le monde pour un temps de prière à l'hôpital ce jour-là. Le fait de se rassembler le jour de Noël aux États-Unis permet aux familles de retrouver ensemble. Par conséquent, notre réunion en cette journée de Noël pouvait être aussi bien considérée comme une réunion de famille et d'action de grâces. La salle dans laquelle nous nous trouvions était petite, environ dix pieds sur dix, et elle pouvait contenir à peine dix personnes en même temps, avant qu'elle ne soit bondée. Il était environ 13 :00 lorsque mon beau-père nous réunit. On avait également ramené le bébé de la maison. Ma femme était encore un peu sous sédatif, mais elle pouvait de temps en temps ouvrir les yeux pour regarder autour d'elle avant de se rendormir. Mon beau-père avait déjà préparé une courte leçon basée sur la Bible qu'il remit à chacun de nous. La leçon était intitulée « La prière de la foi ». Comme il parlait couramment le français et avait des notions en anglais, il décida de nous exhorter en français, pendant qu'un interprète traduirait en anglais. Il avait rédigé le document en anglais et m'avait remis une copie à lire. Il avait écrit ce qui suit : « Seigneur Jésus, pour la guérison et la délivrance complètes de Daniella, que la puissance de Ton sang précieux inonde tout son corps, son âme et son esprit, même si elle ne peut le sentir maintenant. Père, que le Saint-Esprit, à travers ce précieux sang exerce Sa puissance sur l'esprit de maladie, de malédiction, de mort et les chasse de sa vie dans le nom de Jésus-Christ. Que la lumière, la paix et le repos du Saint-Esprit l'enveloppe dans le nom de Jésus, Amen! »

Nous avons chanté quelques chants suivis d'une méditation qui dura environ cinq à dix minutes, avant qu'il ne termine par la prière. Après la prière, nous avons essayé d'aider mon épouse à tenir son fils. Nous avons ajusté le lit, pour qu'elle soit en position assise afin de tenir le bébé. Elle était faible, et n'avait aucune force pour tenir l'enfant. Elle ne reconnaissait certainement pas son fils, et n'était pas assez consciente et forte pour s'asseoir longtemps. Cependant, elle tint l'enfant pendant un bref instant. Il fallait être là pour voir ça. Même si elle ne pouvait pas tenir le bébé, c'était émouvant de voir une femme déclarée cliniquement morte quelques temps auparavant et dont les rumeurs faisaient état de sa mort, assise là avec son bébé entre les mains avec un peu d'aide. Il s'agissait réellement d'un moment d'épanouissement spirituel. Le

Livre des Actes nous dit : « Tu m'as fait connaître les sentiers de la vie, Tu me rempliras de joie par Ta présence. » (Actes 2 :28) En accord avec les Écritures, je suis convaincu sans aucun doute que l'œuvre du Seigneur s'était été accomplie à travers la vie de ma femme. J'étais rempli d'une joie indescriptible. Plus tard, dans la journée, le bébé fut ramené à la maison, et je suis resté avec mon beau-père pour discuter des projets relatifs à son transfert dans l'autre bâtiment pour la rééducation physique. Il rentra à la maison à 22 :00 pour se reposer un peu avant de revenir le lendemain, et je préparai mon fauteuil près du lit de mon épouse, tout simplement comme je l'avais fait chaque nuit à l'hôpital. La journée s'était bien déroulée, ainsi que la nuit. Elle dormit bien et ne s'agita pas comme les autres fois.

Les sentiments que j'éprouvais par rapport à la journée étaient que Dieu contrôlait la situation. Je pensais que dans quelques jours, elle n'aurait plus besoin de soins intensifs de manière permanente. J'étais préoccupé par le fait qu'elle ne pouvait pas parler, mais en réalisant que nous étions venus de loin, qu'elle était passée d'un état où elle était incapable de bouger et d'émettre un son et qu'aujourd'hui elle montrait de véritables signe de vie, mon niveau de confiance continua à augmenter chaque jour. Je savais que le Seigneur allait terminer le miracle qu"Il avait commencé.

Je sentis également que cette journée m'avait donné une idée claire sur la manière de se préparer aux miracles de Dieu. Plusieurs choses sont nécessaires, mais les deux éléments majeurs suivants ont selon moi eu un effet sur la situation que nous avions vécue : nous devons faire connaître nos besoins au Seigneur par la prière. Mon passage préféré se trouve dans l'Évangile de Matthieu (7 :7-8 : « Demandez et vous recevrez… »), qui est explicite. Ce passage nous démontre que si nous avons des besoins, nous devons demander. Nos journées qui étaient caractérisées par des prières intenses témoignaient de notre désir de voir Dieu nous venir en aide.

Deuxièmement, le dicton selon lequel : « L'occasion se présente à ceux qui y sont préparés » s'appliquait à nos efforts de voir ma femme recouvrer la santé. Le Seigneur désire que nous Lui prouvions par un signe que nous avons besoin et désirons qu'Il nous aide. La Bible déclare à cet effet que : « nous devons travailler à notre salut avec crainte et tremblement. » En obéissant à cet ordre en tout temps, nous avons présenté nos besoins au Seigneur. Tout d'abord, nous avons reconnu qu'Il était Seigneur et le seul qui pouvait nous secourir. Ensuite, et le plus important, notre dévouement et notre engagement prouvaient notre ardent désir. Cette journée également prit fin sur une bonne note.

26 DÉCEMBRE
JOUR 19
LA PATIENTE ESSAIE DE S'EXPRIMER

« Or tout ce qui a été écrit d'avance l'a été pour notre instruction, afin que, par la patience, et par la consolation que donnent les Écritures, nous possédions l'espérance. »

Romains 15 :4

« Ceux qui se confient en l'Éternel sont comme la montagne de Sion : elle ne chancelle point, elle est affermie pour toujours. »

Psaumes 125 :1

UN AUTRE PAS EN AVANT avait laissé place à une autre tendance à la baisse. La journée du 26 décembre, à l'instar des autres nuits d'agitation, montra que le processus de guérison n'était pas un acquis. Après les bons moments que nous avions vécus le jour de Noël, la nuit du 26 décembre fut différente. Assis près de son lit au cours de cette nuit, je pouvais me rendre compte que ma femme n'avait pas beaucoup dormi. Elle avait beaucoup bougé et s'était agitée un peu de 1 :20 jusqu'aux heures du matin. Elle n'avait pas été aussi agitée que les nuits précédentes. Cependant, cela me rappela ce qui s'était produit les jours précédents. Sa pression artérielle, selon les tests effectués le matin, était terriblement élevée (163/124) et sa température était montée à 37,77. Elle ne pouvait pas suivre les ordres qu'on lui donnait, comme cela avait été le cas la veille. Son état avait régressé au point de départ et elle ne répondait ni à moi ni à personne d'autre. Le drain qui reposait sur l'incision de la césarienne tenait en place et une petite ouverture avait été faite pour permettre à la plaie de sécher. À deux reprises, elle retira sans le vouloir le tube d'alimentation de son nez. Il m'était insoutenable de regarder lorsqu'on lui replaçait le tube pour l'alimenter. Cela demande habituellement qu'on soit fort. Chaque fois qu'il fallait replacer le tube, je m'excusais et sortais pour ne pas voir ma femme souffrir. J'ai dû sortir deux fois durant la nuit pendant que les infirmiers replaçaient le tube. Le matin, entre 6 :30 et 10 :45, elle avait retrouvé son calme, était plus reposée et tentait de dormir. Plus tard, lorsqu'elle se réveilla vers la mi-journée, elle était devenue plus active, elle bougeait rapidement les mains. J'ai également découvert plus tard au cours de la journée qu'elle bougeait les lèvres de manière répétée pendant un instant. Sur le coup, je ne pouvais rien déceler de ce mouvement inhabituel, mais je devais le savoir plus tard.

Ce à quoi je m'attendais plus tôt continua à se manifester. Elle contrôlait toujours les mouvements de son corps : elle bougeait toujours, les mains, les pieds et se tournait dans son lit. Nous nous attendions à la prochaine étape qui consistait à la voir parler et obéir à tous les ordres qu'elle recevrait. Mais cela ne s'est pas produit. Je dois admettre qu'il y avait des périodes de frustrations à chaque étape de sa convalescence. Chaque niveau de récupération était accompagné d'une sorte de frustration, avant le passage à l'étape suivante. À ce stade, je me mis à me poser les questions suivantes : *Dois-je recommencer à jeûner et prier pendant un autre bout de temps, pour régler la situation une fois pour toutes? Est-ce que l'état de santé de ma femme s'améliorerait davantage à ce point-ci? Est-ce que les médecins comprennent sa situation et désirent-ils libérer mon épouse et l'envoyer dans un centre de réhabilitation pour lui permettre de mieux récupérer?* Comme vous pouvez le voir, j'avais le sentiment que ma foi régressait, au point que je commençais à douter et à me plus croire. Il m'était réellement difficile de demeurer constant dans la foi. Chaque fois que son état se détériorait, les choses empiraient. Les hauts et les bas qui ponctuaient son processus de guérison nous envoyaient un signe : la preuve que les événements allaient prendre une nouvelle tournure. Elle devait réapprendre tout à partir du début. Mes pensées étaient loin de mon pronostic pessimiste selon lequel le voyage allait se poursuivre. Les médecins avaient déjà commencé à prendre des mesures pour que des physiothérapeutes et des orthophonistes puissent l'accompagner. Plus tard dans l'après-midi, l'orthophoniste vint effectuer sa première évaluation. Il resta environ dix minutes et partit en me promettant de procéder à un examen complet le lendemain. Une heure plus tard, le physiothérapeute arriva pour faire son examen. Lui aussi partit quelques minutes plus tard afin de se préparer pour le lendemain.

Aux environs de 19 :00, le rapide mouvement des lèvres supérieures et inférieures se sont davantage précisés. On pouvait voir qu'elle faisait des efforts pour balbutier des mots, mais ses efforts étaient vains. Elle se calma ensuite et s'endormit, peut-être parce qu'elle était frustrée, comme je l'étais également.

Comme nous approchions de la fin de la journée, j'ai pensé que l'ennemi était toujours à l'œuvre. Toutefois, au regard de ce que nous avions vécu, je pris courage. Un jour ne se passait sans que nous ne soyons confrontés à diverses sortes de difficultés, même lorsque l'on semblait voir des signes d'amélioration. Je n'avais pour seul choix que de m'en tenir à ce qui ressemblait à des « bénédictions mitigées. » J'avais eu mes moments de faiblesse. Le temps était venu de rester fort dans le Seigneur à mesure que je continuais à prier avec les autres.

27 DÉCEMBRE
JOUR 20
POURQUOI, POURQUOI, POURQUOI?

« Arrêtez, et sachez que je suis Dieu : Je domine sur les nations, Je domine sur la terre. »

Psaumes 46 :10

« Instruisez-moi, et je me tairai; faites-moi comprendre en quoi j'ai péché. »

Job 6 :24

ALORS QUE NOUS LUTTIONS POUR SA guérison dans nos prières quotidiennes, il était devenu clair ce jour en ce vingtième jour qu'elle était prête à se joindre à nous dans la lutte pour sa vie. Je supposais que le mouvement de ses lèvres la veille était le début de son combat pour retrouver la parole. On pouvait sentir et voir sa frustration alors qu'elle tentait une fois de plus de parler, au fur et à mesure que ses lèvres tremblaient. Elle se mit immédiatement à pleurer lorsqu'elle se rendit compte qu'elle ne pouvait émettre aucun son. Son père et moi avions été rassurés par qu'elle avait laissé libre cours à ses émotions. Nous étions convaincus qu'elle était très consciente de ce qui se passait autour d'elle. Sa réaction me fit comprendre que si elle persévérait dans sa tentative de s'exprimer, elle pourrait bientôt parler.

Après avoir traversé toute cette série d'événements douloureux pendant 20 jours sans pouvoir parler, sa capacité à persévérer était déjà un point de gagné. Il était évident que le Seigneur allait Se manifester, afin que ceux qui ne Le connaissaient pas puissent savoir qu'Il est Dieu. Le Seigneur déclare : *« Je domine sur les nations, je domine sur la terre. »* Ce que nous avions cru être un moment sans fin, s'évanouissait progressivement sous nos yeux par la grâce de Dieu.

Plus tard au cours de la journée, nous avions eu le premier choc majeur de la période de convalescence. Ce choc nous permit de voir de quelle manière mon épouse allait affronter le problème lors des prochains jours et quelles seraient ses attentes.

Le choc se produisit dans la chambre pendant que nous attendions l'équipe qui devait procéder à l'évaluation. L'équipe fit son rapport à l'heure habituelle et s'en alla plus tard après avoir terminé son travail. Ce que je lus plus tard sur le rapport n'indiquait aucun changement important. Néanmoins la pression artérielle était de 148/88. Elle était très reposée et semblait être consciente alors qu'elle tentait de dévisager les infirmiers et toute personne qui passait. Le mouvement que nous avions perçu sur ses lèvres la veille se poursuivait, mais s'était accentué ce matin. Elle fit plusieurs tentatives pour s'exprimer, mais avec la voix terne, on ne pouvait déchiffrer ce qu'elle disait, ce qui la frustra plus. La situation resta la même à mesure qu'elle luttait pour communiquer, mais chaque effort pour parler se soldait par un échec.

Aux environs de 19 :00 son père arriva pour me relayer. Comme d'habitude, j'avais passé la nuit avec elle. J'allai à la maison pour changer de vêtements et je décidai de repartir plus tôt à l'hôpital car c'était ennuyeux de rester seul à la maison. À mon retour à l'hôpital, son lit avait été réajusté de telle manière à ce qu'elle puisse se trouver en position assise. Elle était donc assise avec son père et quelques amis. Ces derniers me racontèrent qu'en mon absence, elle avait tenté à plusieurs reprises de parler et n'y étais pas arrivée. Juste à cet instant, suite à ma demande, l'assistant social qui était chargé de la transférer dans un autre bâtiment rentra pour parler de la situation. Nous avons discuté pendant à peu près dix minutes et avons décidé à la fin qu'elle serait transférée plus tard. Selon la discussion que nous avions eue, il était certain que son transfert s'effectuerait au bout d'une semaine. Aucune date n'avait été fixée. Lorsque je suis revenu dans la salle, son père était toujours assis à ses côtés, cette fois-ci avec trois autres amis. La salle était calme, mais je me rendis compte que son père s'adressait à elle dans leur dialecte. Elle l'écoutait avec un vif intérêt et ensuite elle essayait de lui répondre. Elle fit cela à plusieurs reprises, mais aucun son ne s'échappait de ses lèvres. Elle se tournait également dans son lit comme si elle ne s'y sentait pas à l'aise.

Il était maintenant 20 :00 et les visiteurs continuaient à faire le va et vient. Elle était de plus en plus frustrée, et on pouvait le sentir à l'expression de son visage, au regard des larmes qui coulaient de temps en temps sur ses joues. Mais, à la fin ses efforts continus pour parler s'avérèrent concluants. Nous savions à peine que Dieu l'avait transformée en auto-orthophoniste. Il était 23 :00 passé de quelques minutes et elle était toujours éveillée. Son père et moi étions inclinés des deux côtés du lit. En un clin d'œil, à notre surprise, elle émit un son. Elle commença par ôter son tube d'alimentation et elle devint un peu agitée à mesure qu'elle essayait de parler. Elle se mit à taper sur le lit encore et encore. Nous tentions tous les deux de la calmer. Le plus grand choc de la nuit qui nous permit de clore la journée sur une note joyeuse, s'était produit. Au fur et à mesure qu'elle s'efforçait à parler, elle pleurait, donnait des coups sur le lit, et tirait tout sur tous les tubes auxquels elle était connectée, dont son tube d'alimentation, nous avons brusquement entendu : « Pourquoi? Pourquoi? Pourquoi? » et elle recommença à pleurer. Elle ne cessa pas de poser la même question, dont le seul terme était tout ce qu'elle pouvait prononcer. Grâce avant tout à la gloire de Dieu et à sa persévérance à elle, elle avait en fin de compte réussi. Je retrouvais la persévérance de ma femme.

Une fois, sa sœur m'a raconté que lorsque mon épouse voulait quelque chose, elle lutterait de toutes ses forces pour l'obtenir. En cinq années de mariage, elle avait confirmé les dire de sa sœur à travers ses actions. Même quand nous présentions nos requêtes à Dieu, elle insistait sur le fait dans ses prières et mettait en pratique la parole de Dieu jusqu'à ce que nous recevions la réponse de Dieu à nos prières. Sa question, pourquoi, pourquoi, qui constituait les seuls mots que nous pouvions comprendre, était une grande avancée de la persévérance qu'on lui connaissait. Cela renforça notre confiance jusqu'à la fin de la journée. La question qu'elle avait posée aux environs de minuit, était une victoire. Nous ne pouvions pas demander mieux. Pour nous la journée avait été une percée. Ceux qui s'en allaient chez eux auraient désormais une histoire à raconter à ceux qui n'avaient pas été là pour voir le miracle.

L'expression « Pourquoi, pourquoi, pourquoi », qu'elle n'avait pas prononcée depuis 20 jours, et en particulier la manière dont elle l'avait prononcée à travers ses larmes, suffisaient à nous démontrer la frustration qu'elle éprouvait. En lisant les Écritures, nous pouvons nous rendre compte que le terme « *pourquoi* » n'est pas unique à ma femme. Il s'agit d'une question commune aux croyants et aux chrétiens. Nous le voyons à travers plusieurs expériences similaires décrites dans la Bible. Par exemple, lorsque le diable éprouva la foi de Job et que ce dernier se rendit compte que la situation était trop difficile à supporter, il posa la question suivante : « *Pourquoi ne suis-je pas mort dans le ventre de ma mère? Pourquoi n'ai-je pas expiré au sortir de ses entrailles? Pourquoi ai-je trouvé des genoux pour me recevoir, et des mamelles pour m'allaiter?* » (Job 3 :11-12). La frustration de Job était compréhensible d'un certain nombre de points de vue. Premièrement, il était un homme selon le cœur de Dieu, il faisait tout pour vivre selon les voies de Dieu du mieux possible. Il était non seulement frustrant de vivre pour Dieu comme l'avait fait Job et d'être traité par le diable de cette manière impitoyable, mais également décevant. Deuxièmement, en tant qu'être humain, il tenta de résister au combat que le diable livrait à lui et sa famille, mais il ne pouvait pas faire grand chose. Par conséquent, alors qu'il était sur le point d'abandonner, en tant qu'être humain, Job n'avait aucun autre choix que de demander : « Pourquoi, pourquoi, pourquoi? ». Marc 15 :34, nous raconte la rencontre de Jésus avec les soldats romains. Lorsqu'Il fut crucifié à la Croix du Calvaire, Il s'écria : « *Mon Dieu, mon Dieu, pourquoi m'as-tu abandonné?* » En tant qu'homme né de l'esprit et d'eau, Jésus était très frustré à ce moment précis envers les hommes. Cependant, en tant que Sauveur, Il déclara : « *Père, que Ta volonté soit faite.* »

La foi de mon épouse n'est pas comparable à celle de Jésus ni même à celle de Job, mais ce que je peux dire, c'est que depuis que je la connais, elle m'a démontré ce que c'était d'avoir l'esprit contrit. Avoir l'esprit contrit signifie se repentir, avoir un esprit brisé, être humble, avoir du remords et être repentant. Il faut avoir du cran pour pouvoir demander pardon à son prochain et à Dieu pour le mal qu'on a commis. Je ne peux compter le nombre de fois où mon épouse m'a demandé pardon ou à d'autres afin de régler les choses avant le coucher du soleil. Même lorsqu'elle conduisait et ne pouvait pas déterminer à quel moment précis elle serait à la maison, elle appelait pour détendre l'atmosphère à la suite d'une dispute avant qu'il ne soit trop tard. La nécessité d'être contrit lorsque nous sommes chrétiens témoigne du fait que nous sommes humains. Nous sommes imparfaits et le seul moyen que nous ayons de mieux servir est de nous approcher de Lui pour nous confesser et Lui demander de nous laver du mal que nous avons commis. De nos jours, les chrétiens ont mis au point de nombreux mécanismes de défense au point que ceux qui se trouvent de l'autre côté de l'allée sont incapables de savoir la vérité exacte.

En général, quel que soit le groupe religieux ou le groupe social auquel nous appartenons en tant qu'êtres humains, nous reconnaissons que nous sommes des créatures trop complexes. Nous pouvons être perçus comme des personnes qui mentent, qui sont louches, perspicaces et infidèles. Il faut être télépathe pour comprendre le processus de fonctionnement de nos pensées intimes, en vue de connaître notre niveau de sincérité à travers nos interactions. Le plus souvent, lorsque nous sommes confrontés à la vérité, nous revêtons notre armure d'auto-défense, en basant les faits et les conclusions en particulier sur des points qui ne concernent pas le problème en question au détriment des personnes qui souffrent. Un simple mot pour exprimer notre regret, dire : « Je suis désolé », constitue la base et le début de notre cheminement avec Dieu. Très souvent, nous avons tendance à oublier ce fait. En d'autres termes, nous devons avoir un esprit repentant ou un esprit contrit pour pouvoir recevoir le Seigneur. Ma femme est imparfaite, et comme toute autre personne, elle aspire à la perfection, en accordant la première place à Dieu dans tout ce qu'elle fait. Essayer de vivre selon les voies de Dieu dans ce monde rempli d'incertitudes, pour ensuite vous voir pris au piège par le diable et vous rendre compte que vous ne pouvez même pas raconter vos problèmes à Dieu, la question « Pourquoi, pourquoi, pourquoi? » est évidente pour chaque personne.

Selon moi, bien que plusieurs d'entre nous puissions nous poser cette question, la volonté de Dieu doit toujours prévaloir. Dieu ne commet aucune erreur. Dans tous les exemples susmentionnés, y compris celui de mon épouse, Il a choisi de montrer à l'être humain qu'Il est Dieu et qu'Il sera toujours exalté parmi les nations et sur la terre. Comme vous le lirez plus tard, les médecins et les infirmiers glorifièrent Son nom.

C'était la première fois depuis que mon beau-père était arrivé chez nous que je pouvais décrire comme un grand soulagement sur son visage par rapport à la question posée par mon épouse. Nous étions tous très reconnaissants envers le Seigneur, plus que nous ne l'avions été auparavant.

28 DÉCEMBRE
JOUR 21
LA MALADE RÉAGIT AUX MESSAGES VERBAUX

« Aussi mon cœur est dans la joie, et ma langue dans l'allégresse; et même ma chair reposera avec espérance, car tu n'abandonneras pas mon âme dans le séjour des morts, et tu ne permettras pas que ton saint voie la corruption. Tu m'as fait connaître les sentiers de la vie, Tu me rempliras de joie par Ta présence. »

Actes 2 :26-28

« Et si l'Esprit de celui qui a ressuscité Jésus d'entre les morts habite en vous, celui qui a ressuscité Christ d'entre les morts rendra aussi la vie à vos corps mortels par son Esprit qui habite en vous. »

Romains 8 :11

IL ÉTAIT INTÉRESSANT DE VOIR LE RAPPORT de l'évaluation générale qui avait été effectuée ce matin-là, après une journée qui s'était terminée sur une bonne note. Ses poumons étaient propres, ses yeux étaient grand ouverts, elle était bien éveillée, suivait les ordres de manière précise et répondait aux messages verbaux et aux stimuli douloureux. Toutefois, le chiffre supérieur de la pression artérielle était un peu élevé, soit 148/80, de même que sa température qui était de 48°C. En dehors de la pression artérielle et de la température, tout le reste était normal. Malgré ces bonnes nouvelles, nous ne pouvions oublier l'ancien phénomène, à savoir qu'elle faisait deux pas en avant, un pas en arrière. Nous espérions que cela ne se reproduirait pas cette fois-ci. En la voyant sortir d'une situation dans laquelle elle avait tout perdu (la parole, les mouvements corporels, le fonctionnement des nerfs et la vue), nous avons remercié Dieu pour sa capacité à retrouver petit à petit ses fonctions qu'elle avait perdues.

Pour être franc, le voyage jusque-là, avait été ponctué de problèmes, comme vous avez pu le remarquer. En ce qui me concerne, j'avais observé la situation sous plusieurs angles, en me basant sur les perspectives des médecins, des infirmiers et d'autres personnes. De l'extérieur, j'essayais de garder mon calme, mais au fond de moi une bataille s'était livrée jusqu'à ce Jour 21. Lorsque je me retrouvais seul avec elle la nuit, je jouais le rôle des thérapeutes en essayant d'appliquer les méthodes de la physiothérapie et l'orthophonie. Chaque nuit, la routine reprenait son cours lorsque je me retrouvais seul après que les infirmiers soient partis voir les autres malades. Je lui parlais aussi souvent que possible pour m'assurer que même si elle ne parlait pas, elle serait en mesure d'entendre ma voix. Sur le plan physique, je bougeais ses mains, ouvrais ses yeux tout en lui disant de me regarder. Je faisais tout cela pour repousser toutes les voix négatives qui ne cessaient de me répéter : « Tout est fini, ta femme ne survivra pas… » Je voulais être surpris de voir ses moments de silence se transformer en paroles. Je n'ai jamais cessé de travailler avec elle, même si elle ne réagissait pas à ma thérapie. Cependant, je croyais que ces efforts étaient nécessaires.

Ce jour-là, en réalisant qu'elle répondait aux messages verbaux et l'ayant entendu dire : « Pourquoi, pourquoi, pourquoi? », la veille, je savais qu'il était temps que j'essaie une nouvelle méthode. Une occasion s'offrait toujours à un moment où il y avait soit peu de personnes dans les alentours, soit lorsque j'étais seul avec elle. Il était presque 15 :30, et plusieurs amis de la communauté étaient venus nous rendre visite. L'atmosphère était quelque peu détendue dans la chambre. Elle était calme et tranquille. Tous semblaient se réjouir en la voyant dans cet état. Chacun exprimait sa joie, l'encourageait et lui souhaitait prompt rétablissement. Plus tard, ils étaient presque tous partis, à l'exception d'une amie, Younger, qui était toujours la dernière à s'en aller. Elle s'assurait que c'était l'heure pour ma femme de dormir et qu'il n'y avait rien d'autre qu'elle puisse faire pour la journée.

Elle resta avec nous après le départ des autres. Il était maintenant environ 18 :00 et je me rendis compte qu'il était temps que j'applique une certaine thérapie pour amener ma femme à faire quelque chose de nouveau avant la fin de la journée. À la suite des mouvements qu'elle avait faits ce jour, j'ai pensé que nous pourrions faire quelque chose de plus, au fur et à mesure que la soirée avançait. Nous lui avons parlé plusieurs fois, mais elle ne répondit pas. Toutefois, nous supposions qu'elle nous écoutait et pouvait nous entendre, sauf qu'elle ne réagissait pas beaucoup.

Cette tentative ayant été infructueuse, une autre idée me vint en tête. Je pris un bout de papier et un stylo et lui demandais d'écrire quelque chose. Pour lui donner une idée de ce qu'elle devait faire (cf. les détails de notre conversation ci- dessous) :

ETSU

(A)

(B) Daniella

Karambiri

Les phrases que vous lisez constituent la copie originale de notre conversation. Les mots rédigés sont les miens et ceux en italiques sont les siens.

En réalité, je voulais qu'elle reproduise les mêmes termes que j'avais écris, mais, comme vous pouvez le voir, son écriture produisit beaucoup de frustration. L'écriture n'avait aucun sens, par conséquent, mes émotions commencèrent à s'intensifier et l'inquiétude commença à m'envahir. Notre amie Younger était toujours avec moi à ce moment-là. Elle me regarda et je la regardai à mon tour. Je remarquai qu'elle essayait de refouler ses larmes, et tentait de ne pas se laisser submerger par les pensées négatives, après avoir vu ces écrits. Ma vision de la guérison se mit à s'éloigner de l'espoir que j'avais nourri au début.

En ce qui concerne cette journée, je regrettais de ne pas m'être contenté des grands progrès que nous avions réalisés, comme le décrivait le rapport du matin, à savoir que la patiente était calme, tranquille, qu'elle répondait aux messages verbaux et qu'elle était alerte sur le plan visuel. Néanmoins, comme le soutiennent les Écritures, il existe toujours une raison de croire que Dieu n'abandonnerait pas mon épouse à la mort et qu'Il ne permettrait pas que son état empire. Je croyais fermement que l'esprit de Celui qui a ressuscité Jésus d'entre les morts, se trouvait en ma femme et qu'Il allait lui donner la vie. Dieu ne fait jamais les choses à moitié. À ma connaissance Il a toujours fait les choses en entier et je croyais que ma femme n'allait pas faire exception à Sa règle. Sa guérison ne reposait plus entre les mains des médecins. Depuis longtemps, ils avaient déclaré qu'il faudrait un miracle pour qu'elle guérisse. Ainsi, l'idée de savoir quel médicament permettrait d'améliorer sa santé ne m'avait jamais traversé l'idée. Face à ces récentes nouvelles frustrantes, nous avons attendu jusqu'à la fin de la journée.

29 DÉCEMBRE
JOUR 22
LE TUBE D'ALIMENTATION EST DÉBRANCHÉ
TEMPORAIREMENT

Jésus leur dit : « Lequel de vous donnera une pierre à son fils s'il lui demande du pain? Ou, s'il lui demande du poisson, lui donnera-t-il un serpent? Si donc, méchants comme vous l'êtes, vous savez de bonne choses à vos enfants, à combien plus forte raison votre Père qui est dans les cieux donnera-t-il de bonnes choses à ceux qui les lui demandent. »

Matthieu 7 :9-11

« Il remplira ta bouche de cris de joie, et tes lèvres de chants d'allégresse. »

Job 8 :21

J'ÉTAIS TOUJOURS DANS UN PROCESSUS DE RÉFLEXION ET DE QUESTIONNEMENT. Je ne me lassais pas de converser avec le Seigneur par rapport à mes besoins qui étaient la guérison totale de ma femme. L'année 2007 tirait presqu'à sa fin. Il ne restait plus que deux jours. Presque tout le mois de décembre avait été un cauchemar. En y repensant, je me rends compte que mon nouveau-né avait été la seule grande bénédiction de l'année, alors que nous luttions pour la survie de sa mère qui s'accrochait péniblement à la vie.

Le Seigneur nous enseigne : « Demandez, et vous recevrez, cherchez et vous trouverez, frappez et l'on vous ouvrira. » J'attendais toujours du Seigneur qu'Il me donne ce que j'avais demandé, cherché et présenté comme requête. Il s'agissait de la même situation dans laquelle se trouvait mon épouse avant son accouchement. En me remémorant le passage selon lequel : *« L'Éternel ne vous donne jamais ce que vous n'avez pas demandé, »* j'avais confiance et j'espérais, alors que la journée précédente se terminait que le Seigneur contrôlait toujours la situation qui me faisait penser aux paroles de Job : *« Il remplira ta bouche de cris de joie, et tes lèvres de chants d'allégresse. »*

J'étais également convaincu que la patience était une leçon importante à apprendre face à la situation présente. Dieu nous a donné toutes les promesses et l'assurance nécessaires, mais si la patience et la foi sont négligées, le chemin vers la guérison sera non seulement difficile, mais il sera aussi parsemé de contrariétés. À ce moment-là, le temps de Dieu était l'élément le plus important pour moi tant et aussi longtemps qu'il était question de la guérison de mon épouse.

Le 19 décembre, nous étions depuis 22 jours dans le service de soins intensifs de réanimation. Les gens priaient et jeûnaient à l'hôpital et à l'extérieur et à travers les continents. La plupart de ces personnes, y compris les médecins, étaient maintenant convaincus que la mort n'ayant pas pris le dessus au cours des premiers moments, il était désormais impossible qu'elle soit l'issue finale. D'autres personnes restaient néanmoins convaincues qu'il lui serait impossible de retrouver une santé normale. Ils croyaient que ses chances d'avoir des problèmes de mémoire étaient élevées. Ainsi, face à un groupe qui croyait une chose et à un autre groupe qui en croyait une autre, il aurait fallu avoir les compétences prophétiques d'Élie et d'Ésaïe. La fidélité est une chose dont on peut s'apercevoir dans les temps difficiles. C'est dans les moments difficiles que la foi des chrétiens peut porter du fruit.

Il était environ 9 :00 du matin. La pression artérielle était montée encore à 151/94 et la température de ma femme s'élevait à presque 39 degrés Celsius. Seules la pression artérielle et la température subissaient des modifications. On lui administrait de la coumarine pour lui fluidifier le sang en vue d'éviter qu'il ne s'y forme plus de caillots. Ce matin-là, le médecin avait ordonné que l'on diminue la dose de coumarine, ce qui laissait croire que sa santé s'était améliorée. Nous avions également appris au même moment que le fait qu'elle tirait toujours son tube d'alimentation n'était plus considéré comme une erreur ou un comportement involontaire comme nous l'avaient fait croire auparavant les infirmiers, mais que cela indiquait plutôt qu'au regard de son niveau de conscience et de sa tendance à poser la même question : « Pourquoi, pourquoi, pourquoi? » (comme nous avions pu l'observer au cours de la journée précédente), elle désirait plutôt qu'on retire le tube de ses narines. Aux premières heures du matin, le vingt-deuxième jour, elle avait tiré là-dessus à plusieurs reprises. Comme on pouvait voir qu'elle souffrait lorsque l'on réinsérait le tube, à la vue de l'angoisse qui animait son visage, je décidai qu'ils devraient attendre jusqu'au moment où elle devait être alimentée pour réinstaller le tube. Par conséquent, elle passait six ou plusieurs heures sans avoir le tube dans ses narines. Elle était plus reposée et bougeait plus librement dans son lit. Nous avons agi de la sorte pour lui permettre de s'asseoir et s'adosser correctement.

Le retrait temporaire du tube nous permit de nous rappeler que le Seigneur ne donnerait pas une pierre à Ses enfants s'ils Lui demandaient du pain. La guérison complète de Daniella, mon épouse, était ce que j'avais demandé, mais je n'avais pas demandé une Daniella branchée à des tubes de perfusion, des tubes d'alimentation et des lignes intraveineuses. Mon niveau de confiance grimpa une fois de plus et j'étais convaincu que les meilleurs jours restaient à venir. Toutes les personnes venues nous rendre visite au cours de cette journée ne cessaient de poser la seule et même question : « Mange-elle maintenant sans les tubes ? » Elles étaient surprises, comme je l'étais. Mon visage arborant des sourires leur fournit la réponse silencieuse à leur question.

Mon épouse est une personne pleine d'humour. Elle aime toujours faire rire les autres. Ce jour-là, elle était si calme et souriait radieusement à tous. Pendant environ deux à trois heures, les gens ne cessèrent pas de raconter des blagues. À la fin, certains disaient : « Tu nous as fait si peur, qu'est-ce que tu nous as fait ? » comme si elle l'avait fait volontairement.

À mon avis, les blagues étaient nécessaires. Ses amies la faisaient rire. Le rire en soi est un baume qui guérit et je pensais qu'il en fallait davantage. Cette thérapie, même si elle ne répondait pas, suffisait à lui faire prendre davantage conscience. Elle était paisible, tranquille et elle continuait à garder ses fossettes pendant un moment.

En me présentant devant Dieu dans la prière à la fin de la journée, je lui posai une question : « Seigneur, permettrais-tu à mon épouse de revenir de si loin dans son processus de guérison sans achever ce que tu as commencé ? » Et ensuite, je me remémorais ses promesses en répétant : « Comme un bon père qui sait donner de bonnes choses, je crois fermement, et je sais que ce qui s'est produit aujourd'hui est un signe des bons jours à venir. » Comme vous pouvez le voir, mon action pourrait vous sembler quelque chose de normal, mais j'agissais de la sorte pour vous décrire l'attitude d'un homme désespéré qui cherchait une réponse. Même à cet instant, je continuais à observer la situation comme une course qui n'est jamais remportée tant que la ligne d'arrivée n'est pas franchie. Donc, comme devrait le faire tout mari, toute femme, tout fils et toute fille aimant, je ne faisais que ce que je me devais de faire afin que le Seigneur puisse achever Son œuvre.

30 DÉCEMBRE
JOUR 23
« JE VEUX QUELQUE CHOSE À MANGER! »

« Mais je te guérirai, je panserai tes plaies, dit l'Éternel. Car ils t'appellent la repoussée, cette Sion dont nul ne prend souci. »

Jérémie 30 :17

« Éternel, mon Dieu! J'ai crié à toi et tu m'as guéri. »

Psaumes 30 :2

CELA FAISAIT EXACTEMENT 23 JOURS, LE 30 DÉCEMBRE, depuis que les caillots de sang avaient déchiré ma famille. Cependant, telle une inondation, l'intensité de la phase terminale qui était survenue, à la suite de la présence des caillots, s'était énormément atténuée au cours de cette journée.

Elle avait commencé comme toute autre journée normale. Ma femme était calme, tranquille et elle avait les yeux ouverts. Elle fixait les murs de sa chambre, ainsi que délibérément les infirmiers qui venaient la soigner, comme si elle voulait leur parler. En termes de parole, la seule chose que nous avions entendue jusque-là était: « Pourquoi, pourquoi, pourquoi? ». Cette question, elle l'avait posée quelques jours avant. J'espérais que seul un miracle de Dieu pourrait nous amener à une autre étape. Ainsi, même si elle paraissait calme et fixait délibérément les gens et les objets, il ne vint jamais à l'esprit d'aucun d'entre nous qu'elle était prête à faire un pas important. À partir de ce jour, tout ce que j'avais à l'esprit était d'entretenir la lueur d'espoir.

Plus tard, je devais apprendre que son regard fixe sur les gens et les objets constituait un signe d'un véritable développement. Le pouvoir de guérison du Seigneur devait se révéler et un autre miracle était sur le point de se produire, qui entraînerait des ondes de choc surprenantes à travers les murs du niveau 3300. Il était environ 10 :15 du matin. Je venais juste d'aider les infirmières à changer ses vêtements, à l'habiller et à faire son

105

lit. Son tube d'alimentation n'avait pas été encore replacé. Quelques instants plus tard, alors que j'étais assis sur le fauteuil et attendais que les infirmiers rebranchent le tube, elle se retourna sur le dos et se mit à regarder le plafond. Comme elle était si tranquille, je décidai de me rapprocher d'elle pour voir si elle avait besoin de quelque chose.

Pendant que je me tenais au-dessus de ma femme, il se produit une chose, qui me rappela un passage de la Bible : « Les bontés de l'Éternel ne sont pas épuisées, Ses compassions ne sont pas à leur terme ; elles se renouvellent chaque matin. Oh! Que ta fidélité est grande. » (Lamentations 3 :22-23) Le Seigneur était sur le point d'accomplir l'une de Ses promesses en ce matin d'une manière exceptionnelle et tendre. Alors que je me tenais au-dessus d'elle, elle se tourna vers moi et dit : « Je veux quelque chose à manger. » Sa voix tremblait au fur et à mesure qu'elle essayait de parler. J'avais l'impression de rêver. Il me fallut presque 40 secondes pour réaliser que la voix que je venais d'entendre était bien celle de ma femme. Le fait que cette voix tremblait n'avait aucune importance pour moi. Je sortis de la chambre en courant pour aller demander aux infirmières de lui amener rapidement quelque chose à manger. C'était la première fois en 23 jours que je pouvais entendre clairement une phrase complète de la bouche de mon épouse.

Lorsque je repense à cet instant, je me rends compte qu'il s'agissait d'un des plus grands instants que je n'avais jamais vécus avec mon épouse (en l'entendant formuler cette demande). J'attendais ce moment depuis longtemps, mais je ne savais pas ou n'étais pas trop sûr si cela se produirait. Cela dépassait l'imagination. Pendant quelques secondes, je restai là captivé et bouche bée. *Est-ce que c'est le Seigneur qui se révélait à moi?* Je réfléchissais tout en l'observant calmement. Cependant, alors que je pensais aux histoires qui se trouvaient dans mon ancienne Bible, réfléchissant à ce qui venait juste de se passer, je réalisai que cet incident ne pouvait pas être très différent de la rencontre de Jésus avec la femme samaritaine au bord du puits. L'excitation et la surprise que cela avait provoquées en elle, alors que Jésus se révélait à elle, fit toute la différence.

La Bible déclare : « Après que Jésus lui ai raconté son passé, elle laissa sa cruche et s'en alla parler aux gens d'un homme qui lui avait tout raconté sur ce qu'elle avait fait…. » (Jean 4 : 7-27). Comme je me tenais près de mon épouse ce jour-là en l'entendant dire : « Je veux quelque chose à manger, » pour la première fois en 23 jours, cet instant fut révélateur. Je m'imaginais à la place de la femme samaritaine qui ne s'attendait pas à rencontrer Jésus au puits. Elle n'avait jamais pensé à son salut jusqu'à ce moment précis. On pourrait penser que Jésus n'avait aucune raison d'être à cet endroit et n'avait aucune raison de faire ce qu'il fit. Les Samaritains et les Juifs n'étaient pas amis. Il apparut à la femme parce que le temps était venu de la purifier de ses péchés, Il dévoila aussi son passé, afin que cette dernière puisse croire qu'Il était le Seigneur. Ce miracle qui l'a amené à se rendre en ville pour raconter aux gens ce qu'elle avait vu, était le même miracle qui m'avait stupéfait durant cette matinée et m'avait amené à courir dans tous les sens au niveau 3300 pour demander aux infirmières de venir nourrir ma femme car elle avait demandé quelque chose à manger. La foi que j'avais placée dans le Seigneur s'était révélée une fois de plus. Plusieurs d'entre nous pensons que « voir c'est croire » et à cause de cela d'autres croient que Dieu n'existe pas. Même si les montagnes, les fleuves, les océans et les vallées témoignent de Son existence, ces personnes ont besoin qu'un Dieu se tienne devant elles et leur dise : « Je suis le Seigneur, vous doutez. » En ce qui me concerne, ce qui s'était produit ce matin était plus important que Son apparition. J'avais cru en Son existence de plusieurs manières. Ma foi fut affermie ce jour-là comme celle de la femme samaritaine.

Si quelqu'un devait me poser la question suivante : « Quand aimerais-tu aller au ciel? » Je répondrais sans hésiter : « MAINTENANT! » Maintenant, parce que je me sentais purifié par le miracle. Lorsqu'on me dit pour la première fois que ma femme était cliniquement morte, et que selon les rumeurs, elle était réellement morte, que plus tard d'autres se mirent à raconter que son cerveau était mort et que même s'il lui arrivait de survivre, elle dépendrait totalement de moi, je savais à peine que j'allais être témoin d'un tel progrès en cette journée.

Au regard des progrès accomplis au niveau de sa santé et des prières ferventes que d'autres personnes avaient adressées à Dieu, j'avais maintenant totalement confiance. J'étais convaincu qu'il n'y aurait plus de pas en arrière. En ce qui concernait la question de l'amour, elle ne se posait pas du tout car, après tout, l'amour était la seule chose qui m'avait retenu auprès de ma femme pendant les 23 jours précédents passés aux soins intensifs pour l'aider à s'en sortir. Les inquiétudes s'étaient évanouies, alors que je reprenais confiance, sur la base des progrès qu'elle réalisait chaque jour. Je pouvais également m'apercevoir et sentir la même confiance chez presque tous les infirmiers, les médecins et les responsables qui avaient suivi l'évolution de l'état de santé de ma femme depuis qu'on lui avait attribué un code le premier jour. Pour entretenir cet esprit de confiance que je venais de trouver, je devais user de mon sens de l'humour pour me faire sentir, ainsi qu'aux autres, le nouvel air de changement. Je divertissais les visiteurs et les infirmiers avec de petites blagues. L'humour est en fait une de mes passions. Je n'aimerais pas en faire une profession, mais chaque fois que l'occasion se présente, à mes temps libres, je ne résiste jamais à la tentation de divertir les autres avec des histoires drôles. Cependant, lorsque le diable frappa en ce jour fatal, tous les instruments et les mimiques que j'utilisais pour faire rire les gens s'étaient envolés. Au fur et à mesure que les rapports quotidiens relatifs à l'évolution de sa situation commençaient à indiquer un retour à la normale au regard de ce que je voyais chaque jour, j'étais heureux de savoir que bientôt, je pourrais reprendre mes blagues.

La demande de ma femme qui réclamait quelque chose à manger fut la bienvenue aussi bien pour les médecins que pour moi-même, même au vu de leur évaluation professionnelle, les médecins jugèrent qu'il était prématuré de lui donner de la nourriture solide. Ils préféraient effectuer un test de déglutition pendant quelques jours, avant de lui permettre de prendre un vrai repas. Pour commencer, ils recommandèrent qu'on lui donne de petits morceaux de glace et toute chose sous forme liquide. Face à cette décision, elle n'avait pas le choix que d'être patiente et d'attendre le temps convenable pour pouvoir manger des mets solides. Le refus des médecins nous a créé beaucoup de problèmes. Au cours de la seule journée, mon épouse demanda à manger à plusieurs reprises.

Le fait d'avoir faim et de vouloir manger était une bonne nouvelle. J'étais très heureux à cet effet, mais plus particulièrement, je me réjouissais de voir qu'elle pouvait maintenant dire des phrases simples pour communiquer ses désirs. Les nombreuses spéculations que nous avons eues dans le passé n'étaient plus valides. Tout au long de la journée, je rentrai et sortis du bureau des infirmiers, lui rapportai des morceaux de glace que je lui faisais manger autant qu'elle le pouvait. Elle mangea des morceaux de glace et du pudding pendant le reste de la journée.

Certaines personnes considéraient les miracles qui se produisaient chaque jour comme des événements normaux. Ils les attribuaient dans certains cas au travail de la science. Comme je l'ai souligné, la survie de ma femme est due en partie à une intervention médicale. Cependant, comme je l'ai aussi déclaré, et mes déclarations furent confirmées par les médecins, il y avait une limite à leur au travail. Je crois que là où les médecins sont limités, le reste du travail dépend de Dieu en ce qui concerne la survie de tout patient.

Dans le cas de ma femme, plusieurs médecins confirmèrent plus tard que sa survie dépassait leurs capacités. Qui en serait capable alors? En tant que personne éduquée, il ne me revient pas d'établir des comparaisons entre la science et Dieu et cela tout simplement en tant que chrétien j'ai choisi de ne pas utiliser la Bible pour définir la science ou utiliser la science pour dénigrer l'œuvre de Dieu. Toutefois en reconnaissant nos limites en tant qu'êtres humains, il est juste d'admettre qu'il existe un être surnaturel au-dessus de nous et dont les capacités dépassent notre compréhension. J'ai tiré le titre de ce livre des événements qui se sont produits au cours de jour 23 car je crois que le miracle de Dieu était sur le point de s'accomplir.

Pour moi, avoir réellement confiance en la puissance de guérison à cette période de la journée fut rendu possible grâce à la puissance divine. Je n'aurais jamais pu le faire par moi-même. Aussi, la question de savoir à quel point je me souvenais de ces moments de moins en moins nombreux où j'avais peur, j'étais frustré, n'avais pas du tout la foi, et qui ne créaient qu'un vide en moi, appartiennent au passé. J'avais la ferme conviction que la vingt-troisième journée représenterait pour l'histoire de ma famille des moments de miracles, de misères, de vagues, de troubles et de tragédies médicaux, que je vécus pendant ce temps. La Bible déclare : *« Écoutons la fin du discours : Crains Dieu et observe ses commandements. C'est là ce que doit faire tout homme. »* (Ecclésiaste 12 :13)

CHAPITRE 4
DEUXIÈME ÉTAPE DE LA GUÉRISON

31 DÉCEMBRE 2007
SOINS THÉRAPEUTIQUES

« Car si lorsque nous étions ennemis, nous avons été réconciliés avec Dieu par la mort de Son fils, à plus forte raison étant réconciliés, serons-nous sauvés par Sa vie. »

Romains 5 :10

LE 31 DÉCEMBRE FUT LE DÉBUT D'UNE AUTRE ÉTAPE de notre séjour à l'hôpital. Après que les médecins et les infirmiers aient passé plusieurs jours à travailler sans cesse pour faire ce qui était en leur pouvoir, ils nous dirent que le voyage n'était pas terminé, mais pourrait se poursuivre par les soins thérapeutiques. Lorsque nous pensons au terme « thérapeutique », il s'agit d'un mot communément utilisé par les professionnels de la santé pour définir un autre mode de traitement qui ne passe pas nécessairement par l'utilisation de médicaments. En tant qu'adjectif, ce terme signifie « guérison, réparateur, curatif, remédiateur, salvateur ou bénéfique. » En général, dans le contexte médical, « il s'agit d'un système de traitement adopté pour corriger les cas de pathologies cliniques. » La thérapie a été conçue pour soigner les maladies. Plus particulièrement, elle fait référence au type de « programmes d'intervention agressive qui se présentent sous plusieurs formes, mais qui adhèrent généralement au behaviorisme, à l'apprentissage social ou aux modèles de comportement cognitif qui sont conçus pour renforcer les actions sociales positives. »

Aux dires des médecins, ma femme avait besoin de plusieurs sortes de thérapies : la marche, la parole, l'alimentation, juste pour ne mentionner que quelques-unes. Cela implique que pendant qu'elle était en arrêt cardiaque et qu'elle avait été déclarée cliniquement morte par la suite, elle avait presque tout perdu. Par conséquent, il nous fut fortement recommandé de lui faire suivre ces programmes conçus pour renforcer son action sociale positive, chaque jour. Le délai pour ce type de traitement n'était pas précis, mais beaucoup de choses dépendraient de deux éléments : le temps de guérison et son assurance, car il nous fut conseillé de contacter sa compagnie d'assurance pour voir ce qu'il en retournait.

Comme nous nous apprêtions pour les soins thérapeutiques qui devaient être prodigués à Northside, les médecins nous firent des recommandations auxquelles elle devrait se conformer lorsqu'éventuellement elle pourrait quitter le centre de réadaptation pour retourner enfin à la maison. Une de ces recommandations fut les soins de santé prodigués à la maison, une suite à la thérapie.

Le 31 décembre, un test de déglutition fut programmé à 10 :00 du matin. Cette décision faisait suite à l'une de mes requêtes, considérant la pression constance qu'elle exerçait sur moi chaque jour, se plaignant d'avoir faim et réclamant quelque chose à manger. J'espérais et je priais qu'à la fin du test, le résultat serait positif et qu'on lui permettrait de prendre un repas consistant. Le fait de pouvoir absorber un repas solide serait une autre étape positive dans son processus de guérison. Elle s'était plainte une nuit de vouloir manger et de descendre de son lit. Elle se déplaçait dans tous les coins de son lit étroit, essayant de se lever et ce, tout au long de la nuit. Cependant, avec le système VAC (cicatrisation par pression négative) qui était toujours relié à son abdomen, je ne pouvais pas l'aider à s'asseoir. J'appelai l'infirmière pour l'informer de ce qui se passait. Elle suggéra aussi qu'il n'était pas prudent de lui permettre de se lever, même si elle était restée au lit pendant longtemps. La seule option qui me restait était de dire à ma femme que pour le moment on ne pouvait pas lui permettre de se lever pour sa propre sécurité. Les médecins insistaient pour qu'elle garde le cathéter central inséré par voie périphérique (CCIP) jusqu'à ce qu'elle réussisse le test de déglutition. Elle supporta le test avec succès. Le cathéter avait été placé dans son bras droit. En ce qui me concerne, j'éprouvais toujours de la difficulté à regarder mon épouse se faire percer par une aiguille pendant l'installation du CCIP.

Ce test devait être la deuxième tentative. Un premier test avait été effectué quelques jours plus tôt. Ce premier test avait démontré qu'elle n'avait aucun problème pour mâcher, mais qu'elle avait du mal à avaler.

À cause de cela, ils durent programmer un autre examen pour s'assurer qu'elle n'aurait aucune difficulté à avaler de peur qu'elle n'aspire les choses qu'on lui donnerait.

Les médecins me conseillère de continuer à lui donner des morceaux de glace et des repas du même type. Ce conseil était frustrant, mais il était important de le suivre si on voulait éviter des problèmes. Ils préféraient maintenir le tube branché jusqu'à la fin de l'évaluation. Plus tard, lorsque je leur demandai la date à laquelle se ferait l'évaluation, une infirmière me répondit qu'ils l'effectueraient dans deux jours environ. Une fois de plus, ils avaient besoin de quelques jours supplémentaires pour faire un suivi en vue d'assurer de meilleurs résultats.

Quelques heures suivant ma discussion avec l'infirmière quant au renvoi de l'évaluation à une autre date, j'appris quelque chose. Cette fois-ci, il s'agissait de l'assurance de ma femme. On m'informa que l'assurance était sur le point d'expirer. Avec cette information, nos journées à l'hôpital semblèrent se multiplier. Cependant, on ne connaissait toujours pas la date prévue pour le test. Nous devions attendre et voir comment ils allaient régler le problème. Nous attendions également d'avoir des informations sur le programme du centre de réadaptation. Ces informations n'étaient pas disponibles non plus. Nos espoirs en ce qui concerne les dates de l'évaluation et du transfert vers le centre de réadaptation commencèrent à s'amenuiser, en partie à cause de nos frustrations et de nos inquiétudes en ce qui concernait la date d'expiration de l'assurance de ma femme. Le lendemain devait être le Jour de l'an, le 1er janvier 2008. En général, nous célébrons le 31 décembre en prenant des résolutions, demandant à Dieu d'effectuer des changements dans notre vie au cours de la nouvelle année, tout en faisant nos projets. Les choses seraient différentes ce 31 décembre. Outre ce constat, je me rappelai un autre événement ce jour-là. On était exactement le 31 décembre 2006 lorsque ma belle-mère avait appelé pour nous donner une prophétie sur l'enfant que sa fille aurait en 2007. Par la grâce de Dieu, sa prophétie s'était réalisée par la naissance de son fils, Bébé John. Toutefois, la personne avec qui je devais célébrer l'accomplissement de cette prophétie était toujours couchée dans une petite cabine à l'hôpital et luttait pour vivre. Elle ne savait même pas si oui ou non elle était mère. Ainsi, nous ne pourrions pas faire deux choses ce 31 décembre 2007 : la première porterait sur la résolution. En effet, nous ne pourrions pas prendre de résolution en famille cette année. Si jamais nous devions en prendre une, je serais le seul à le faire de telle manière qu'elle puisse refléter tout ce que j'avais demandé pendant mon temps de jeûne et prière, à savoir que Dieu guérisse ma femme. Le deuxième point est que nous ne pourrions pas nous remémorer les résolutions prises le 31 décembre 2006, ainsi que tout ce qui s'était passé au cours de l'année écoulée dans notre famille, surtout en ce qui concerne la prophétie qu'avait donnée ma belle-mère. En plus de ces deux éléments, nous ne vivrions pas les festivités du Nouvel an, y compris les bons mets, les nombreuses visites, l'échange de cadeaux, etc.

Tout cela signifiait que les festivités de Noël et du Nouvel an avaient disparu de l'écran du radar de nos réunions familiales pour l'année 2007 et le début de l'année 2008. Je me rendis compte que cette situation nous permettait de comprendre l'importance d'une personne ou d'une chose lorsqu'on la perd. Ce jour-là, je réalisai que la plupart des infirmiers s'étaient rendus chez eux en vue d'aller rendre visite à leurs amis ou aux membres de leurs familles et s'amuser. D'habitude les rues sont vides, les gens ne vont pas au travail et abandonnent leur emplois du temps chargé pour rester à la maison. Il y avait juste quelques infirmiers qui étaient de garde.

Mon beau-père et d'autres parents de ma femme se trouvaient toujours à l'hôpital. Il s'était passé à peu près deux semaines depuis l'arrivée de mon beau-père. La situation était inhabituelle aussi bien pour lui que pour moi. Le plus long séjour qu'il avait effectué chez nous jusque-là avait été de quatre jours seulement. Cependant, vu l'ampleur de la maladie de sa fille, il décida non seulement de reporter la date de son retour chez lui, mais d'annuler la plupart de ses réunions, conférences et autres voyages. Ainsi, le 31 décembre, il n'avait toujours pas prévu de repartir et ne savait pas la date exacte où cela se ferait. Tout ce que nous pouvions faire lors de cette journée était de faire ce que nous avions fait jusque-là, à savoir, prier, prier et prier encore. La célébration du Nouvel an se déroula de la même manière que celle du jour de Noël. Les cousines de mon épouse amenèrent le bébé à l'hôpital et une fois de plus, nous avons entouré ma femme dans sa chambre étroite, avons chanté un peu, lu la Bible, loué le Seigneur et prié jusqu'à la fin de la journée.

1ᵉʳ JANVIER 2008

« C'est pourquoi exhortez-vous réciproquement, et édifiez-vous les uns les autres, comme en réalité vous le faites. »

Thessaloniciens 5 :11

LE 1ᴱᴿ JANVIER FUT LA DEUXIÈME JOURNÉE DE NOS PRÉPARATIFS pour le transfert au centre de thérapie et de réadaptation. L'état de santé de mon épouse s'était amélioré de manière visible et se reflétait chaque jour à travers de nouveaux signes. Elle tentait à plusieurs reprises de parler et de converser avec nos visiteurs, mais sa voix n'était toujours pas très claire, quand bien même on pouvait comprendre ses messages. Ses mots étaient mal articulés. Cependant, elle travaillait à trouver les mots pour exprimer sa pensée.

Puisqu'aucune date n'avait été encore fixée pour son transfert et que le 1ᵉʳ janvier était férié, il n'était pas nécessaire de déranger les infirmières en ce qui concernait un quelconque projet. Nous profiterions de cette journée pour réfléchir et discuter de nos projets relatifs au nouveau bâtiment dans lequel nous devrions nous rendre. La journée était pratiquement libre dans un certain sens car il n'y avait pas beaucoup de personnel de garde pour effectuer les activités. En outre, comme la prière occupait une grande partie de nos journées, nous avons continué à prier. Il s'agissait d'une journée parfaite pour passer plus de temps dans la prière ensemble sans aucune crainte d'être interrompus par les infirmiers.

Ils devaient simplement lui administrer des médicaments et procéder à quelques tests le cas échéant selon la routine et s'en aller ensuite jusqu'à la prochaine heure prévue pour la prise des médicaments.

Les infirmiers de l'OBGYN avaient une mission un peu différente. Ils avaient installé le système VAC auparavant pour aspirer le superflu de liquide et de sang en vue de faciliter la cicatrisation de la plaie de la césarienne. Pour cela, ils effectuaient régulièrement des visites de routine, deux fois par jour ou lorsque la machine posait un problème qui nécessitait une intervention urgente. La chose la plus importante, en dehors des soins réguliers que lui prodiguaient les infirmiers de l'OBGYN, se traduisait dans les efforts qu'ils faisaient pour que la plaie guérisse avant que mon épouse soit transférée dans l'unité des soins thérapeutiques. On nous avait d'abord dit que la plaie guérirait au bout de quelques jours. À 10 :35, l'infirmière vint la voir. Après avoir procédé à son contrôle, elle nous conseilla de garder le VAC encore quelques jours. Comme la plaie n'était pas un problème majeur, le changement de date pour le retrait du VAC ne nous inquiéta pas trop. La journée se termina sans aucun stress ni aucune agitation, mais plutôt dans la tranquillité, en compagnie de certains membres de la famille, amis et membres de l'église.

2 JANVIER 2008

« Je vous exhorte donc, frères, par les compassions de Dieu, à offrir vos corps comme un sacrifice vivant, saint, agréable à Dieu, ce qui sera de votre part un culte raisonnable. Ne vous conformez pas au siècle présent, mais soyez transformés par le renouvellement de l'intelligence, afin que vous discerniez quelle est la volonté de Dieu, ce qui est bon, agréable et parfait. »

Romains 12 :1-2

LE 2 JANVIER, A 7 :00 DU MATIN, LES ACTIVITÉS habituelles étaient déjà en cours, y compris le changement d'équipes, l'administration des médicaments, l'évaluation des malades, d'autres types de tests effectués et tout un ensemble d'autres activités. En ce qui concernait notre famille, il y avait la rotation du programme, tel que prévu, qui se déroulait à ce moment de la journée, mais surtout entre 9 :00 et 10 :00. Mon beau-père arriva à ce moment pour me remplacer. Je me rendis à la maison pour changer de vêtements et régler d'autres choses.

À mon retour, ils avaient déjà effectué l'évaluation du matin. Mon beau-père était présent lorsqu'ils effectuèrent les tests. Le rapport stipulait : « La malade n'est pas en mesure de lever les deux doigts lorsqu'on le lui demande. Elle a tendance à ne pas se concentrer sur les objectifs qu'on lui présente. Elle semble mouvoir toutes ses quatre extrémités. Ses extrémités inférieures bougent peu. Présence de dysfonctionnements au niveau de la mobilité secondaire à une encéphalopathie anoxique et à une hospitalisation de longue durée. La malade devrait bénéficier d'une thérapie physique, d'une ergothérapie et d'une orthophonie. Pour le moment, elle ne peut pas supporter un programme de trois heures. Il serait important de travailler sur sa résistance dans l'avenir. Je proposerais qu'elle reçoive des soins pour affections subaigües, prodigués au service de soins spécialisés. La malade a été examinée et interrogée et sa fiche a été révisée. J'ai discuté de la situation avec son père. J'en parlerai avec l'infirmière de liaison. Nous devons examiner les besoins de pré-certification en ce qui concernait la police d'assurance Blue Care. »

Le rapport indiquait assez clairement que nous devrions nous pencher sur deux éléments. Premièrement, il semblait qu'aucun transfert ne serait prévu dans un proche avenir. La malade ne remplissait pas les conditions pour une thérapie pour le moment, surtout que, selon les commentaires des médecins, ma femme ne réagissait pas totalement aux ordres qu'on lui donnait. Deuxièmement, maintenant que la question de l'assurance-santé de mon épouse se posait, nous devrions également la régler si nous voulions prétendre à une thérapie quelconque. En ce qui concerne le fait qu'elle ne réagissait pas adéquatement à tous les stimuli, j'avais toujours émis certains doutes quant au rapport d'évaluation de l'équipe des médecins. Par exemple, avant que la principale évaluation n'ait été effectuée ce matin-là avant que je ne parte, une infirmière était venue lui donner ses médicaments à 8 :00. Sentant que ma femme était agitée, se retournait dans son lit, l'infirmière décida de la calmer en l'appelant par son nom, « Daniella », en vue d'attirer son attention. Ma femme avait tourné la tête pour regarder l'infirmière. L'infirmière s'assit avec elle sur le lit et lui a dit : « Je t'aime. » À son tour, mon épouse lui répondit : « Je t'aime aussi. » L'infirmière fit la remarque suivante : « Elle réagit mieux et semble aller mieux aujourd'hui. »

Dans mon esprit, le fait qu'elle n'ait pas pu répondre au stimulus du médecin pourrait provenir d'un refus pur et simple de sa part ou du fait qu'elle n'était pas de bonne humeur et ne voulait parler à personne. Nous attendions la date du test de déglutition lorsqu'ils firent leur rapport. Considérant la gravité des informations qui s'y trouvaient et vu le scepticisme qu'affichait le médecin, nous ne pouvions pas insister sur l'évaluation, comme nous l'aurions souhaité. Au regard de ce qui semblait être une période de quelques jours supplémentaires avant le transfert, nous ne voulions pas mettre en échec le processus. Cependant, nous étions convaincus que sa capacité à mâcher la glace et son désir pressant de vouloir manger constituaient des indicateurs satisfaisant qui nous démontraient qu'elle pourrait réussir le nouveau test de déglutition.

Après avoir lu le rapport, je trouvai que la situation générale était décourageante. Par exemple, d'une part, les expressions telles que « hospitalisation prolongée due à une encéphalopathie anoxique. La patiente devrait bénéficier d'une thérapie physique, d'une ergothérapie et d'une orthophonie » semblaient indiquer que le processus de guérison n'était aucunement en vue. D'autre part, ces expressions étaient devenues normales pour moi. En tant qu'êtres humains, nous avons tendance à être bouleversés chaque fois que nous entendons ou qu'on nous annonce des nouvelles douloureuses, mais nous savions au plus profond de nous-mêmes que Dieu était sur le point d'accomplir Son miracle

3 JANVIER 2008
LA PATIENTE DEMANDE À PRENDRE UNE DOUCHE

« Voici, le Seigneur, l'Éternel, me secourra : Qui me condamnera ? Voici, ils tomberont tous en lambeaux comme un vêtement, La teigne les dévorera. »

Ésaïe 50 :9

IL Y A TRÈS LONGTEMPS, J'EU UNE CONVERSATION AVEC un ami. Il venait juste de traverser des moments difficiles dans sa vie durant lesquels il avait fait face à une action en justice. Selon ses propos, quelqu'un l'avait faussement accusé d'un acte qu'il n'avait pas commis. L'affaire avait été tellement difficile pour lui qu'il se demandait chaque jour comment il allait s'en sortir. Les cas de litiges impliquent des procédures longues qui traînent. Cependant, selon lui, la deuxième fois où il se présenta au tribunal, l'affaire avait été réglée et la partie adverse avait été inculpée pour parjure.

La manière dont les événements avaient tourné lui permit de considérer l'œuvre de Dieu sous un angle plus important. Voici comment il décrit la situation : « Aujourd'hui, Dieu est revêtu de Ses vêtements d'athlète et se promène pour sauver Ses enfants de leurs problèmes. » Confus par ce que je venais d'entendre, je lui demandai ce qu'il voulait dire. Il me répondit : « Les athlètes, par exemple les joueurs de football, sont omniprésents sur le terrain. Ils sont toujours aux aguets quand le ballon est en jeu, ils courent après le ballon partout sur le terrain pour marquer un but. En revêtant Dieu d'une tenue d'athlète, je veux simplement démontrer de quelle manière Il se trouvait réellement à mes côtés dans la salle d'audience. »

Il poursuivit : « Plusieurs personnes, y compris moi, croyons que toute chose requiert de la patience avec Dieu, mais je ne crois pas que cela soit vrai dans toutes les situations comme je l'ai réalisé à travers ma récente expérience. Avec les problèmes de justice que j'ai vécus récemment, et vu la manière dont j'en suis sorti si rapidement, je suis convaincu que seul Dieu est venu à mon secours. »

Au cours de notre courte conversation, mon ami m'avait donné à réfléchir. Il y avait beaucoup de choses à apprendre et beaucoup de vérités dans ses remarques par rapport au travail de Dieu dans la vie d'une personne. Tout d'abord, pour convenir avec lui, notre perception de l'œuvre de Dieu pourrait être erronée de plusieurs manières. Certains ne croient pas en l'existence de Dieu. Ils disent par exemple que s'Il existait, S'Il était si bon et si puissant, pourquoi y avait-il autant de mal dans le monde? D'autres recherches des preuves physiques pour reconnaître Son existence.

Ces arguments ont leur place. Par exemple, lorsque Job traversait des moments difficiles, il ne pouvait pas comprendre pourquoi Dieu le regardait souffrir, après tout ce qu'il avait fait pour Lui. Jean-Baptiste douta également du comportement de Jésus lorsqu'on était sur le point de lui couper la tête. Il y avait des gens si proches de Dieu, qu'ils savaient qui Il était et ce qu'Il était capable de faire, mais ils doutèrent tout de même de Lui à cause de leurs problèmes. Il est facile de douter de la puissance de Dieu et même de Son existence. Les êtres humains agissent de la sorte en tout temps. Personnellement, j'ai vécu parmi plusieurs communautés dans différents pays du monde et il m'est arrivé d'entendre ce genre d'histoires quelquefois. En général, lorsque les gens sont poussés à bout, leur première réaction est de douter de l'existence de Dieu. Laissez-moi vous raconter l'histoire d'un homme considéré comme une personnalité très connu au sein de sa communauté et qui vécut le choc de sa vie lorsqu'il perdit deux de ses enfants en l'espace de deux semaines. Des frères chrétiens allèrent lui témoigner de leur sympathie dans ces moments tristes. Invoquant le nom de l'Éternel, un des frères déclara ce qui suit : « Il existe un Dieu, et Il est tout puissant. Il est le seul vers qui nous puissions toujours aller lorsque nous sommes dans la détresse. » On avait l'impression que ce frère avait entamé une diatribe. Lorsqu'il eut terminé, l'homme lui répondit : « En effet, je sais qu'il existe un Dieu, s'il y avait un autre, il aurait corrigé l'erreur du premier. » Eh bien, la Bible déclare : « *Seul un insensé peut dire que Dieu n'existe pas.* »

Il existe plusieurs histoires similaires à celle de mon ami dans la Bible dans lesquelles le Seigneur agissait rapidement, miraculeusement en répondant aux besoins des gens. Pour n'en citer que quelques-unes, rappelons-nous le moment où Il nourrit des multitudes avec cinq pains. Il permit à Moïse d'ouvrir la Mer Rouge pour que les enfants d'Israël puissent la traverser. Il ressuscita Lazare d'entre les morts; Il changea l'eau en vin. Il existe de nombreux miracles et exemples de réactions rapides à travers la Bible. Dans ces exemples, il est évident de reconnaître que mon ami avait vu juste. La rapidité avec laquelle Dieu résout les problèmes de Ses enfants pourrait se comparer à celle de sa métaphore sur « la tenue de l'athlète ».

L'autre leçon que l'on pourrait tirer des remarques de mon ami se trouve dans l'adage qui dit : « Dieu est si sage, qu'Il met Ses rideaux devant l'avenir. » Un rideau, accroché à une fenêtre est utilisé pour une ou plusieurs raisons. On peut l'utiliser pour embellir la maison, pour atténuer ou empêcher que les rayons du soleil entrent dans la maison ou pour empêcher les gens de voir de l'intérieur ou de l'extérieur de la maison. Il pourrait y avoir d'autres raisons pour lesquelles les gens utilisent les rideaux, mais dans le cas présent, nous utiliserons la première raison pour analyser le dicton susmentionné. Si Dieu nous donnait les détails de notre avenir, à savoir quand nous mourrions, serions malade, aurions des problèmes, serions envoyés en prison, serions riches ou pauvres, etc., à quoi ressemblerait le monde? Le monde serait-il un lieu où il y aurait plus de sécurité ou le mal dominerait? Chacun est libre d'avoir sa vision personnelle de ce à quoi notre monde pourrait ressembler. Toutefois, je ne doute pas qu'il y aurait simplement de l'anarchie et que le monde s'effondrerait comme l'a décrit Chinua Achebe, un écrivain africain renommé dans son roman <u>Le monde s'effondre</u>.

Ésaïe 55 :8-9 déclare : « *Car mes pensées ne sont pas vos pensées, et vos voies ne sont pas mes voies, dit l'Éternel. Autant les cieux sont élevés au-dessus de la terre, autant mes voies sont élevées au-dessus de vos voies, et mes pensées au-dessus de vos pensées.* » Dans ce passage, Dieu montre la différence Lui et l'Homme. Nous ne pouvons pas décider à Sa place, du moment auquel nos problèmes doivent être résolus et de quelle manière ils doivent l'être. Il fait les choses en Son temps. Par conséquent, la question de savoir quand et comment Il intervient dans notre vie pour résoudre nos problèmes dépend de ce qu'Il veut accomplir. Il en est ainsi afin que notre foi puisse être éprouvée, pour que nous puissions apprendre davantage à être patients ou que nous puissions réaliser que la situation est arrivée au moment opportun comme le décrit Ecclésiaste 3 ou encore pour bien d'autres raisons.

L'expérience de mon ami était l'une au travers desquelles Dieu avait choisi d'intervenir rapidement. Tout comme mon ami, j'avais vu l'intervention imminente de Dieu dans la maladie de mon épouse dès le moment où elle était tombée. Le 3 janvier était une de ces nombreuses journées durant lesquelles Dieu avait manifesté Sa rapidité envers nous une fois de plus.

La veille, c'est à dire le 2 janvier 2008, le médecin nous avait remis un long rapport sur l'évaluation qu'il avait faite avec ma femme. Ce rapport avait créé un nuage sombre quant à l'éventualité de son transfert au centre de réadaptation. Nous ne savions pas combien de temps cela prendrait avant ce transfert, mais même si elle devait s'y rendre, selon le rapport du médecin, elle mettrait du temps à guérir. À notre grande surprise, en moins de 24 heures, plus tard le 3 janvier, nous avons vu la main agissante de Dieu. Son miracle, une fois de plus, avait été une grâce pour nous au cours de cette journée. Les éléments qui devaient faire l'objet d'une évaluation sur la déglutition, la réponse aux messages qu'on lui envoyait et la capacité à se concentrer, comme les avait définis le médecin, furent tous positifs à notre grand étonnement ce jour-là. Selon ce que Dieu avait décidé, deux des infirmiers avaient été témoins de l'événement ce matin.

Après une bonne nuit de repos, ma femme se réveilla vers 5 :00 du matin. Ses yeux étaient bien ouverts et elle paraissait très bien réveillée et détendue. Elle se retournait de temps en temps. Je pensais qu'elle avait mal quelque part, mais ce n'était pas le cas. J'allais être surpris par ce que j'allais entendre. Environ 30 minutes plus tard, elle dit : « Je veux prendre une douche. » J'étais abasourdi et ne savais pas exactement quoi répondre. J'aurais voulu que les infirmiers et les médecins entendent ce qu'elle venait de dire. J'ai regretté qu'ils n'aient pas été là à cet instant précis. Aucun d'entre eux n'était présent pour voir par eux-mêmes. Je suis sûr que s'ils avaient été là, la prise de note aurait été tout autre à partir de ce moment. Je ressentais une grande excitation au fond de moi-même à ce moment et mon esprit était en extase.

Je m'en allai appeler les infirmières pour m'aider à l'amener dans la salle de bain pour lui donner une douche bien méritée. Telles que les choses se présentaient, cet instant fut simplement le début de ce qui allait se produire par la suite après la douche. Après la douche, vers environ 6 :45 du matin, elle commença à bouger d'un bout à l'autre de son petit lit et allait presque tomber. Elle se débrouilla pour se retrouver au pied de son lit. Je lui demandai : « DQ, qu'est-ce qui se passe? » À ma grande surprise, elle me répondit d'une voix très peu nette : « Je veux me lever. » Une fois de plus, en moins de deux heures, une femme dont on avait dit que la guérison serait lente, entretenait une conversation normale avec son mari. Tout excité comme je l'étais, je ne pouvais pas lui permettre de se tenir debout. Il s'agissait d'une chose à laquelle je devais réfléchir par deux fois. Je devais demander la permission aux infirmières, me confirmant qu'il n'y avait aucun problème à ce qu'elle se lève. De plus, comme le VAC de l'incision et le CCIP étaient toujours branchés sur elle, j'avais besoin de l'aide des infirmières. Ainsi, j'ai sonné au bureau des infirmières pour qu'elles viennent m'aider. En quelques secondes, l'une d'entre elles arriva. Ma femme se trouvait toujours au pied du lit et pleurait, pour se lever. Elle s'arrangea de telle manière à poser ses pieds au sol et s'agenouiller devant le lit. Il s'agit de la première fois depuis le 8 décembre 2007, qu'elle se tenait sur d'autres parties de son corps, ses genoux. Elle était restée au lit tout ce temps.

De ce que je pouvais voir, il semblait que son corps commençait à récupérer et être sensible à la douleur. Elle continua à se mouvoir et à tourner d'un côté à un autre. Juste à ce moment, une autre infirmière arriva. Bientôt, une autre équipe allait venir prendre la relève et l'évaluation courante serait effectuée. Avec les infirmières à mes côtés et ma femme agenouillée auprès du lit, il revenait aux infirmières de décider si elles voulaient la remettre dans son lit ou accéder à sa demande. Il serait difficile de refuser cette demande considérant les efforts qu'elle fournissait pour retrouver sa santé. Par conséquent, elles crurent rapidement bon de lui donner l'opportunité de s'asseoir sur le fauteuil, mais pour y arriver, elles devaient trouver le moyen de débrancher le CCIP et le tube d'alimentation ou d'attacher les deux à la barre et de la déplacer avec elle jusqu'au fauteuil qui se trouvait à environ cinq à dix pieds du lit. Alors que les infirmières s'activaient, elle pointa le doigt vers la salle de bain suggérant qu'elle voulait l'utiliser. Je me rapprochai d'elle pour l'y amener. Une des infirmières vint m'aider. Elle s'était relevée de sa position à genou et s'est tenue debout pendant environ trente secondes, et j'étais seul à ses côtés. Elle essaya de marcher seule et y arriva en faisant deux pas en avant, avant de s'arrêter. Ses pieds commencèrent à trembler. Ce tremblement démontrait qu'elle était faible après 26 jours passés au lit. Nous l'avons conduite dans la salle de bain. De la salle de bain nous l'avons tenue par les bras et l'avons conduite au fauteuil. Le fait qu'elle était assise toute seule avec les pieds au sol pour la première fois, constituait encore un autre miracle. « Quelle surprise ce matin, » s'exclama l'une des infirmières.

Comme vous pouvez le remarquer, nous avions commencé la journée du bon pied. Nous venions à peine de passer quelques heures de la journée, que déjà nous avions réalisé beaucoup de choses. J'étais déjà satisfait des nouveaux développements, même s'il ne devait rien se produire d'autre pendant le reste de la journée. Comme dans l'histoire de mon ami, la journée m'avait rappelé l'argument sur « la manière de vivre » décrit dans le livre *The Real Faith for Healing* de Charles S. Price, publié et réécrit par Harold J. Chadwick. Il déclare : « Pendant la vie de Jésus sur la terre, les Pharisiens disaient : 'C'est ici que se trouve la vérité.' et les Sadducéens répliquaient : 'Non c'est ici.' Les philosophes grecs, quant à eux, avaient longtemps soutenu qu'ils détenaient la vérité. Notre Seigneur béni, cependant, les a tous réduits au silence en déclarant *'Je suis le chemin, la vérité et la vie. Nul ne vient au Père que par moi.'* »

La discussion se poursuit dans le monde médical dans la même veine de nos jours, lorsque la question de la guérison se pose. Très souvent, lorsque les médecins déclarent que leurs malades ne survivront pas, ils peuvent même dirent : « Il vous reste X jours à vivre. » Certains laïcs aborderont dans le même sens en soutenant que les médecins avaient donné leur point de vue. Avec un tel consensus, il est presque impossible d'écouter l'avis des autres par rapport à ce que pourrait être le point de vue du Seigneur.

Je dirais que tant que le Médecin en chef n'a pas dit son dernier mot : « Je suis le chemin, la vérité et la vie, », tout malade peut survivre.

À la tombée de la nuit, entre 17 :00 et 18 :00, l'une des infirmières plus âgées vint voir mon épouse. Elle avait travaillé avec cette dernière depuis que nous avions été transférés au niveau 3300. Elle n'était pas affectée directement à mon épouse ce jour-là, mais j'imagine qu'elle avait entendu parler de ce qui s'était passé. Il me semblait qu'elle venait pour une mission d'enquête. Lorsqu'elle arriva mon épouse se trouvait déjà au lit, après s'être reposée sur le fauteuil pendant plus de 45 minutes le matin. Elle était toujours calme et détendue. Vu ce qu'elle avait observé, l'infirmière décida de nous raconter son histoire. Elle commença : « Il y a vingt ans, j'étais très malade pendant trois mois et j'avais subi une dialyse (une procédure qui consiste à nettoyer le sang des malades dont les reins ne fonctionnent plus). Mon médecin m'a dit que je n'avais plus que deux jours à vivre, mais quelques jours plus tard, un miracle s'est produit, et mon médecin m'a dit 'Je n'ai rien à avoir avec ce qui s'est passé.' » Puis, elle conclut : « Voilà, je suis ici aujourd'hui. » Avec cette déclaration, j'étais reconnaissant pour le fait que les médecins et les infirmiers commençaient à utiliser le terme « miracle ».

Le rapport établi par les infirmières sur l'évaluation qu'elles avaient effectuée plus tard au courant de la journée disait ce qui suit : « La malade est éveillée et réagit de la même manière qu'hier. Aucun changement observé, elle s'est assise, le VAC est en place, le tube de déglutition ne fonctionnait pas, l'air ne pénètre pas /n'est pas absorbé normalement. Elle semble apporter un soutien permanent à sa famille. Elle a plusieurs membres de sa famille avec elle, et elle semble se porter bien. Elle a besoin de beaucoup d'aide pour se remettre au lit. » Un autre médecin se présenta plus tard, fit son évaluation et nota ce qui suit : « J'ai vu et évalué la patiente, suis d'accord avec les commentaires précédents. Son état continue à s'améliorer. Elle obéit aux stimuli, arrive à parler correctement avec de l'aide. Le système VAC est en place."

Les commentaires des autres médecins et infirmiers semblaient un peu différents de l'expérience que nous avions vécue le matin. Cependant, il n'y avait rien d'étonnant à cela et cela ne m'effrayait nullement. J'étais convaincu que le Seigneur portait maintenant sa « tenue de course », était prêt à agir et à Se manifester à ceux qui doutaient. J'étais certain également que le dernier mot Lui revenait : « Je suis le chemin, la vérité et la vie. », et je n'avais aucun doute que ma femme se portait bien et qu'elle était sur le chemin de la guérison. Avec les nombreux amis et membres de la famille qui nous avaient rendu visite ce jour-là et qui avaient été témoins de ces signes de guérison et du miracle divin, la salle était remplie de joie, de rires et d'une atmosphère semi-festive. D'autres membres de l'église étaient venus prier avec nous et nous encourager. Pendant le reste de la journée, ma femme décida de rester assise au lieu de se coucher, comme à l'habitude. Toutefois, au lieu de l'amener et la ramener du fauteuil, nous avons ajusté son lit de manière à l'incliner, afin qu'elle puisse s'asseoir aussi longtemps qu'elle le désirait.

4 JANVIER 2008

« Je ferai marcher les aveugles sur un chemin qu'ils ne connaissent pas, Je les conduirai par des sentiers qu'ils ignorent ; Je changerai devant eux les ténèbres en lumière, Et les endroits tortueux en plaine : Voilà ce que je ferai, et je ne les abandonnerai point. »

Ésaïe 42 :16

LA JOURNÉE DU 4 JANVIER FUT ÉGALEMENT INTÉRESSANTE. On me relata un événement surprenant qui s'était produit en mon absence alors que j'étais allé travailler quelques jours auparavant. À la date du 4 janvier, cela faisait une semaine et demie que j'avais déjà repris le travail. Je travaillais de 15 :00 à 21 :00, il s'agissait d'un emploi à temps partiel que j'avais organisé avec mes supérieurs en vue de passer plus de temps avec ma femme à l'hôpital. Mon beau-père fut d'une grande aide pour la gestion de ce programme. Juste avant qu'il ne retourne chez lui (Afrique), certains amis de la communauté venaient le remplacer lorsqu'il avait besoin d'aller se reposer à la maison. Une fois de plus, notre amie Younger, une des personnes toujours présentes pour nous aider, travaillait pour le même hôpital, mais dans une autre ville, à Northside. Elle travaillait sur le premier quart et finissait à 15 :00. Elle était disponible entre 16 :00 et 21 :00 pour donner un coup de main pendant les journées où elle travaillait et venait tôt le matin, lorsqu'elle n'était pas de service.

Aux premières heures du matin du 4 janvier, à 4 :15, il y eut des signes précurseurs d'une autre journée remplie de bonnes nouvelles. Ma femme s'était réveillée à 4 :30, mais était toujours étendue sur son lit, les yeux ouverts. Elle observait le plafond et les murs de la chambre. Comme mon fauteuil était situé non loin du lit et que je pouvais la voir de l'endroit où je me trouvais, l'atteindre rapidement en cas de besoin, je l'observais confortablement, étant donné qu'elle ne semblait pas angoissée. Quelques instants après, elle se retourna de l'autre côté du lit qui faisait face à mon fauteuil. Lorsque nous regards se croisèrent, je ne voulu pas paraître négligeant, aussi me levai-je rapidement de mon fauteuil et me précipita vers elle pour voir ce dont elle avait besoin. Je lui demandai : « DQ, çà va? » Elle me répondit : « Je veux prendre une douche. » Il s'agissait du deuxième jour consécutif où elle demandait à prendre un bain et ce, au même moment de la journée. Son apparence calme et son désir de prendre une douche constituaient un rayon d'espoir pour un jour glorieux que nous nous apprêtions à vivre. Ce moment fut d'une grande importance pour moi, même plus que la première fois où elle avait fait la demande. Toutefois, il s'agissait d'une journée durant laquelle je devais convaincre les médecins de cesser d'être sceptiques par rapport à l'évaluation de déglutition qu'ils faisaient subir à mon épouse et qui ne semblait pas se terminer. Sans hésiter, je courus dans le couloir pour demander à une infirmière de venir m'aider. En quelques secondes, elle fut là. Elle débrancha le système VAC et les autres tubes pour préparer mon épouse pour le bain. Le désir de prendre une douche n'était pas étrange. Nous lui avions donné un bain la veille, mais le fait qu'elle ait demandé à en avoir une deuxième fois, était intéressant. Pour moi, cela signifiait en fait le début d'une routine qui ne semblait pas s'arrêter. De plus, la phrase : « Je veux prendre un bain », n'était pas la seule chose qui avait renforcé notre niveau de confiance ce matin, aux infirmières et à moi. Après le bain, l'infirmière et moi devions être choqués par ce qu'elle nous dirait une fois de plus.

Lorsque nous terminâmes de la laver, je dis à l'infirmière de changer les draps pendant que j'aiderais ma femme à s'habiller. Après tout cela, il fut temps de la ramener au lit. Comme elle voulait marcher, deux personnes devaient la soutenir de chaque côté pour des raisons de sécurité. Elle fit quelques pas avec l'infirmière et moi qui l'aidions à retourner au lit. Généralement, lorsqu'elle se trouvait au lit, nous utilisions plusieurs oreillers pour sécuriser les deux bouts du lit afin de l'empêcher de tomber au cas où elle s'agiterait. Lorsqu'elle se rappela cela, l'infirmière ramena quelques oreillers. Alors qu'elle s'apprêtait à soutenir ma femme, elle la regarda intensément et dit quelque chose qui nous donna de l'inspiration.

Déjà, dès le début de la journée, mon niveau de confiance avait non seulement augmenté, mais j'étais totalement convaincu que nous n'avions plus besoin de remettre toujours à plus tard le test de déglutition. Le report de la date de l'évaluation avait atteint un point où il m'était difficile de croire que c'était l'incapacité de ma femme de réagir aux stimuli qui était le seul point remis en question. Elle avait de véritables conversations avec nous la plupart du temps aux premières heures du matin. Ce jour-là, comme si le Seigneur s'apprêtait vraiment à faire du sport, mon épouse était prête à convaincre les personnes qui doutaient qu'elles n'avaient plus aucune raison de le faire.

Ayant remarqué ce que l'infirmière était sur le point de faire, ma femme lui dit : « Laissez, mon mari va le faire pour moi. C'est un homme merveilleux. » Choquée par ce qu'elle venait d'entendre, l'infirmière lui dit : « Humm, OK, » en adressant un grand sourire à ma femme qui lui sourit en retour. Dans ses notes, elle écrivit : « La patiente se porte merveilleusement bien, elle s'est rendue à la salle de bain avec notre aide, a pris un bain, est restée assise pendant une heure et parle maintenant. »

Malgré tout cela, je savais à peine que des choses extraordinaires s'étaient produites en mon absence, lorsque j'étais au travail quelques jours plus tôt. Rempli de bonheur par ce que je venais de voir et d'entendre, je crus bon de partager la nouvelle avec toute personne qui viendrait nous rendre visite ce matin-là. En effet, Younger, notre amie, ne travaillait pas ce jour en question. Comme à son habitude, elle était venue nous donner un coup de main. Cela faisait quelques jours que je ne l'avais pas vue. Il était environ 11 :00 du matin lorsqu'elle arriva. Faisant partie des personnes qui avaient été avec moi depuis le début de la crise, je pensais qu'elle était la personne indiquée à qui raconter l'histoire. Lorsque je la lui expliquai, elle fut contente comme moi, mais son langage corporel fut tout autre. Je ne voulais pas la juger et pensais qu'elle prétendait seulement être contente. Ce que je ne savais pas, c'est que mon histoire suffisait à lui rappeler une expérience qu'elle avait déjà vécue avec mon épouse quelques jours avant. Après m'avoir écouté, elle me raconta que lorsque j'étais absent quelques temps auparavant, ma femme l'avait envoyée chercher une infirmière pour lui donner à manger. Avec cette histoire que je venais de lui raconter, il n'y avait aucun doute que ma femme était prête pour le transfert, mais les médecins continuaient à nous retarder.

Les preuves étaient flagrantes. Elle formulait maintenant des phrases et faisait quelques pas. Je n'avais aucun doute dans mon esprit que le temps de Dieu était arrivé pour une date de complète guérison, à savoir qu'elle pourrait marcher et mener d'autres activités physiques. À ce point, l'orthophoniste n'était pas venue faire son évaluation. Nous l'avons attendue impatiemment, afin qu'elle vienne voir ce qui devrait être entrepris à la fin de son évaluation.

Finalement, à 15 :38, elle se présenta. Elle effectua l'évaluation, qui lui prit à peu près deux minutes. Dans son rapport, elle écrivit : « La patiente continue à réagir tardivement au réflexe de déglutition (1-5 secondes), elle tousse avec un peu de liquide. Semble tolérer la texture et le nectar réduit en purée/bol épais fait de miel. Je suggère qu'un autre MBS soit effectué avant le démarrage du P.O (buccal) pour vérifier si le test de déglutition peut être effectué sans danger. »

Le rapport de l'orthophoniste suggérait un autre report. Que les actions des médecins, des infirmières ou des thérapeutes fussent basées sur le report du séjour de ma femme ou non, la situation à ce moment précis m'apprit une leçon pour toute la vie. De la manière dont je voyais les choses, le va-et-vient effectué par les médecins par rapport à la décision de suspendre l'évaluation, me rappela à quel point la vie était fragile. Lorsqu'un accident se produit, qu'il soit grave ou non, dans la plupart des cas, ce que Dieu nous donne tend à disparaître en un clin d'œil, pour toujours ou temporairement. Dans de tels cas, ramener votre vie à toute sa plénitude consisterait à franchir les étapes par lesquels un bébé doit passer de l'enfance à l'âge adulte, à savoir, apprendre à s'asseoir, aller à quatre pattes, faire quelques et marcher à la fin. Aussi normale qu'avait été mon épouse avant la formation des caillots de sang, je n'avais jamais imaginé qu'un jour, une telle chose se produirait dans notre vie, que ma femme réapprendrait à manger, à parler, à marcher ou à faire les choses. Par conséquent, le simple fait de savoir qu'elle était une fois cliniquement morte ou présumée morte, qu'elle avait commencé à réagir tout doucement, ensuite à ouvrir les yeux, à faire quelques mouvements, à retrouver la force de parler, même si c'était par de petites phrases seulement, constituait des tâches difficiles qui faisaient partie du prix à payer pour la guérison. Au-delà de toutes ces choses, comme Dieu était celui qui contrôlait tout, nous Lui étions reconnaissants d'être arrivés au point auquel nous étions parvenus maintenant. Le report des médecins de procéder au transfert représentait simplement un autre facteur du processus de guérison progressif qui entraînait un retard temporaire.

Alors que la journée du 4 janvier tirait à sa fin, nous n'avions aucune notion de la date à laquelle serait transférée mon épouse pour l'unité des soins thérapeutiques. La seule chose que nous puissions imaginer à la fin de la journée était celle-ci : sous réserve que nous voyions le document établi pour le transfert, nous ne saurions pas quand il aurait lieu. Cependant l'événement le plus important qui s'était produit à la fin de notre journée, était que les signes présentés par ma femme continuaient à démontrer que nous étions dans la bonne direction. Au regard du niveau de récupération que nous avions enregistré les jours précédents, je supposais que nous pourrions ne pas avoir besoin d'un physiothérapeute après tout. Aussi avions-nous continué à croiser les doigts tout en attendant patiemment que les jours passent.

5 JANVIER 2008

RÉFLEXIONS SUR LES ÉVÉNEMENTS PASSÉS. Tout au long de la crise, les larmes m'avaient tenu compagnie quelquefois. D'autres fois, l'incertitude obscurcissait mes opinions. La pire journée que je vécus pendant cette période fut le moment où je ressentis un malaise à l'estomac lorsqu'on m'annonça que mon épouse était cliniquement morte. En plus de cela, ma situation empira lorsque j'entendis d'autres rumeurs affirmant qu'elle était réellement morte. Le fait de me souvenir de ces moments m'ont non seulement permis de comprendre le long voyage qui nous avait menés au point où nous nous trouvions aujourd'hui, mais cela me permit également d'être affermi grâce à la puissance des prières adressées par une multitude de personnes et de croire sans aucun doute qu'un changement s'était produit.

À cette étape de la crise, la situation s'était totalement renversée : nous étions passés du pire scénario à une situation plus calme. Son état de santé, tel que susmentionné dans les précédents rapports journaliers, continuait à s'améliorer et cette situation semblait être sans fin tant que le Seigneur n'aurait pas achevé son travail. Lorsque j'y repense, je ne vois qu'une histoire composée de larmes, d'incertitudes et d'erreurs de jugement sur l'état de santé de ma femme. Cette histoire était terminée et je suis convaincu qu'elle est bien terminée. Maintenant, une chose est d'écrire cette histoire et une autre d'y représenter les images visuelles que j'aimerais que mes lecteurs perçoivent alors que j'essaie de relater les événements tels qu'ils s'étaient produits, du fond de mon cœur. En d'autres termes, il est facile d'écrire ou de lire une histoire relative à un événement du passé, mais il est nécessaire de comprendre réellement combien il est difficile de vivre l'expérience elle-même. Tout ce que je conseille aux lecteurs, c'est d'imaginer un ami, un parent, un père, une mère ou des images similaires qu'ils ont vues à la télévision et ensuite de méditer là-dessus juste pendant un moment. Je pense que cela pourrait les aider à comprendre exactement ce de quoi je parle. Je ne souhaite même pas que mes ennemis vivent cette expérience.

La Bible est claire là-dessus. Le chapitre 3 d'Ecclésiaste traite de la question du temps. Les versets 1, 3 et 4 illustrent le temps comme cela fut le cas pour l'expérience que je vécus à travers cette crise. La Bible déclare ceci : « *Il y a un temps pour tout, un temps pour toute chose sous les cieux : un temps pour tuer, et un temps pour guérir ; un temps pour abattre, et un temps pour bâtir ; un temps pour pleurer, et un temps pour rire ; un temps pour se lamenter, et un temps pour danser.* » Au fur et à mesure que Dieu nous dirigeait pendant ces journées, j'étais convaincu d'une chose en vivant chaque journée et son lot qu'elle apportait : Il allait produire le meilleur de cette situation. Dans Sa parole Il déclare : « *C'est pourquoi Dieu, voulant montrer avec plus d'évidence aux héritiers de la promesse l'immutabilité de sa résolution, intervint par un serment, afin que, par deux choses immuables, dans lesquelles il est impossible que Dieu mente, nous trouvions un puissant encouragement, nous dont le seul refuge a été de saisir l'espérance qui nous était proposée.* » (Hébreux 6 :17-18)

Encouragé par le fait que le Seigneur ramenait ma femme à la vie, je ne pouvais que Lui donner raison en comparant les événements du 5 janvier et ceux des jours précédents. Une situation qui semblait avoir pour conclusion la mort s'était transformée en une guérison. La vie qui s'était brisée, avec le bébé qui se trouvait à un endroit, la mère dans un autre avec le père faisant la navette entre les bâtiments de l'hôpital, reprenait son cours normal, sans pleurs. Les rires alimentaient désormais les journées. Si la mélancolie avait été mon partage pendant le coma de mon épouse, j'étais désormais prêt à enfiler mes escarpins. Gloire à Dieu pour la journée du 5 janvier.

Le 5 janvier fut pour moi une autre occasion d'être davantage rassuré. Toutes les actions entreprises en ce jour affectèrent positivement son cours. Les rapports d'évaluation indiquaient que rien d'important ne s'était produit par rapport à la journée précédente. Ils stipulaient ce qui suit : « La malade formule des phrases complètes, marche à grands pas, la plaie se cicatrise bien et le VAC tient en place. » D'autres infirmières qui se présentèrent plus tard approuvèrent simplement les commentaires journaliers précédents de leurs collègues. Ma femme passait également quelques heures assise sur le canapé, plus qu'à l'habitude et elle était plus éveillée et parlait beaucoup avec les visiteurs.

La seule demande que nous continuiions à soumettre concernait le test de déglutition et la date de transfert qui n'avait pas été fixée jusque-là. Depuis ce jour, à chaque étape, nous continuions à demander que le test soit effectué car ma femme se plaignait toujours d'avoir faim. De temps en temps, elle buvait une orangeade, croquait des morceaux de glace et elle buvait parfois un liquide pur en prélude à la prochaine évaluation. Cependant, alors que chaque infirmier venait écouter notre demande, ils nous encourageaient à patienter encore quelques jours de plus. La Bible nous enseigne : « Ayez du zèle, et non de la paresse. Soyez fervents d'esprit. Servez le Seigneur. » (Romains 12 :11). La joie du salut qui m'animait en ce moment était plus importante que la demande relative au test. Toutefois, je devais demander la date à laquelle serait effectué le prochain en vue de satisfaire le désir ardent de mon épouse.

6 JANVIER 2008

« Car il délivrera le pauvre qui crie, Et le malheureux qui n'a point d'aide. »

Psaumes 72 :12

À PLUSIEURS REPRISES, JE DISCUTAI ou argumentai avec les médecins, les infirmiers et les responsables de l'hôpital par rapport à la situation de ma femme lorsqu'elle avait des douleurs et devait prendre des médicaments pour être soulagée. Même avant cela, j'avais fait des reproches aux infirmiers pour avoir parlé de sa situation médicale aux personnes qui n'étaient pas autorisées à recevoir de telles informations. Je m'étais également souvent disputé avec les infirmiers lorsque je pensais qu'ils n'administraient pas les soins appropriés à mon épouse. Je leur demandais si elle pouvait manger un repas solide comme elle l'avait demandé plusieurs fois. En résumé, ma relation avec les infirmiers avait une saveur douce-amère. Il s'agissait d'une relation dans laquelle la crédibilité était parfois remise en cause. Cependant, nous travaillions d'autres fois ensemble dans l'harmonie, la paix et la joie. En ce qui me concerne, ce type d'expériences est normal. Ces choses peuvent arriver lorsque les malades ou les proches des malades vivent une situation désespérée à longueur de journée. Je sais que chaque infirmier que nous avons rencontré avait fait de son mieux.

On pouvait lire sur la fiche d'évaluation journalière que les résultats ne différaient pas des résultats précédents. Cela était un signe que l'état de ma femme continuait à s'améliorer. Pour vous donner une idée précise, le tableau indiquait ce qui suit sous la rubrique « problèmes neurologiques identifiés, où n=non et o=oui » figuraient les informations suivantes : confuse : oui; léthargique : non; insensible : non; difficulté à se lever : non. Elle fit également évaluée par rapport à sa capacité à communiquer. Les résultats stipulaient : trouble de l'élocution : non; divague : non; paroles confuses : non et aphasique : non. Le test respiratoire ne décela aucun problème. Le rapport indiquait également qu'il n'y avait aucun problème cardiaque et gastro-intestinal.

Les rapports rédigés lors des changements d'équipes de relève réguliers confirmèrent tous les résultats susmentionnés. Les notes prises et communiquées par les infirmiers qui partaient et arrivaient confirmèrent les résultats précédents. La dernière infirmière de l'équipe de jour écrivit ce qui suit : « J'ai vu et consulté la malade, confirme les informations susmentionnées. La plaie se referme bien, continue à guérir et continue à être soignée. »

Un des signes qui démontraient que ma femme récupérait correctement, était qu'elle commençait à dormir régulièrement pendant huit heures et qu'elle demandait à prendre une douche chaque matin à une heure habituelle entre 5 :00 et 6 :00 du matin. Elle continuait à demander à manger.

Jusqu'en ce moment, aucune date n'avait été fixée pour la réévaluation. En dépit du niveau de récupération, les médecins voulaient encore voir de meilleurs résultats avant de fixer une date. Mon épouse commença à se plaindre par rapport à ce qu'elle interprétait comme un ajournement inutile, à donner de la voix et à demander qu'on lui retire le tube d'alimentation du nez et jura que ce dernier ne serait plus implanté dans ses narines. Elle pleura et se mit réellement en colère comme je l'étais avec les médecins qui reportaient son test de déglutition. À ce moment, je remarquai que je devais me mettre en retrait tout en laissant ma femme prendre la relève afin de se défendre elle-même. Elle pouvait désormais exprimer ses désirs par rapport à qu'elle aimait ou non.

Je me rendis compte à ce moment que nous avions uni nos forces pour affronter la crise ensemble en tant que couple. Je respectais ses points de vue, surtout en ce qui concerne sa colère quant au report de la date du test et du transfert. Je pensais qu'il était normal de lui permettre de s'exprimer car cela nous permettrait de mieux comprendre sa lassitude à l'égard du report. La colère et les sentiments qu'elle exprimait pourraient bien signifier qu'elle ne voulait pas attendre plus longtemps. J'espérais que son comportement permettrait de résoudre rapidement ses problèmes. Comme ce fut le cas, vers la fin de la journée, les médecins s'aperçurent qu'il était nécessaire d'accélérer le processus. Ils programmèrent de lui faire passer le test le jour suivant, à savoir le 17 janvier.

Cette décision impromptue de la reprogrammer pour une évaluation qu'elle avait si longtemps attendue, me rappela certaines blagues relatives à l'administration de l'hôpital. L'une de ces blagues rapporte ce qui suit : « Nous gaspillons le temps pour que vous n'ayez pas à le faire. » Une autre stipule : « Ne vous attendez pas à ce que les médecins croient à tout ce que vous leur racontez. » Le gaspillage de temps est une pratique générale dans tous les hôpitaux dans lesquels j'ai été. Souvent, on dit aux malades d'attendre pour une autre période d'observation. Pendant qu'ils patientent, le personnel médical effectue des observations répétées et procèdent à plusieurs tests. À la question de savoir si toutes ces procédures sont nécessaires ou non, seuls les médecins peuvent y répondre. Les malades n'ont aucun moyen de savoir ce que les médecins soupçonnent exactement comme étant la source d'éventuels problèmes. Par conséquent, lorsqu'on demande aux malades d'attendre, ces derniers ne harcèlent pas les médecins pour avoir des réponses et ce, à leur propre détriment. Une telle attitude permet aux médecins d'ignorer les besoins de leurs patients et ainsi ils n'ont aucun moyen de savoir ce que pensent ou croient leurs malades.

En rétrospective, en repensant aux discussions que nous avions eues avec les médecins alors que nous demandions que ma femme ait son test et soit transférée, je réalisai que ces blagues comportaient beaucoup de vérité. Nous étions engagés dans une tâche pénible que nous ne pouvions mener à bien simplement avec des moyens faciles, à moins que ce ne soit à l'aide des mesures prises par ma femme et avant tout à l'aide d'une intervention divine.

Mon épouse n'avait pas cessé de demander à manger pendant des jours et des semaines. Malgré ce que nous disions, à travers des émotions positives ou négatives, les médecins ne trouvaient aucune raison de nous croire. Nous sommes convaincus que c'est Dieu qui est réellement intervenu pour accélérer le programme de la journée suivante. Bien que ma femme fût assez forte pour ce qu'elle faisait du matin au soir, nous étions convaincus qu'elle seule était l'intermédiaire du succès qui s'était produit à la fin de la journée. Nous avons terminé la journée en espérant qu'elle réussirait au test de déglutition prévu pour le lendemain. Cette évaluation était d'une très grande importance pour nous. La réussite du test permettrait aux médecins de prendre une décision par rapport à deux choses. Premièrement, ma femme pourrait manger des aliments solides. Elle commençait à refuser les aliments à base de lait et les aliments liquides. Ainsi, elle devait réussir le test si elle voulait que ses besoins soient satisfaits. Deuxièmement, elle aurait l'occasion d'être transférée dans le prochain bâtiment en vue d'y entamer sa physiothérapie et son orthophonie. Par conséquent, même si nous étions d'accord quant à tout cela, les résultats du test allaient déterminer la suite. Cependant, heureusement, nous finîmes par avoir un rendez-vous.

7 JANVIER 2008
LE BÉBÉ A UN MOIS
LA MÈRE SUBIT LE TEST DE DÉGLUTION

« Il est ta gloire, Il est ton Dieu : c'est Lui qui a fait au milieu de toi ces choses grandes et terribles que tes yeux ont vues. »

Deutéronome 10 :21

LA JOURNÉE DU 7 JANVIER FUT UNE ÉTAPE DÉCISIVE. Plusieurs événements se produisirent au cours de cette journée que je n'oublierai jamais. Au début, certaines choses prévues devaient être effectuées. D'une part, nous devions célébrer le premier mois de naissance de notre enfant car il était né le 7 décembre 2007, aussi avais-je envisagé de prendre quelques photos de lui. D'autre part, nous avions un rendez-vous pour la réévaluation de mon épouse pour le test de déglutition. Il s'agissait des deux éléments qui étaient à l'ordre du jour de notre programme. Comme par hasard, ces deux événements étaient programmés pour le matin. Les photos du bébé devaient être prises à 10 :00 et le test devait se dérouler entre 11 :00 et midi.

En ce qui concerne les photos du bébé, j'avais l'intention de l'amener au magasin Sears et de le ramener ensuite à la maison pour le laisser avec Kabou, une amie intime de ma femme venue d'Indiana pour nous aider. J'irais ensuite à l'hôpital rejoindre ma femme et d'autres amis pour attendre l'heure fixée pour le test, qui devait avoir lieu avant midi.

La prise de photos de l'enfant se déroula comme prévu. J'avais pris plusieurs belles photos avec lui pour célébrer le premier mois de sa naissance. Né prématurément dans la 38ème semaine à cause de la grossesse à haut risque de sa mère qui avait provoqué une toxémie prééclamptique, il pesait environ 2,10 kg à la naissance. Un mois plus tard, lors de la séance de photos, il pesait 2,70 kg et paraissait flotter dans ses vêtements. Avec le soutien de Kabou et du photographe, il fut bien préparé pour la photo qui lui donnait l'apparence d'un bébé de 3,17 kg. Après la séance de photos, je le déposai à la maison et partis à l'hôpital. Nous avions également pensé que Kabou et l'enfant nous rejoindraient plus tard dans la journée à l'hôpital pour permettre à sa mère de le voir puisque nous célébrions son premier mois,

Ayant l'air plus calme et confiant, mon épouse était assise avec des amis lorsque j'arrivai. Il était environ 11 :30 et les infirmières n'étaient pas encore arrivées pour le test. Ne sachant pas exactement quel en serait le résultat, mon épouse demanda à Michelle : « Penses-tu que je vais réussir le test? » Michelle est une autre amie, plus comme une sœur qui était venue du Texas pour prêter main forte. Elles s'étaient rencontrées depuis leur église en Afrique. Il faudrait des pages entières pour raconter l'histoire de leur rencontre. Cependant, Michelle, tout comme ma femme, a une foi très ancrée en Dieu. Elle répondit ceci à mon épouse : « Il n'y a rien que Dieu ne puisse faire. » Elle continua à rassurer mon épouse en lui disant qu'Il veillerait sur elle.

Vers 12 :30, nous attendions toujours, et personne ne s'était encore présenté pour le test. Curieuse, chaque personne qui s'était arrêtée ce matin pour une visite avait souhaité attendre un instant afin de voir comment se passerait le test avant de partir. Tous étaient enthousiastes de voir jusqu'à quel point l'état de santé de ma femme s'était amélioré. Ils décidèrent d'attendre tout le temps qu'il faudrait pour qu'elle soit appelée pour son test. En se rappelant ce dont elle avait été témoin, l'une de nos amis déclara : « Dieu est merveilleux, Il a permis que tu sois assise ici aujourd'hui. » Elle poursuivit en mentionnant tous les problèmes que ma femme avait vécus et dont elle pouvait se souvenir, afin d'être reconnaissante à Dieu. Comme si elle avait préparé sa réponse, ma femme lui dit à notre grand étonnement : « Dieu merci, je suis enfin libre. » Elle sourit de toutes ses dents après avoir fait sa déclaration. Alors que je la regardais prononcer ces paroles, je murmurai en moi-même : « *En effet, tu es maintenant libre, tu n'es plus esclave de l'ennemi, le Seigneur a fait Son œuvre.* »

Je ne crois pas que l'expression : « Dieu merci, je suis enfin libre » soit très souvent utilisée. Il était surprenant de voir une femme, dont plusieurs, y compris les médecins, pensaient qu'elle souffrirait d'un problème neurologique si elle survivait, prononcer de telles paroles en réponse à la déclaration d'une personne. Je ne pensais pas que ces paroles provenaient de la bouche d'une personne qui avait été déclarée morte auparavant. Je ne cessai d'être émerveillé par l'œuvre du Seigneur. Cette déclaration s'appliquait directement à la souffrance qu'elle avait vécue. J'imagine que ce fut une occasion indiquée pour son amie de la pousser involontairement à prononcer ces paroles ce jour où elle avait été programmée pour le test de déglutition, une étape majeure de son processus de guérison. Un deuxième fait majeur s'était produit durant cette journée, en plus de la séance de photos avec le bébé. J'imagine qu'il s'agissait d'un fait inattendu qui marquerait l'esprit des visiteurs et y resterait gravé pendant longtemps.

Vers 13:00, nous avons été informés qu'il nous faudrait attendre encore un moment avant que ma femme puisse aller faire le test. Selon l'information que nous avions reçue, plusieurs malades avaient été programmés avant elle pour le même test ce jour-là. Nous devrions attendre environ deux à trois heures. Vu l'heure qu'il était, c'est-à-dire 13 :00, cela signifiait qu'il allait être 16 :00 ou 17 :00 avant qu'elle ne puisse enfin rencontrer le médecin. Nous avions attendu cette journée pendant longtemps, aussi étions-nous un peu déçus. Cependant, nous n'avions pas d'autre choix que d'attendre. Juste après, le physiothérapeute se présenta. Habituellement, il venait les matins. Nous étions donc surpris de le voir à 13 :00. Lorsqu'il arriva, il se produisit une chose qui toucha le cœur de tout un chacun, y compris les médecins, les infirmiers et les nombreux amis qui nous tenaient toujours compagnie. Pendant toute la matinée, ma femme s'était seulement rendue à la salle de bain deux fois avec mon soutien. Après cela, elle était restée assise sur le divan le reste du temps. La distance qui séparait le divan de la salle de bain était d'environ sept à dix pieds. Le fait de traverser cette distance avec mon aide était devenu un processus normal pour elle. Toutefois, elle ne pouvait toujours pas le faire seule. Avec le thérapeute, elle devrait faire plus que juste se rendre à la salle de bain. Il commença par la routine habituelle : « Montrez-moi deux doigts, remuez les orteils, montres-moi votre pied gauche, votre pied droit, votre main droite, votre main gauche; levez-vous; asseyez-vous… » Elle est arrivée à passer le test préliminaire de la physiothérapie avec le thérapeute. Ensuite, il lui demanda : « Pouvez-vous marcher avec moi? » Ma femme lui répondit : « Oui. »

C'est à ce moment que devait se produire l'événement le plus incroyable, le plus surprenant et le plus impressionnant. Le physiothérapeute avait prévu une marche tout le long du couloir sur le même étage du niveau 3300. Je ne sais pas quelle est la longueur exacte de ce couloir, mais il doit mesurer environ 46 mètres. Nous sommes sortis dans le couloir pour la voir marcher avec le physiothérapeute. Comme il s'agissait de la première fois où elle faisait cet exercice, aucun de nous n'était sûr de savoir si elle pouvait oui ou non aller loin. Lorsqu'elle arriva dans le couloir, je me souviens qu'il s'y trouvait plusieurs personnes qui l'observaient. Il y avait des médecins et des infirmiers dont plusieurs faisaient partie des équipes qui lui prodiguaient des soins. Il y avait également des visiteurs qui étaient venus rendre visite à d'autres malades et qui avaient été poussés par leur curiosité à sortir pour la voir. Nous étions tous là, attendant de voir une chose qui, nous ne le savions pas, allait se produire.

À notre surprise, elle fit un premier pas, puis un deuxième, un troisième et marcha tout le long du couloir sans aucune difficulté, mais elle suscitait de nombreux sourires et beaucoup de réactions favorables chez les personnes qui l'observaient. Avec l'aide du thérapeute qui lui tenait la main, elle put passer le deuxième test important de physiothérapie. « Wow! » s'exclama un des surveillants. C'était un infirmier qui prodiguait également des soins à mon épouse. Il ajouta même : « Cela nous dépasse. » Il poursuivit en disant : « J'étais chez moi la nuit dernière et je réfléchissais à la situation de votre femme, et maintenant je viens aujourd'hui et j'assiste à ce qui est en train d'arriver. » Ce moment était à vous couper le souffle car nous assistions à un miracle qui se produisait juste sous nos yeux. Ma femme souriait toujours lorsque nous sommes tous retournés dans la chambre.

La déclaration du surveillant : « Cela nous dépasse. » souligne la possibilité que la situation était au-dessus de leur capacité à aider mon épouse à retrouver une vie normale complète et que seul un être supérieur en était capable. Selon moi, cet être supérieur était Dieu. Je crois que c'est Son miracle qui s'était accompli depuis le premier jour de l'accident et qui continuait à se manifester pour permettre à ceux qui n'y croyaient pas vraiment à croire en Son œuvre et à confesser les erreurs dans leurs manières de faire. J'étais d'autant plus satisfait qu'alors que nous attendions toujours de lui faire passer le test de déglutition, Dieu continuait à accomplir des miracles pour nous témoigner Sa grandeur.

Jusque-là, en cette seule journée, nous avions vécu trois événements importants : la séance de photos du bébé, la déclaration surprenante : « Merci Seigneur, je suis enfin libre. » et maintenant sa marche sur une longue distance dans le couloir du niveau 3300. Comme vous pouvez le voir, le 7 janvier fut réellement rempli d'événements et de surprises, mais le dernier événement important, à savoir le test n'avait pas encore eu lieu. La réussite complète de cette journée dépendait de son résultat. Si elle le réussissait, le tube d'alimentation pourrait lui être retiré complètement. Par conséquent, nous avions placé notre dernier espoir en Dieu, car nous croyions qu'Il serait avec nous pendant le test de déglutition.

Il était presque 14 :30, et nous attendions toujours. Je devais aller travailler ce jour-là de 15h :00 à 21 :00. Dans 15 minutes, je devrais laisser mon épouse aux bons soins de nos amis et d'autres parents. Je prévus de l'appeler toutes les 30 minutes de mon lieu de travail. A 16 :00, je l'appelai. On m'informa qu'enfin, elle était en train passer le test. Cela me prit plusieurs minutes, après de nombreux appels à l'hôpital pour apprendre qu'elle était de retour du centre de contrôle. J'étais impatient de savoir quel avait été le résultat, mais en même temps j'avais peur de savoir ce qu'il en serait. Toutefois, je n'avais pas d'autre choix que d'appeler. J'appelai une de nos amis pour avoir des informations. Tout en jubilant, elle s'écria : « Ta femme a réussi. » Mon cœur fut envahi d'une paix comme jamais auparavant. « OK, » dis-je, « Je vais appeler plus tard. » Il n'était que 17 :00, et cela faisait deux heures que j'étais au travail. Je voulais aller voir ma femme, mais je ne le pouvais pas. Je devais attendre quatre à cinq heures avant de pouvoir partir. Pendant le reste de mon temps de travail, je restai excité et mis tout en œuvre pour terminer le travail à 21 :00 afin de pouvoir me rendre à l'hôpital.

Mon épouse dormait déjà lorsque j'arrivai à l'hôpital à 21 :30. J'imagine que les activités de la journée l'avaient fatiguée et amenée à se coucher plus tôt. Cependant, certains amis m'attendaient avant de s'en aller. Lorsque je jetai un coup d'œil dans la chambre, je vis des assiettes. Cela me parut étrange. Je n'avais pas l'habitude de voir des assiettes dans la chambre. On me raconta qu'après le test, les médecins avaient donné leur autorisation pour qu'elle mange un repas léger pour commencer. Ainsi, une amie avait apporté de la soupe de chez elle. Elle avait mangé autant qu'elle le pouvait. J'avais toutes les raisons d'être reconnaissant envers le Seigneur pour cette journée. Plus tard, je rencontrai une des infirmières pour discuter de certaines choses qui s'étaient passées durant la journée. Elle était si heureuse et avait les mêmes sentiments qu'éprouvaient les autres. C'était incroyable de voir tout ce qui s'était produit.

Le rapport d'évaluation établit plus tard indiquait ce qui suit : « MBS achevé, recommande que la malade reçoive un repas de texture normale avec un peu de liquide; la malade a l'esprit alerte et communique normalement. Elle se couche dans le lit, exécute de bons mouvements; son état s'améliore chaque jour. Elle se repose, se sent mieux, répond bien aux stimuli comme auparavant. » Sur la fiche d'évaluation quotidienne, toutes les cases « non » étaient cochées sous la rubrique « problèmes neurologiques », suggérant ainsi qu'aucun problème n'avait été découvert. De plus, en ce qui concerne l'amplitude des mouvements des extrémités des membres sans symétrie de force, la note était de 5 pour la normale et aucun problème respiratoire n'avait été identifié non plus. Ce qui suit est un résumé des résultats :

« Raisons de l'examen : dysphagie, traumatisme crânien, déglutition barytée anormale modifiée. Résultats : Déglutition barytée modifiée (des liquides épaissis avec du nectar fin et du miel épais, ainsi que du pudding ont été servis à la malade). Cependant, tous ont été perdus prématurément, mais il n'y a jamais eu de trace de pénétration ou d'aspiration d'air. La malade a toléré des fruits et des biscuits mastiqués dans les limites fonctionnelles. La malade a une meilleure capacité de déglutition. »

En voyant la journée se terminer sur une note aussi positive, il était très probable que nous entendrions bientôt les médecins discuter de l'éventualité d'un transfert dans un autre service pour la suite du traitement thérapeutique. En ce nous concernait, nous n'avions plus aucune raison de nous inquiéter. Toutefois, considérant les expériences que nous avions eues par le passé, au fur et à mesure que nous appréhendions la journée suivante, nous ne savions pas trop ce à quoi nous attendre. Cependant, j'étais particulièrement reconnaissant de savoir que nous avions franchi le plus grand obstacle, à savoir le test de déglutition.

Paul écrit dans 2 Timothée 1 :12 : « *Je sais en qui j'ai cru, et je suis persuadé qu'il a la puissance de garder mon dépôt jusqu'à ce jour-là.* » Comme Paul, nous avions confié notre journée et le reste du processus de guérison entre les mains du Seigneur. Malgré ce qu'Il permettrait aux médecins de nous dire le lendemain, nous savions que Sa décision ne serait jamais mauvaise. Il nous conduirait dans la bonne direction comme Il l'avait fait depuis le début. Pour la première fois en plusieurs jours, ma femme et moi avions bien dormi cette nuit sans nous inquiéter du lendemain.

8 JANVIER 2008
UN MOIS D'HOSPITALISATION

« Que toute amertume, toute animosité, toute colère, toute clameur, toute calomnie, et toute espèce de méchanceté, disparaissent du milieu de vous. Soyez bons les uns envers les autres, compatissants, vous pardonnant réciproquement, comme Dieu vous a pardonné en Christ. »

Éphésiens 4 :31-32

EN PENSANT A LA JOURNÉE PRÉCÉDENTE du 7 janvier, le souvenir de toutes les bonnes choses qui s'étaient produites était toujours frais. Considérant cet instant très passionnant d'amélioration, il pourrait y avoir toutes les raisons de se laisser envahir par l'amertume, la rage et la colère par rapport au retardement du test de déglutition. Finalement, le test avait été effectué et nos attentes furent comblées et nous n'aurions plus à attendre. Les médecins et les infirmiers avaient fait leur part, mais le Seigneur avait le contrôle de toute la situation.

Alors que nous espérions davantage de bonnes nouvelles chaque jour par rapport à la guérison de ma femme, il était important de nous souvenir d'une autre journée et de l'impact qu'elle avait eu sur nous. Il s'agissait de la journée du 8 décembre 2007. Le 8 janvier 2008, il s'était passé exactement un mois depuis l'affreux jour du premier événement important. Les infirmiers qui s'étaient présentés ce jour-là et qui avaient appris que ma femme pouvait maintenant parler, marcher et manger, étaient émerveillés par ce qu'ils appelaient « sa guérison rapide ». Plusieurs d'entre eux nous racontèrent des tonnes d'histoires sur des situations similaires qui avaient entraîné soit la mort, soit une déficience cognitive ou une paralysie chez d'autres malades. Toutes les fois où nous pensions au 8 décembre, cela nous rappelait cette expérience effroyable. En regardant de l'avant, nous ne pouvions voir que les bénédictions de l'Éternel. La leçon des bénédictions constituait la raison pour laquelle nous passions d'un anniversaire à un autre, ce qui nous permettait de procéder à une observation consécutive des deux importantes journées dans la vie de notre famille, plus important encore, ce que plusieurs croyaient être un voyage peu probable pris fin à la fin du premier mois. Ma femme se sentait assez bien pour réaliser ce qui lui était arrivé. Nous pouvions désormais raconter cette histoire tout en rendant grâces à Dieu. Outre les prières et les actions de grâces, nous n'avions pris aucune décision pour célébrer ces victoires, mais nous avions prévu d'amener le bébé à l'hôpital pour voir sa mère pendant quelques heures de cette journée.

Elle entama la nouvelle journée en prenant son nouveau repas normal. Chacun de nos nombreux amis désirait lui apporter quelque chose à manger. Avant la fin de la matinée, notre petite chambre d'hôpital était remplie de toutes sortes de plats que nos amis avaient apportés en plus de ceux qui étaient offerts par l'hôpital. Elle ne pouvait pas manger beaucoup car elle devait juste prendre un repas liquide. Le corps en général et l'œsophage en particulier, devait s'ajuster à la nouvelle texture de la nouvelle alimentation avant qu'elle ne puisse manger davantage.

Au cours de cette journée nous étions plus impatients d'entendre les médecins parler de son transfert, mais jusqu'à midi nous n'avions eu aucune nouvelle à ce sujet. Nous espérions également que le système VAC serait débranché avant son transfert. Les choses semblaient être normales à ce niveau aussi selon son OBGYN. Toutefois, on nous informa qu'une décision finale devait être prise avant le transfert. Ils avaient découvert auparavant que la plaie s'était infectée, mais ils l'avaient traitée avec des antibiotiques. Nous avions également appris que l'infection avait disparu.

Le rapport d'évaluation du médecin n'indiquait jusque-là aucun nouveau problème ni aucune source de préoccupation. Le rapport contenait les informations que je leur avais rapportées en ce qui concerne le fait qu'elle avait bien dormi pendant la nuit. Le rapport mentionnait également qu'elle suivait une diète normale, qu'elle ne souffrait d'aucun problème respiratoire, que son mari se trouvait à ses côtés, qu'elle n'avait aucune douleur et qu'elle tolérait bien son alimentation. La fiche de l'évaluation quotidienne indiquait qu'il n'y avait aucun problème neurologique. En ce qui concerne l'amplitude des mouvements des extrémités des membres sans symétrie de force, la note était de 5 pour la normale. Pour les problèmes respiratoires, il n'y avait aucun résultat négatif et aucun problème cardiaque n'avait été identifié. Pour l'alimentation, les commentaires stipulaient que la malade n'éprouvait aucune difficulté à mâcher. Des précautions avaient été prises pour lui permettre de bien avaler, d'aspirer et que pour cela la tête du lit devait être réglée à un angle de 30 degrés. Le tube d'alimentation fut débranché.

Nous étions maintenant convaincus que nous allions passer à une autre étape de la guérison. Cette guérison n'exigerait pas nécessairement beaucoup de médicaments, mais s'effectuerait par le biais de soins thérapeutiques. La question de savoir ce dont nous aurions besoin et comment nous nous en sortirions était un fardeau que Dieu se chargerait de porter à notre place. Les Écritures nous enseignent : « *Déchargez-vous sur Lui de tous vos soucis, car Lui-même prend soin de vous; Il n'abandonnera jamais le juste.* » À la fin de la journée, je devais aller travailler encore. En mon absence, des médecins étaient passés et avaient laissé un message par rapport aux prévisions du lendemain, qui était le 9 janvier. Ce message laissait entendre qu'elle pourrait être transférée au centre de réadaptation. Aucune heure précise n'avait été fixée, mais ils étaient presque certains qu'elle pouvait être transférée.

9 JANVIER 2008
LA MALADE EST TRANSFÉRÉE AU CENTRE DE RÉADAPTATION

« Et Dieu peut vous combler de toutes sortes de grâces, afin que, possédant toujours en toutes choses de quoi satisfaire à tous vos besoins, vous ayez encore en abondance pour toute bonne œuvre. »

2 Corinthiens 9 :8

LE 9 JANVIER, COMME VOUS LE LIREZ BIENTÔT, fut la date à laquelle nous avons reçu la permission de quitter l'hôpital pour le Centre de réadaptation, situé dans un bâtiment de l'hôpital. Nous avons su que le jour du transfert était arrivé, par conséquent, je savais que nous n'irions pas directement à la maison lorsque nous quitterions l'hôpital. Nous poursuivrions le processus de récupération dans une autre zone. Mon instinct, cependant, me dit que tout était terminé. Mon épouse était également heureuse. Elle aussi savait que dans peu de temps elle se retrouverait à la maison avec son bébé. En tant que chrétien, la Bible nous demande de demeurer entre les mains du Seigneur qui ne change pas. Comme vous l'avez lu dans les chapitres précédents, j'hésitais entre la foi et le doute.

Cette journée fut considérée anormale selon les normes humaines, mais nous y étions parvenus par la volonté de Dieu. Dans le cadre du processus du congé d'hôpital, le rapport suivant représente le résumé du dossier d'hospitalisation de mon épouse. En voici une partie :

« La malade porte une grossesse de 38 semaines et, était suivie dans une clinique pour patients à haut risque car elle souffrait d'une hypertension chronique mal contrôlée et d'une obésité morbide. Au cours de ses examens, on a découvert que l'enfant souffrait d'un retard de croissance intra-utérin dissymétrique, avec un ralentissement de la croissance de l'ordre de 25e centile à 11e centile en moins d'une semaine. Pendant les visites, elle a toujours eu un mouvement fœtal normal sans aucune présence de perte de liquide ni de saignement vaginal ni contractions normales. Lorsqu'elle fut admise à l'hôpital, elle ne s'était plainte d'aucune douleur thoracique, palpitation, fièvre, d'aucun frisson, d'aucune nausée, d'aucun vomissement ni d'aucune diarrhée. À son arrivée, on lui avait fait passer un autre examen pour confirmer la présentation du siège, qui était en fait céphalique.

Le déclenchement artificiel du travail a commencé. Au cours du déclenchement elle a eu d'importantes crampes et douleurs liées aux contractions, et bien que la famille ait demandé une césarienne de convenance à ce moment, il n'existait aucun indice gestationnel maternel pour justifier ce choix. Pendant le reste du processus de déclenchement du travail artificiel, il n'y avait aucune avancée et la pratique de la césarienne s'imposait de plus en plus. Finalement, elle avait commencé à montrer des signes du décompte des mouvements fœtaux qui n'avaient rien de rassurant. Considérant ces indices, les médecins prirent la décision de faire une basse césarienne transversale primaire. Le premier jour postopératoire se déroula très bien. La nouvelle maman se déplaçait et ne se plaignait d'aucune douleur. Le jour suivant la césarienne, elle subit une embolie pulmonaire bilatérale exigeant un code.

Elle a été codée deux fois le matin. Le lendemain de la césarienne, elle n'avait aucun pouls, elle a été réanimée et transportée à l'ICU. Arrivée à l'ICU, elle a été maintenue sous ventilateur pendant plusieurs jours. On a remarqué un fonctionnement limité de son système nerveux central et d'importants signes d'encéphalopathie. Cependant, l'état de santé de la malade s'améliora très lentement. Elle a recommencé à respirer d'elle-même. Elle a été nourrie grâce à des sondes nasogastriques pendant le reste de son séjour. Lors de plusieurs occasions, il a été proposé à la famille de pratiquer sur la malade une gastronomie endoscopique percutanée au niveau de la trachée, mais ils déclinèrent cette proposition. Finalement, la malade a commencé à parler, premièrement dans sa langue maternelle et plus tard en anglais.

Au moment où elle devait recevoir son congé de l'hôpital, elle a bénéficié d'un traitement ambulatoire et les médecins ont pensé qu'un séjour au centre de réadaptation lui permettrait de récupérer ses forces. Pendant qu'elle était à l'ICU, elle a vécu une période durant laquelle l'état de la plaie provoquée par la césarienne, s'est détérioré avec l'apparition d'un hématome sous jacent en dessous de l'incision. Les conclusions des médecins stipulèrent que cet hématome était hémostatique. Cette situation a entraîné une fièvre chez elle pendant son séjour, qui fut traitée à l'aide de plusieurs antibiotiques utilisés pour le traitement de maladies infectieuses. Lorsque toutes les autres sources ont été écartées, l'incision a été considérée comme la cause probable de la fièvre. Une petite ouverture a été pratiquée au niveau de l'incision, qui a été d'abord recouverte de compresses sèches et humides et ensuite un système VAC a été placé. Des cultures en aérobiose et des cultures en anaérobiose ont été effectuées et il y a été découvert un entérocoque résistant à la vancomycine. Par conséquent, des antibiotiques appropriés ont été administrés à la malade. Lorsqu'elle a reçu son congé, la malade se portait très bien. »

Ce rapport aurait pu être rédigé d'une autre manière. Ce rapport aurait pu avoir une fin tragique. Lorsque j'y repense, j'ai toujours le sentiment que je n'ai pas exercé ma foi selon les principes qui s'y rattachaient, à mon avis. Vu de l'extérieur, plusieurs pensaient que j'avais la foi, mais à l'intérieur je vivais des hauts et des bas, je tergiversais entre la peur et la foi. Comme la Bible le déclare dans Hébreux 5 :12-14, il m'était demandé, en tant que chrétien né de nouveau depuis plus de deux décennies, de vivre une vie chrétienne mature et de ne plus me comporter comme un bébé qui boit du lait, mais comme un adulte qui mange de la nourriture solide.

Alors que mon épouse et moi nous tenions côte à côte ce jour-là, prêts à entamer la prochaine étape avec le sourire et le cœur joyeux, avec l'espoir que notre fils, Bébé John, grandirait par nos soins, nous étions reconnaissants de ce que la miséricorde et la grâce de Dieu nous avaient conduits jusque-là. En faisant des efforts pour vivre pour Christ, j'ai de nombreuses occasions d'enseigner des leçons bibliques aussi bien aux nouveaux convertis qu'aux personnes adultes. Au fur et à mesure que le temps passe, si j'ai une autre occasion d'enseigner, ce qui je ne doute pas se produira, je procéderai à plusieurs ajustements. Mon expérience pratique m'a montré que devant la tentation, les épreuves et les tribulations, notre véritable nature se révèle. Cela signifie que les leçons que nous apprenons de la vie nous enseignent davantage comment nous devons considérer les choses de Dieu. La théorie est importante, mais la pratique est plus efficace.

Ce que j'ai appris de cette situation m'a davantage rapproché du Seigneur. Je me souviens surtout des promesses qu'Il nous a faites : « *Venez à moi, vous tous qui êtes fatigués et chargés, et je vous donnerai du repos. Prenez mon joug sur vous et recevez mes instructions, car je suis doux et humble de cœur, et vous trouverez du repos pour vos âmes.* » (Mat. 11 :28-30). En tant qu'être humain, il était probable que je sois la proie de la peur ou la tentation. Tout ce que le Seigneur nous demande de faire, c'est de Lui apporter tous nos fardeaux, de les Lui confier et de croire que malgré la gravité de nos problèmes, Il sera prêt à se charger de nos fardeaux.

En marchant de l'avant comme Son disciple, je crois qu'il est important de déclarer que toute la gloire Lui appartient, Lui qui est l'auteur et le consommateur de notre foi. Ceci dit, je crois également que chacun de nous est différent. Chaque personne grandit dans le Seigneur de manière différente. Certaines personnes sont plus fortes que d'autres et cela s'applique de même à la leçon sur la foi. En ce qui me concerne, je pense que je commençais à apprendre une autre leçon sur la foi. Au cours de la crise, il y eut des hommes et des femmes qui firent preuve d'une grande foi et je rends grâce au Seigneur pour eux et pour ce qu'ils ont fait pour ma femme et moi.

CHAPITRE 5
CENTRE DE RÉADAPTATION DE NORTHSIDE
SOINS THÉRAPEUTIQUES

« Heureux l'homme qui supporte patiemment la tentation; car, après avoir été éprouvé, il recevra la couronne de vie, que le Seigneur a promise à ceux qui l'aiment. »

Jacques 1 :12

NOTRE SÉJOUR AU CENTRE DE RÉADAPTATION fut tout autre. Ici ma femme pouvait s'exprimer. Elle avait l'occasion de dire ce qu'elle aimait et ce qu'elle n'aimait pas. Elle pouvait s'adresser à moi ou aux infirmiers lorsqu'elle souffrait. Elle pouvait se rendre à la salle de bain toute seule, parfois avec un peu d'aide de ma part ou de celle des infirmiers. Pour nous aider à comprendre ce à quoi nous devions nous attendre au centre de réadaptation, une infirmière nous dit que les malades qui s'y trouvaient étaient considérés comme des personnes sur le point de recevoir leur congé de l'hôpital, mais qu'elles avaient besoin d'une touche finale. En termes plus clairs, elle déclara : « On attend des malades qu'ils contribuent eux-mêmes à faire des travaux. » Par conséquent, au regard des activités que menait ma femme, je n'étais pas surpris de voir qu'elle était prête pour le centre. Nous étions à la bonne place, me dis-je en moi-même.

Elle fut transférée le 9 janvier. Finalement, elle serait enfin autorisée à repartir à la maison une fois qu'elle aurait réussi tous les tests de physiothérapie et d'orthophonie. Il y avait certains points sur lesquels ils devaient travailler, tels les exercices vocaux et physiques comme la marche ou d'autres types d'activités physiques. Alors, la question de savoir quand elle ferait toutes ces activités restait en suspens. Lorsqu'elle démarra finalement ces activités, qui se déroulaient chaque jour entre 8 :00 et 9 :00, un thérapeute venait la chercher pour l'amener au centre sportif pour une heure d'exercice en vue de la faire marcher sur une certaine distance pendant environ trois minutes. L'orthophoniste, elle, vint seulement deux fois et déclara que mon épouse n'avait plus besoin de ses services. Ma femme avait fait d'énormes efforts, sa voix était claire et elle s'exprimait plus longuement à l'aide de phrases compréhensibles. Elle communiquait littéralement assez bien pour savoir qu'elle n'avait vraiment pas besoin de l'aide d'un thérapeute.

Sincèrement, les journées passées au centre de réadaptation furent vraiment différentes, mais encourageantes. En repensant aux deux ou trois semaines précédentes, je remarquai qu'un changement total s'était produit. Au cours des jours précédents, je me posais sans cesse de nombreuses questions ou je les posais aux médecins ou aux infirmiers. Les questions étaient du genre : « *Combien de temps pensez-vous qu'il faudrait pour que ce problème soit résolu?* » ou « *Quel est selon vous, le problème majeur auquel elle est confrontée maintenant? Comme de temps faudrait-il pour le résoudre?* » ou « *Retrouvera-t-elle toutes ses fonctions si elle recouvre la guérison?* » À ces questions, je recevais des réponses que je ne souhaitais pas ou n'espérais pas entendre. Parfois, la réponse que les médecins parvenaient presque à me donner consistait en des phrases suivantes : « Cela prendra quelque temps, » ou « Je ne sais pas, » ou « Le retour à la maison dépendra de la vitesse à laquelle elle réagira au traitement. » Je réalisais plus tard que je voulais voir les choses se passer comme je le souhaitais. Tout ce que je désirais c'était que ma femme recouvre rapidement la santé. En même temps, ma foi était mêlée de doute. Je n'étais pas très sûr, surtout au regard de ce que j'entendais de la bouche des médecins. Au départ, les médecins n'avaient pas entretenu l'idée de la guérison. Il se peut qu'ils craignaient de commettre des erreurs pour me faire plaisir, mais ils avaient à se prononcer sur la situation de manière professionnelle.

Entre deux groupes qui avaient des points de vue différents et la seule partie qui pouvait mettre fin à l'incertitude se trouvait la personne qui se trouvait devant eux entre la vie et la mort et ne pouvait rien faire d'autre que de se soumettre à toute décision qui viendrait du Seigneur, je vivais la situation la plus désespérante que j'ai jamais vécue. Au centre de réadaptation, ma femme commença à poser les mêmes questions, mais d'une autre manière : « Quand partirai-je à la maison? Je me sens bien, de quel genre de soins ai-je encore besoin? » Outre ces questions, elle se mit à faire les déclarations suivantes : « Je veux aller à la maison pour retrouver mon enfant; mon fils me manque. » Parfois, le matin, lorsqu'on se réveillait elle me demandait : « Daddy, où est John, j'ai besoin de lui? Irons-nous à la maison aujourd'hui? » Lorsque nous fûmes arrivés au centre de réadaptation, personne ne nous dit combien de temps nous resterions là-bas. La seule chose dont je me souvienne est qu'avant le départ de l'hôpital, on nous avait dit que nous resterions au centre pendant à peu près deux semaines ou un peu plus, selon le rythme auquel elle allait récupérer. Sur la base de ces informations, je ne pouvais pas répondre aux questions de ma femme, quant à avoir du moment où elle pourrait partir. Je pouvais seulement lui répéter ce qu'on nous avait dit, à savoir que cela dépendrait du temps de récupération.

Cependant, comme moi, ce n'était pas la réponse qu'elle attendait. Chaque fois que je la lui donnais, elle se mettait davantage en colère. Bien qu'elle fût irritée par mes réponses, l'irritation en elle-même était une émotion positive. En posant des questions et en manifestant ses émotions par rapport à sa situation, elle démontrait qu'elle entretenait l'esprit combatif qu'elle avait exercé même lorsqu'elle ne pouvait pas parler ou faire une chose quelconque. Elle fit tout cela pour se débarrasser de la maladie.

Avant l'arrivée du congé, au fur et à mesure que les jours passaient au centre, d'autres facteurs commencèrent à l'irriter. Comme elle pouvait voir clairement désormais et comprendre la différence entre le bien et le mal, elle commença à revendiquer une certaine intimité. Par conséquent, se trouvant dans une chambre bondée de monde, elle se mit à réagir à certains comportements auxquels elle ne pouvait pas répondre deux ou trois semaines plus tôt.

En ce qui concerne les visites, un nombre incalculable de visiteurs venaient chaque jour la voir. Ils étaient venus chaque jour en grand nombre pendant le mois qu'elle avait passé à l'hôpital. Ces visites se sont poursuivies au centre de réadaptation. Au départ, elle n'avait aucun contrôle sur le flux de visiteurs. Elle n'en était pas consciente. À ce moment, je devais faire preuve de prudence et de tact par rapport à la question. Le fait que les gens prenaient du temps pour venir nous voir était encourageant. On dit souvent : « Lorsque vous tombez malade ou que vous êtes confronté à un problème, vous ne devez pas oublier ceux qui viennent vous soutenir. » Toutefois, de nombreuses visites peuvent avoir leur lot de problèmes, en particulier dans un cadre hospitalier. Comme je l'ai souligné dans mes notes relatives au séjour au niveau 2600 de l'ICU, il y avait tant de monde que les infirmiers commencèrent à s'inquiéter par rapport à leur intimité et leur capacité à travailler librement. Il n'y avait aucun espace dans la chambre. J'étais obligé d'autoriser les infirmiers à afficher une note sur la porte en vue de permettre un contrôle des visites. Jusqu'à ce jour, certains amis sont toujours contrariés contre moi pour les avoir empêchés de faire ce qu'ils aimaient faire, à savoir être là quand un ami, une sœur ou un frère en Christ en avait besoin.

Dans une certaine mesure, je me sentais coupable d'avoir empêché une personne animée de bonne volonté envers ma famille. Il se peut que le fait d'atteindre les malades soit en lui-même un sermon. Une fois, Jésus confronta Ses disciples en déclarant : « *Alors le roi dira à ceux qui seront à sa droite : venez, vous qui êtes bénis de mon Père; prenez possession du royaume qui vous a été préparé dès la fondation du monde. Car j'ai eu faim, et vous m'avez donnez à manger; j'ai eu soif et vous m'avez donné à boire; j'étais étranger, et vous m'avez recueilli; j'étais nu, et vous m'avez vêtu; j'étais malade et vous m'avez visité; j'étais en prison et vous êtes venus vers moi.* » (Matthieu 25 :34-37) La Bible déclare également : « *Personne n'a jamais vu Dieu; si nous nous aimons les uns les autres, Dieu demeure en nous, et son amour est parfait en nous.* » (1 Jean 4 :12). Plus tard, alors que j'étais touché par le grand nombre de ces amis, dont plusieurs étaient chrétiens, je me rendis compte qu'il s'agissait du type de sermon que chacune de ces personnes prêchait. Au centre de réadaptation, l'histoire fut la même, les visites se poursuivirent. Les amis étaient heureux de voir mon épouse recouvrer la santé et par conséquent, souhaitaient passer un moment avec elle. Une infirmière vint me dire : « Vous avez trop de visiteurs, je crois que nous allons vous amener dans une plus grande chambre pour que vous soyez plus à l'aise. »

Une telle manifestation d'amour était irrésistible. En dépit de ma précédente décision de contrôler les visites comme je l'avais fait au niveau 2600 de l'ICU, je réexaminai cette décision en vue de lui permettre de passer plus de temps avec ses amis. Cependant, je savais à peine que mes actions seraient considérées plus tard comme un empiètement sur les droits de mon épouse. Au fur et à mesure qu'elle prenait davantage conscience au centre de réadaptation, ma femme voulait rester seule. Je pensais que sa demande n'était pas égoïste, mais qu'elle provenait plutôt des longues semaines passées au lit et dans la chambre de l'hôpital. Je me souviens lui avoir dit un jour que je m'étais arrangé avec quelques amis pour qu'ils restent avec elle pendant que j'irais au travail. Elle me répondit : « Daddy, je veux rester seule, je ne veux pas qu'on me pouponne. » Ce qui la frustrait encore par rapport aux nombreux visiteurs qui venaient, était que quelquefois certains enfants arrivaient et augmentaient le volume de la télé si fort que cela la dérangeait. Il semblait qu'elle en avait assez et désirait rester seule.

Nous avons terminé la première semaine au centre avec beaucoup d'améliorations. Cependant, il y avait des points importants dont nous devions toujours nous accommoder. Vu la nature de la situation qu'elle avait vécue, la physiothérapie et l'orthophonie n'allaient pas mettre un terme au processus de guérison. Je devais assumer d'autres responsabilités. Lorsque le temps venait de s'habiller, mon épouse ne savait ni par où commencer ni comment commencer. Elle pouvait à peine dire qu'elle était le mauvais ou le bon côté d'une chemise ou d'un pantalon. Parfois, elle ne se rappelait pas si elle devait s'asseoir ou se tenir debout pour enfiler ses pantalons. Les boutons constituaient un autre problème. Elle ne pouvait pas mettre le bon bouton dans le bon trou. Pour ce qui était des numéros de téléphone, d'assurance sociale, de sa date de naissance et de tout ce qui touchait aux chiffres ou aux dates, elle semblait avoir un trou de mémoire. Elle trouvait également difficile d'utiliser une cuillère pour manger. Elle renversait toute la nourriture avant même que la cuillère ne soit parvenue à sa bouche. Je devais lui donner à manger chaque fois que le repas était prêt. Parfois, lorsque je faisais toutes ces choses pour elle, elle pleurait comme un bébé et me demandait : « Daddy, penses-tu que je serai normale un jour? » La seule assurance que je pouvais lui donner était de lui dire : « Regarde en arrière et considère tout ce que Dieu a fait pour toi et compte tes bénédictions. Si le Seigneur a pu te rendre la vie, il n'y a rien qu'Il ne puisse faire pour achever ce qu'Il a commencé. » Ces événements se produisaient lorsque nous nous retrouvions seuls tous les deux et que tous les visiteurs étaient partis. Je lui demandais de se joindre à moi pendant quelques instants pour remercier Dieu pour Son travail et d'arrêter de douter. Pendant ces moments, je me rappelle également d'un adage d'un ami : « Lorsque tu escalades une colline, le premier pas est la chose la plus difficile. » Par conséquent, avec la situation de mon épouse, nous prenions les choses telles qu'elles se présentaient, comme cela avait été le cas dans le passé.

Au bout de la deuxième semaine, mon épouse avait recouvré une bonne partie de ses moyens physiques. Elle réapprenait à mémoriser le numéro de téléphone de ses parents en Afrique. Ils étaient les principales personnes à qui elle désirait le plus parler. Je lui achetai une carte téléphonique et lui montrai comment utiliser les numéros gratuits et le code inscrit sur la carte, et ensuite elle composait le numéro de ses parents. Ce fut un difficile retour à la normale, mais nous avons travaillé tout doucement au fur et à mesure que le temps passait, au centre de réadaptation. À mi-parcours de la deuxième semaine, elle commença à réellement manifester son désir de rentrer à la maison. Elle ne voulait plus rester à l'hôpital. Le système VAC qui constituait une des raisons pour lesquelles elle n'avait pas encore reçu son congé, ne posait plus aucun problème. Le tube avait été débranché et la cicatrice de la plaie s'était refermée. Il n'était plus nécessaire que le physiothérapeute vienne la voir. Il venait travailler avec elle deux ou trois fois par semaine. Lorsque je discutais de son congé avec les infirmiers, ils me répondaient qu'ils la gardaient encore pour effectuer d'autres observations. Cependant, d'autres raisons étaient également avancées. Par exemple, on m'avait dit qu'elle devrait avoir des soins à la maison au cas où elle recevait son congé plus tôt que prévu. Alors que je prenais des dispositions à cet effet, je savais à peine que ma femme avait pris la décision de rentrer à la maison et rien ne pouvait la faire changer d'idée. Le jeudi de la deuxième semaine, vers 9 :00, ses parents appelèrent pour s'enquérir de sa santé. Nous discutâmes de la possibilité qu'elle bénéficie d'un traitement à la maison si elle insistait pour rentrer. Cette idée ne plut pas trop à ses parents. Ils lui demandèrent d'être patiente et de rester pendant quelque temps au centre de réadaptation. Nous terminâmes notre conversation au téléphone et je me rendis au travail sans que nous n'ayons pris aucune décision quant à la prestation de soins à la maison.

Il était temps que je parte au travail. Mon programme était resté le même, à savoir de 15 :00 à 21 :00. Un couple d'amis vint nous rendre visite au moment où je me disposais à sortir. Ils promirent de rester jusqu'à mon retour dans l'après-midi. Vers 16 :30, je reçus un appel du centre m'informant que ma femme s'apprêtait à rentrer à la maison. Je demandai à parler à une infirmière de garde et on lui passa le combiné. Elle me dit qu'il n'y avait aucun problème que mon épouse s'en aille, mais que comme nous en avions discuté auparavant, elle devrait poursuivre les soins à la maison. L'infirmière m'expliqua ce qu'impliqueraient ces soins. Selon ses explications, je me rendis compte qu'il n'y avait qu'une petite différence entre les services qu'elle recevrait à la maison et ceux dont elle bénéficiait au centre ou à l'hôpital. En outre, comme j'avais appris à lui administrer ses traitements de routine, y compris l'administration des médicaments et des soins pour la plaie qui était presque guérie à ce moment, je fus d'accord pour la laisser rentrer à la maison. À la suite de ma discussion avec l'infirmière, je rappelai au centre environ 30 minutes après pour voir si elle était déjà sortie. On me répondit qu'elle était déjà partie. Le programme allait changer sans aucun doute.

Pour la première fois en presque deux mois, je devais me rendre directement à la maison après le travail sans passer d'abord par l'hôpital et ma femme allait également dormir à côté de son enfant pour la première fois depuis sa naissance. Ce fut un moment de bonheur que je vécus, cependant, je ne savais pas ce qui nous attendait car le processus de guérison pouvait prendre plusieurs tournures.

CHAPITRE 6
CONGÉ DÉFINITIF DE L'HÔPITAL : SOINS À DOMICILE

« C'est pourquoi, ceignez les reins de votre entendement, soyez sobres, et ayez une entière espérance dans la grâce qui vous sera apportée, lorsque Jésus-Christ apparaîtra. »

1 Pierre 1 :13

URANT LES DERNIERS JOURS DU SÉJOUR DE MA FEMME AU centre de réadaptation, elle ne manifesta aucun signe de paix ni de douceur par rapport aux questions qui étaient à l'ordre du jour. Cela n'était pas dû au fait que les infirmiers, les médecins ou les thérapeutes ne lui offraient pas les soins dont elle avait besoin ou qu'elle ne bénéficiait pas d'une bonne dose d'amitié de la part de nos amis qui lui rendaient visite, mais son impatience était plutôt due au fait qu'elle était fatiguée par le prolongement de son séjour à l'hôpital. On pouvait littéralement dire qu'elle était arrivée au bout du rouleau à la vue de la tristesse et de l'agitation qui se lisaient sur son visage, dans son langage et son comportement. Cette lassitude ne faisait qu'augmenter chaque jour. Quand elle se rendit compte de ce qui se passait, tout ce qu'elle voulait était de partir en vue d'être auprès de son fils.

Elle avait en effet une nostalgie pour les choses qui lui étaient familières : les voisins, la famille, les enfants, la maison et même le lit et tout ce qui apportait la grâce et la joie dans la famille. Mon épouse était surtout préoccupée par son enfant. Elle désirait être avec lui. Le sentiment de sécurité et de refuge que nous procurent les choses et les personnes qui nous sont familières, constitue en lui-même une thérapie. Certains infirmiers comprirent sa situation. Elle était devenue si surexcitée et paraissait déprimée et ne souhaitait que rentrer à la maison. Les infirmiers pensèrent que si elle rentrait chez elle et reprenait une certaine routine normale avec son bébé en vue de mener une vie normale une fois de plus, cela l'aiderait beaucoup à recouvrer la guérison totale. En plus, puisque le seul type de traitement qui restait à pratiquer était l'administration des médicaments et des soins thérapeutiques de temps en temps comme je l'ai mentionné auparavant, la plupart du personnel infirmier jugea nécessaire de satisfaire à sa demande de rentrer définitivement chez elle.

Lorsqu'elle se retrouva à la maison, elle fut heureuse de même que moi, même si elle avait été libérée plus tôt que prévu. D'une part, le fait d'être à la maison démontrait que les choses étaient revenues à la normale d'une certaine manière. D'autre part, nous ne savions pas ce que nous réservait l'avenir. Nous étions confiants, toutefois, que tout était terminé et qu'elle n'aurait plus à repartir à l'hôpital pour des soins supplémentaires. Le fait d'avoir une aide de la part d'infirmiers à la maison constituait un autre avantage. Une fois de plus, les amis nous rendirent visite en grand nombre, chaque jour, pour fêter son retour à la maison.

En dehors des soins à domicile, nous avions également employé les services d'un spécialiste. Son travail consistait à vérifier son sang, pour s'assurer qu'il était assez fluide afin d'éviter une formation éventuelle de caillots. À l'hôpital, on lui administrait du Coumadin. Lorsqu'elle reçut son congé de l'hôpital, elle continua à prendre ce médicament. Le médecin lui avait conseillé d'en poursuivre la prise jusqu'à nouvel ordre. Lorsque son nouveau spécialiste fut informé de cela, il prit également la décision de respecter cette prescription. Après une semaine de soins à domicile, elle subit une évaluation. Les résultats révélèrent qu'elle n'avait plus besoin de soins à domicile. Par conséquent, ils furent arrêtés.

Comme il n'y avait plus de soins à domicile, seul le spécialiste continuait à venir pour effectuer des contrôles et faire des consultations. Elle devait voir le spécialiste au moins une fois par semaine et si jamais il y avait un problème, elle était autorisée à le rencontrer plus souvent. Lors de sa première visite, il se rendit compte que tout semblait normal. Il lui demanda de continuer à prendre la même dose de Coumadin qu'elle prenait à l'hôpital. À notre surprise, lors de la deuxième visite, le médecin se rendit compte que le sang s'était un peu épaissi. En signe de précaution, il augmenta la dose de Coumadin. Quelques jours plus tard, ma femme commença à avoir les symptômes suivants :

– Trouble de l'élocution (dysarthrie)
– La tête lui tournait légèrement
– Elle se sentait un peu faible
– Confusion
– Problèmes visuels
– Perte d'appétit
– Frissons, même lorsque le chauffage fonctionnait.

Un matin, elle se réveilla et se sentit très faible. Elle se plaignit d'avoir des troubles de la vue. Une amie se trouvait avec nous lorsque cela se produisit. Elle suggéra que nous l'amenions aux urgences pour un contrôle. Ce que nous fîmes et après avoir passé plusieurs heures à effectuer différents sortes de test, ils ne trouvèrent rien qui ait pu provoquer ces problèmes. Les urgences se trouvaient dans le même hôpital où elle avait passé plusieurs semaines auparavant. Nous fûmes bénis de rencontrer l'une des infirmières que nous avions eue pour prendre soin en ce moment. Elle donna plus d'informations aux médecins, ce qui leur permit d'effectuer tous les tests qui selon eux pouvaient leur procurer des informations utiles. Cependant, à leur étonnement, ils ne trouvèrent rien qui correspondait aux problèmes précédents qui s'étaient produits au cours de son hospitalisation. Elle fut autorisée à partir quelques minutes après que les médecins aient analysé les résultats de ses tests.

Le lendemain, je crus bon de la ramener chez son médecin, le spécialiste, pour m'assurer que nous n'aurions pas d'autres surprises. Après lui avoir expliqué ce qui s'était passé, il nous confirma que ses symptômes étaient des effets secondaires du Coumadin. Puisque nous savions que le Coumadin était un anticoagulant qui réduit la formation de caillots de sang, nous avions soit le choix de mettre un terme à cette médication ou de la poursuivre. Ce choix fut difficile car cela pourrait revenir à faire le choix entre la vie et la mort. Ce qui signifiait que nous pouvions ignorer le trouble d'élocution et continuer avec le Coumadin afin d'éviter la formation d'autres caillots ou de continuer la médication et de faire face aux conséquences.

La visite chez le médecin souleva tout un lot de questions auxquelles nous devions répondre. Ces questions comprenaient entre autres : Devions-nous nous fier à la position du médecin et poursuivre avec une dose élevée de Coumadin ou devions-nous arrêter et trouver une alternative visant à fluidifier le sang? Si nous devions trouver une alternative, quelles seraient les chances que cela réussisse? Ou pendant combien de temps devrait-elle prendre un agent anticoagulant si nous devions suivre le conseil du médecin? Combien de temps nous faudrait-il avant de prendre une décision quant à l'arrêt ou la poursuite de cette médication? Pourrait-elle être de nouveau enceinte, puisque nous voulions avoir d'autres enfants? Si cela était possible, qu'en serait-il de la santé de l'enfant né d'une mère qui prenait un agent anticoagulant? Cette période fut une étape confuse dans un processus supposé être l'étape finale de la guérison de mon épouse, période durant laquelle nous devions être heureux. Bien que selon toute probabilité ma femme n'allait plus être hospitalisée, nous devrions sans doute trouver des solutions durables à ces questions. Il n'y avait aucune autre perspective. Nous n'avions d'autres choix que de faire face à la situation.

Il était évident que le médecin ne souhaitait pas compromettre sa décision de réduire la dose. À ce moment-là, nous ne savions pas quelle décision prendre quant à la poursuite ou non de la médication de ma femme. Nous repartîmes à la maison tous confus. Mon épouse était très préoccupée, surtout par la qualité de sa voix. Elle ne voulait pas bégayer. Cependant, je me souvins d'une chose que le médecin nous avait dite le premier jour de notre visite chez lui. Il nous avait remis une liste de ce qu'elle devait ou ne devait pas faire en ce qui concernait le type de nourriture qu'elle devait manger. Il l'avait mise en garde contre les couteaux, les aiguilles ou tout autre objet tranchant. Selon lui, une incision provoquant un saignement abondant pourrait provoquer davantage de caillots de sang. Par la suite, nous commençâmes à chercher plus d'information sur les types d'aliments qu'elle devait éviter. Si cela pouvait aider, nous pourrions avoir une idée de ce que nous devrions faire désormais.

Lors de notre précédente visite chez le médecin, l'une des infirmières nous fit part de certaines informations sur les aliments qu'elle devait consommer avec modération. Vu qu'elle prenait un agent anticoagulant, l'infirmière lui dit qu'elle ne devait pas consommer les aliments suivants en grande quantité. Elle ajouta que pour éviter tout problème, elle ne devait pas en manger du tout. Ces aliments sont les suivants : les épinards ou tout autre sorte de feuilles vertes, le chou frisé, le brocoli, les choux de Bruxelles, le chou.

Selon l'infirmière, ces aliments étaient riches en vitamine K et pouvaient jouer un rôle majeur dans la formation de caillots sanguins si la malade en consommait une grande quantité en un seul repas ou pendant plusieurs repas. La situation se compliquait, en particulier parce que nous commencions à avoir beaucoup de restrictions par rapport à ce qu'elle devait manger ou pas. Face à ces restrictions, la liberté semblait s'éloigner et les choix devenaient de plus en plus limités. Ces précautions pouvaient constituer la première preuve concrète selon laquelle nous pourrions faire face à de graves problèmes plus tard si nous ne faisions pas attention à nos choix. Au centre de réadaptation, nous n'avions pas à nous préoccuper de ces réalités. En effet, il y avait peu de choses qui étaient dites sur ce que nous devions et ne devions pas faire. Peut-être ces choix auraient-ils pu contribuer à pousser davantage mon épouse à vouloir partir du centre plus tôt. Le personnel médical avait veillé sur sa santé, y compris son alimentation et les exercices physiques dont elle avait besoin. Nous n'avions à nous inquiéter de rien. Elle n'avait eu aucun des symptômes qui se manifestaient actuellement. Toutefois, moins de trois semaines après son retour à la maison, nous étions responsables de tous ces points. En ce qui concerne la cuisine, je suis un mauvais cuisinier. Mon épouse était consciente de cette faiblesse chez moi. Avant l'hospitalisation, elle ne m'avait jamais permis de préparer les repas, même lorsque je me proposais de le faire à plusieurs reprises. Parfois, lorsque je m'arrangeais pour en préparer un en son absence, ma nourriture se retrouvait à la poubelle après être restée au réfrigérateur sans que personne n'ait proposé de la partager avec moi. De temps en temps, pour me faire plaisir, ma femme décidait de refaire un autre repas avec la même nourriture en vue de lui donner un meilleur goût pour récompenser mes efforts. En agissant ainsi, elle ne voulait évidemment pas que je l'aide à faire la cuisine, mais en même temps elle n'avait pas assez de forces pour préparer elle-même. Par conséquent, nous devions nous fier à l'aide d'autres personnes qui acceptaient de préparer de temps en temps un repas de leur choix.

Nous nous posions désormais la question de savoir si nous avions pris la bonne décision en quittant prématurément le centre de réadaptation. Nous commencions à nous inquiéter un peu, mais nous avions toujours quelques raisons d'espérer. En termes de nourriture, ma femme pouvait toujours choisir entre plusieurs repas, mais, comme je l'ai mentionné plus tôt, l'obstacle majeur consistait à prendre la décision de poursuivre ou arrêter le traitement au Coumadin. Nous n'avions toujours pris aucune décision à cet effet. Le choix serait difficile à faire, aussi devions-nous faire très attention. La solution au problème de Coumadin était vraiment une tâche pénible vu les implications y relatives. Plus nous cherchions des informations à cet effet, plus il devenait difficile de comprendre cette médication dont nous ne savions pas grand chose. Pourtant, nous poursuivîmes nos recherches sur les effets qui pourraient résulter d'un éventuel arrêt de la médication au Coumadin.

Au cours de nos recherches, nous lûmes dans un rapport sur le site *mybloodthinner.org* que le Coumadin se place seulement en deuxième position sur la liste de médicaments utilisés en chimiothérapie lorsqu'il est question du risque le plus élevé de complications graves. En outre, dans la section « Foire aux questions » d'un autre site Internet, *myoclinic. com*, sur la question de savoir si des problèmes pouvaient résulter d'une utilisation à long terme du Coumadin, Sheldon G. Sheps M.D. donnait la réponse suivante : « Pour la plupart des personnes qui ont souffert une seule fois d'une grave thrombose veineuse (DVT), le traitement avec une dose complète d'agents anticoagulants est généralement recommandé pour une période limitée. La prise d'une dose élevée de Warfarin (Coumadin) pendant une longue période est uniquement recommandée pour les personnes exposées à un risque élevé de formation de caillots sanguins qui pourraient entraîner une attaque cardiaque, un accident vasculaire cérébral ou une embolie pulmonaire. » En ce qui concernait la question relative aux personnes qui avaient eu un DVT une seule fois et qui avait besoin d'un usage limité, cela nous posait un autre problème. Ma femme se trouvait-elle dans cette catégorie et si oui, était-elle vraiment à l'abri d'un autre danger? La plupart des rapports semblaient affirmer qu'elle l'était effectivement.

Un rapport du Secrétariat américain aux produits alimentaires et pharmaceutiques publié en août 2007 sur le Coumadin déclare : « Les gènes d'une personne encodent des enzymes et les différences dans la séquence d'un gène peuvent entraîner des différences dans les activités ou la sensibilité des enzymes. » Le rapport souligne que c'est la raison pour laquelle le même médicament est utilisé de manière différente par différentes personnes. Il mentionne également qu'un tiers des malades qui prennent du Warfarin le métabolisent d'une manière différente des prévisions. Les recherches ont démontré, poursuit le rapport, que certaines des réactions inattendues au Warfarin dépendaient des variantes observées au niveau des gènes CYP2C9 et VKORC1 du malade. Cependant, comme l'a souligné Lary Lesko dans le rapport, plusieurs études doivent examiner la dose précise qu'il faut administrer aux malades dès le départ.

Je soupçonne que ces différences, bien qu'elles n'aient pas été encore confirmées, peuvent avoir eu un impact sur la situation de mon épouse, vu la manière dont elle avait réagi au médicament trois semaines après avoir reçu son congé du centre de réadaptation. Quoi qu'il n'y ait aucun antécédent familial démontrant qu'un membre de la famille avait souffert d'un problème de caillots sanguins ou reçu un traitement au Warfarin, sa réaction prouvait une faible résistance, soutenue par les effets secondaires du médicament, comme cela a été susmentionné. Malgré ces signes avertisseurs, presque tous les résultats du rapport susmentionné soulignent que « les avantages surpassent les risques. »

Après que nous ayons examiné toutes les options, le temps était venu de prendre une décision. En ce moment, toutes décisions auxquelles nous parviendrions devraient être fonctionnelles. Nous nous sommes permis de consulter d'autres voix par rapport aux éventuels résultats. À travers nos recherches, nous nous sommes offert une autre alternative en menant des investigations auprès d'autres médecins, amis ayant une expérience dans ce domaine et en faisant d'autres recherches à partir des différentes sources auxquelles nous avions été référés. Selon les spécialistes, nous allions prendre une décision en connaissance de cause, étant donné que nous avions réuni suffisamment d'informations sur le médicament. Pour ma part, je conseillai à mon épouse de continuer à prendre ses médicaments, y compris le Coumadin, comme l'avait suggéré le médecin. Je pensais que sa guérison était plus importante pour moi que la qualité de sa voix. Mon épouse avait un autre point de vue sur la question en dépit des informations que nous avions eues à partir de nos recherches concernant le fait qu'il pourrait être fatal pour elle d'arrêter subitement le traitement. Elle prit une décision que j'appelai « un acte de foi. »

Un acte de foi n'est pas nécessairement une mauvaise approche pendant une prise de décision pour ceux qui font partie de la communauté chrétienne. Il s'agit d'un moyen pour plaire à Dieu. La Bible nous enseigne que sans la foi, il est impossible de plaire à Dieu. Cependant, l'acte de foi est une rue à deux voies. Elle peut s'avérer négative ou positive, selon le choix effectué, en particulier lorsque la foi en Dieu ne constitue pas un facteur. Après que mon épouse et moi avons examiné chaque information que nous avions trouvée pour nous aider à prendre une décision quant à la prochaine étape à suivre, nous nous retrouvâmes à l'intersection entre deux décisions aussi importantes l'une que l'autre par rapport à la question de la vie ou la mort. Comme je l'ai souligné, mon choix consistait à nous en tenir au Coumadin de peur de nous retrouver face à un autre épisode de caillots sanguins. Cependant, comme l'a déclaré le Dr Mike Maroon, en parlant de l'acte de foi : « L'acte que nous posons dans notre vie concerne certaines de nos plus grandes peurs. » Il poursuit : « Pour ce type d'actes, elles nous obligent à faire face à nos craintes de manière directe. » Il souligne que lorsque vous faites un acte de foi dans la vie, cela nous permet de prendre instantanément conscience d'une nouvelle vision de la réalité. Selon lui, cela vous permet d'améliorer constamment chaque aspect de votre vie.

Maintenant que j'avais suggéré que l'on poursuive la médication, le temps était venu pour ma femme de donner son point de vue. Ce matin-là, elle avait eu des vertiges, sa voix était devenue plus indistincte et d'autres effets secondaires du médicament s'étaient également manifestés. C'était comme si ces effets voulaient lui rappeler qu'elle devait bien réfléchir avant de prendre une décision concernant la meilleure chose à faire. Pour ma femme la meilleure était de faire preuve d'un acte de foi. Nous étions assis au salon. Ses médicaments se trouvaient généralement sur le réfrigérateur à la cuisine. Il n'y avait aucune porte entre le salon et la cuisine. Selon la place où vous étiez assis dans le salon, vous pouviez quasiment voir presque tout ce qui se trouvait dans la cuisine. Elle se leva et alla vers le réfrigérateur pour prendre ses médicaments. Elle me dit : « Daddy, ceci n'est pas mon combat. Dieu ne m'a pas sauvée pour que je souffre des effets secondaires de ce médicament. Je ne vais plus en prendre. Dieu poursuivra le combat à ma place. » Alors qu'elle exprimait ces paroles puissantes, elle se dirigea vers la poubelle pour jeter la boîte de médicaments. Je courus après elle et lui demandai de me remettre les médicaments. Elle me remit la boîte et je la mis dans ma poche en vue de la cacher, juste au cas où elle en aurait besoin plus tard. Je n'avais toujours pas assez de foi pour me mettre d'accord avec elle. J'étais très choqué par son acte et sentis que je serais irresponsable si je ne l'aidais pas à prendre la bonne décision.

À cet instant, il me fut difficile de dire si la décision de ma femme était fondée ou non, au regard de toutes les recherches que nous avions menées. Cependant, sa réaction ne m'avait pas surpris. Je savais que ma femme jouait un rôle majeur dans notre maison lorsqu'il était question de choses qui concernaient Dieu. Comme je l'ai mentionné dans les chapitres précédents, sa mentalité démontrait que les bénédictions de Dieu ne sont jamais suivies de chagrin. Toutefois, après plusieurs jours d'hospitalisation éprouvants, je trouvai difficile de croire qu'elle continuerait à garder la foi. Par conséquent, que son acte de foi fût dans le bon ou le mauvais sens, je ne le savais toujours pas. Comme la suite des événements allait le démontrer, elle prouvait une fois de plus que j'avais tort. Au cours des semaines qui suivirent, j'appris une fois de plus ce que signifiait poser un acte de foi. Au lieu de prendre ses médicaments, elle décida de faire de l'exercice chaque jour pendant 30 minutes et d'éviter les aliments qu'elle ne devait pas manger. Les symptômes et les effets secondaires persistèrent pendant quelques temps. Au fur et à mesure que le temps passait, ils disparurent sans qu'elle n'ait à prendre les médicaments.

De la façon dont je voyais les choses, chaque obstacle que nous rencontrions était un miracle divin. Face à tous les avertissements que nous avions reçus ou lus sur le Coumadin, j'étais surpris de voir ma femme franchir une autre étape dans sa lutte contre les caillots de sang après qu'elle ait brusquement arrêté de prendre son médicament. Lorsque j'y repensais et considérais les nombreux obstacles qui jonchaient notre chemin, mais qui avaient été vaincus par la puissance du Seigneur, il était temps de compter nos bénédictions, en les nommant une par une.

Je ne pouvais qu'être d'accord avec un de mes amis qui dit une fois : « Tout médicament qui vient du Seigneur n'a aucun effet secondaire. » Bien que ma femme eût commencé à faire régulièrement des exercices et consommât les aliments qui lui étaient conseillés, je crois que ces éléments constituaient seulement un supplément à la médication invisible du Seigneur qui l'a soutenue jusqu'à ce jour. Elle prit la décision de laisser le Seigneur prendre le contrôle de son problème de santé et, par conséquent, Il en prit le contrôle et la guérit heureusement.

En réalité, les paroles de foi que ma femme avait prononcées ce matin-là en allant chercher la boîte de médicaments, « Ce n'est pas mon combat, » si on les réorganisait, pourraient être lues de la manière suivante : « Ce combat appartient au Seigneur. » « Le combat appartient au Seigneur » est une chanson de Jamie Owen-Collins. Par coïncidence, les paroles de ce chant s'appliquaient bien au malheur de mon épouse :

"In heavenly armor, we'll enter the land,
the battle belongs to the Lord;
No weapon that's fashioned against us will stand,
the battle belongs to the Lord;
And we sing glory, honor, power and strength to the Lord,
We sing glory, honor, power and strength to the Lord.

When the power of darkness comes in like a flood,
the battle belongs to the Lord;
He's raised up a standard, the power of His blood,
the battle belongs to the Lord;
And we sing glory, honor, power and strength to the Lord,
We sing glory, honor, power and strength to the Lord.

When your enemy presses in hard, do not fear,
the battle belongs to the Lord;
Take courage, my friend, your redemption is near,

the battle belongs to the Lord.
And we sing glory, honor, power and strength to the Lord,
We sing glory, honor, power and strength to the Lord."

©1984 Fairhill Music, Inc
Utilisation autorisée. International Copyright Secured.

Je vois à travers ce chant un message du Seigneur qui parle au cœur de la situation de ma femme. Le chant parle de force et de courage. Il parle également d'un combat que nous ne pouvons voir de nos yeux physiques, c'est-à-dire un voyage de souffrances et de difficultés auquel nous n'étions pas préparés. Le chœur : « le combat est au Seigneur » transmet des paroles qui calment la mer agitée. Dans le Psaumes 121 :5-8, la Parole nous enseigne ce qui suit : « *L'Éternel est celui qui te garde, l'Eternel est ton ombre à ta main droite. Pendant le jour le soleil ne te frappera point ; ni la lune pendant la nuit. L'Éternel te gardera de tout mal, Il gardera ton âme; l'Éternel gardera ton départ et ton arrivée, dès maintenant et à jamais.* »

L'acte de foi posé par mon épouse démontré par sa décision ce jour-là n'était rien d'autre que la protection divine. Elle savait que seule la puissance de Dieu pouvait apaiser notre inquiétude et mettre un terme à nos recherches sur les effets du Coumadin. Les informations que nous avions trouvées grâce à nos recherches seraient toujours utiles, mais au lieu de continuer à voir comment nous pourrions éviter une autre crise, ma femme remit chaque partie de cette recherche au Seigneur.

C'est en février 2008 que nous prîmes la décision d'arrêter le traitement au Coumadin et trois mois s'étaient écoulés depuis que la première crise était survenue. À ce moment-là, il nous restait quatre mois pour honorer la promesse que nous avions faite à ses parents de leur rendre visite en Afrique, surtout pour voir sa maman. Ce voyage serait le premier en cinq ans depuis qu'elle l'avait quittée. Il était important que nous allions la voir non seulement parce que cela faisait plusieurs années qu'elle n'avait plus revue sa fille, mais également parce qu'il était plus important que sa maman voie son premier petit-fils, Bébé John. Sa mère était impatiente de voir le bébé. Désormais, elle appelait souvent et demandait à sa fille de passer le téléphone au bébé pour qu'elle puisse entendre sa voix. Cependant, le bébé n'avait que trois mois. Il ne pouvait pas parler. Maman insistait pour entendre la voix du bébé par un autre moyen. Nous cherchions tous les moyens pour satisfaire son désir. Je me souviens que ma femme m'a dit un jour lorsque je revins du travail que Maman avait appelé à 18:00 HE et avait demandé à entendre le cri du bébé lorsque ma femme serait en train de lui donner son bain. Maman s'était trompée d'heure. Il y avait environ cinq heures de différence entre nous. Par exemple, lorsqu'il est 8 :00 ici aux États-Unis, il est 13 :00 au Burkina Faso, Afrique de l'Ouest. Il était également difficile de trouver un moment correspondant à son emploi du temps, vu les rendez-vous et les autres éléments de routine relatifs aux soins du bébé et aux visites à l'hôpital. En fait, le bébé n'était pas grincheux. Il ne pleurait pas lorsqu'on lui donnait son bain. Depuis sa naissance, les infirmières avaient remarqué qu'il était un enfant calme et ne pleurait que lorsqu'il avait faim. Nous ne pouvions pas non plus le laisser souffrir de faim, juste pour qu'il pleure. J'imagine que cela serait un abus et Maman n'aurait pas été d'accord avec cela non plus. La grand-mère de John fut déçue.

La réaction et la joie de Maman par rapport au bébé ne me surprenaient pas. En y repensant, il était plus que temps qu'elle vive cette joie. Nous avions tous payé le prix pour vivre ce jour. Par conséquent, en dehors du comportement qu'avaient tous les grands-parents pour la première fois, nous apprîmes que des amies de ma belle-mère s'étaient moquées d'elle disant que sa fille était stérile. En fait, avant sa première grossesse, j'avais suggéré à ma femme d'aller rendre visite à ses parents, mais elle avait refusé. Lorsque je m'enquis de la raison de ce refus, elle me répondit ceci : « Maman m'a dit de ne pas venir si je n'ai pas d'enfant. » Dans un environnement africain, une telle situation n'était pas inhabituelle. Aussi, était-il facile pour ma belle-mère d'oublier rapidement la guérison de sa fille et de fêter la naissance du petit-fils qu'elle avait tant attendu. Elle était fatiguée d'être la risée des autres et d'avoir honte. Pour satisfaire au désir de Maman de voir le bébé, il n'y avait un seul moyen d'y parvenir. Nous devions écourter le délai d'attente et nous rendre en Afrique dès que possible.

Cependant, nous ne pouvions pas y rendre tout de suite pour une raison. Dans la plupart des cas, généralement une famille ne peut voyager à l'étranger, en particulier en Afrique, que lorsque le bébé est âgé d'au moins six mois. À cet âge, le bébé devrait avoir reçu les vaccins nécessaires. Au cours de notre visite chez le médecin, celui-ci nous a rappelé le même protocole. Une autre raison retarderait également notre voyage. Mon épouse était toujours dans le processus de guérison. Il était important que nous respections toutes les prescriptions afin d'éviter des surprises. Comme nous devions nous y attendre, ces obstacles nous empêchèrent de partir et Maman n'avait d'autre choix que d'attendre.

Au fur et à mesure que le temps passait, Maman put entendre les cris du bébé au téléphone. Parfois, il émettait des sons et bien sûr elle ne pouvait pas les déchiffrer. Elle exprimait un sentiment de satisfaction lorsqu'elle entendait la voix de son petit-fils. Maman pouvait entendre la voix de son petit fils car elle appelait au moins trois fois, de sorte à respecter le décalage horaire. Nous tenions par tous les moyens à satisfaire ses désirs et à un moment où elle en avait le plus besoin. En mi-février, plus précisément le 15 février, elle envoya sa fille aînée, Sarah, la sœur de mon épouse, nous rendre visite. Maman n'aimait pas voyager, surtout lorsqu'il s'agissait de prendre l'avion. Je suis convaincu qu'il s'agit de la troisième raison qui l'a empêchée de voir son petit-fils à ce moment. Je sais qu'elle aurait pu venir assister à l'accouchement de sa fille et prendre soin de l'enfant dès le premier jour, pour ensuite pouvoir aller raconter aux autres toute l'histoire, à son retour en Afrique. En envoyant Sarah, elle voulait s'assurer que nous nous aurions de l'aide après plusieurs semaines difficiles. Sarah resta chez nous pendant un mois. Elle nous aida beaucoup pendant la période de convalescence de mon épouse à la maison. Lorsqu'elle repartit, il nous restait encore trois mois avant notre départ pour l'Afrique.

Si le Seigneur devait nous révéler ce que nous réserve l'avenir avant que les événements ne se produisent, les termes tels le doute, l'imprévu, la surprise, le choc et d'autres termes du même registre ne figureraient pas dans le dictionnaire. C'est la raison pour laquelle Il est un Dieu si puissant et si merveilleux que nous servons. Peut-être, s'Il nous permettait de savoir ce qui nous attendait, plusieurs choses horribles se seraient produites à l'avance et le monde serait un chaos total. Le fait de voiler les choses du lendemain, nous démontre combien Il est sage et bon. Comme vous le lirez plus tard, nous serions confrontés à une autre surprise, une surprise qui transformerait notre vie pour toujours et serait la raison pour laquelle la compréhension réelle de la vie resterait incertaine pour les prochaines années. Une tragédie nous attendait derrière un nuage sombre.

CHAPITRE 7
DÉPART DE MAMAN
(MÈRE DE MON ÉPOUSE)

> *« Il y a un temps pour tout, un temps pour toute chose sous les cieux : un temps pour naître et un temps pour mourir; un temps pour planter, et un temps pour arracher ce qui a été planté; un temps pour pleurer, et un temps pour rire, un temps pour se lamenter et un temps pour danser. »*
>
> *Ecclésiastes 3 :1-2; 4*

EN EFFET, IL Y A UN TEMPS POUR NAÎTRE ET UN TEMPS POUR MOURIR. Aucun homme ne peut ignorer cette réalité, quelle que soit sa race, son statut économique, social et politique, et comme cette réalité affecte toute les tranches d'âges, nous devons y faire face. Il est dit que « le monde est une scène sur laquelle nous venons jouer notre partition et lorsque le temps qui nous est imparti touche à sa fin, nous la quittons. » La bonne nouvelle en ce qui concerne ce départ de la scène qu'est le monde, est que lorsque vous êtes chrétien, la Bible déclare que nous avons une place, une maison où nous irons vivre éternellement. « *Que votre cœur ne se trouble point. Croyez en Dieu, et croyez en moi. Il y a plusieurs demeures dans la maison de mon Père : si cela n'était pas, je vous l'aurais dit.* » (Jean 14 :1-2) La mort elle-même fait partie du plan du salut pour les chrétiens. L'une de manière par lesquelles nous pouvons voir le Seigneur est la mort. C'est pour cela que lorsque la mort arrive, la Bible nous enseigne à nous réjouir.

Notre joie fut de courte durée après la guérison de mon épouse. Les plans que nous avions établis pour rendre visite aux grands-parents de notre fils au Burkina Faso, Afrique, furent davantage bouleversés. Lorsque Sarah arriva aux USA le 16 février, Maman appela régulièrement, deux à trois par jour, pour garder le contact avec nous et son petit-fils. Deux semaines plus tard, Sarah se trouvait toujours avec nous. Maman se plaignit de fatigue lors d'un ses appels. Elle dit également à Sarah qu'elle était allée voir le médecin et avait passé les tests nécessaires et qu'elle attendait les résultats. Juste au même moment, je parlais également avec

Maman. Notre conversation prit fin sur un chant que j'avais hâte de chanter à une personne pour la joie de voir mon épouse guérie. C'était la première fois que je parlais à Maman, depuis que nous avions quitté le centre de réadaptation. Il s'agissait d'un chant que je chantais lorsque j'expérimentais la gloire de Dieu. Je changeais parfois les paroles, selon de la situation dans laquelle je me trouvais.

Avec les changements que j'avais effectués, je ne m'attendais pas à ce que Maman puisse le chanter avec moi. Tout ce qu'elle fit, fut de marmonner les paroles de manière à suivre le rythme. Nous ne chantâmes pas longtemps; cela nous prit environ deux à trois minutes. À la fin elle pria et bénit ma famille.

Trois jours avant le départ de Sarah, mon épouse et elle appelèrent à la maison pour parler à leur mère, mais on leur répondit qu'elle était fatiguée et de ce fait se reposait. Elles ne purent pas lui parler. Le 7 mars était la date d'anniversaire de mon beau-père. Elles appelèrent chez elles pour lui souhaiter un joyeux anniversaire et demandèrent à parler à Maman, mais une fois de plus, leur père leur dit qu'elle se reposait.

Il n'y avait aucune raison de s'inquiéter, comme le déclara Sarah : « Je connais Maman, elle n'aime pas aller aux cérémonies, car celles-ci la fatiguent. » Elles continuèrent donc à avoir les mêmes informations concernant leur maman, jusqu'à la date de départ de Sarah pour l'Afrique. Sa visite prit fin le 8 mars 2008 et elle devait repartir le 9. Ce qu'elle fit exactement le 9. En général, il faut deux jours pour arriver à Paris via Paris, France. Nous apprîmes plus tard, que le temps s'était gâté sur le chemin du retour entre Paris et Ouagadougou, capitale du Burkina Faso. Elle avait vécu la même situation par rapport au climat à son arrivée aux USA le 16 février. L'avion avait dû effectuer un atterrissage forcé à Nashville, Tennessee, le temps que le climat se normalise, afin de pouvoir repartir à Atlanta, Géorgie, où elle fit un transit par l'aéroport de Tri-city au Tennessee. Finalement, Sarah arriva saine et sauve à Ouagadougou après avoir rencontré un mauvais temps sur le territoire français.

Si les signes qui revêtaient une importance dans les temps anciens avaient une signification quelconque pour nous de nos jours, le mauvais temps que Sarah avec vécu deux fois à l'aller comme au retour, lui aurait permis d'avoir un aperçu de ce qui l'attendait au retour chez elle. Par exemple, lorsque le déluge s'arrêta, l'Éternel donna à Noé un signe qui devint une alliance entre Lui et l'humanité. Il déclara : « *J'ai placé mon arc dans la nue, et il servira de signe d'alliance entre moi et la terre. Quand j'aurai rassemblé des nuages au-dessus de la terre, l'arc paraîtra dans la nue; et je me souviendrai de mon alliance entre moi et vous, et tous les êtres vivants, de toute chair, et les eaux ne deviendront plus un déluge pour détruire toute chair.* » (Genèse. 9 :13-15)

Pour Sarah et pour nous tous, les signes n'avaient aucun sens, même lorsqu'elle nous raconta comment sont voyage aux USA avait été difficile. Je me rappelle lui avoir dit : « J'aurais mieux fait de venir te chercher à Nashville, puisque tu te trouvais déjà au Tennessee. » Nous rîmes et plaisantâmes à propos de toute l'histoire. Tout ce qu'il nous restait à faire, c'était de prier et de rendre grâces à Dieu d'avoir gardé Sarah pendant tout son voyage. Après tout, elle y était arrivée et nous ne pouvions qu'être reconnaissants. Nous savions à peine que nous avions eu plus que de simples mots de prière. Si nous avions accordé de l'importance à la signification des signes et pris au sérieux les événements inhabituels qui se déroulaient autour de nous chaque jour, à savoir le mauvais temps ou l'arc-en-ciel, nous aurions eu matière à penser lorsque Sarah nous raconta son histoire.

Lorsqu'elle arriva à la maison, à Ouagadougou, la nouvelle qu'elle apprit fit l'effet d'une bombe. On lui annonça que sa mère était décédée. Elle était arrivée exactement le 10 mars à Ouagadougou. Imaginez le choc qu'elle reçut, l'agonie qu'elle vécue et mettez-vous à sa place. À quoi aurait ressemblé le monde autour de vous, à un moment comme celui-ci ? Quelle aurait été votre première réaction? Et si vous deviez verser des larmes, quel en serait leur nombre? Si la vie avait un sens, cela ne devrait être rien comparé à la mort. On me dit que Sarah resta sans voix lorsqu'elle apprit la nouvelle. Elle ne parla pas pendant des heures. Elle ne comprenait pas ce qui se passait, et même aujourd'hui elle continue à poser la même question : « Qu'est-il arrivé exactement à Maman? » et elle y pense en permanence.

Ce fut de cette manière que Sarah apprit la nouvelle du décès de sa mère. Si on devait faire un récapitulatif du mauvais temps qu'elle avait vécu pendant son voyage, elle aurait commencé à se rendre compte que quelque chose d'inhabituel était sur le point de se produire. Heureusement, il s'agit d'une des manières dont le Seigneur garde secrètes les informations afin d'empêcher que celles-ci nous dévastent. Pendant, ce temps aux USA, nous attendions que Sarah nous appelle pour nous annoncer qu'elle était arrivée à Ouagadougou. Comme vous pouvez l'imaginer, ce ne serait pas Sarah qui nous annoncerait qu'elle était bien arrivée. Une autre personne le fit le lendemain avec une voix teintée d'émotion.

Le 10 mars, cela faisait deux jours que Sarah était arrivée à Ouagadougou. Nous savions qu'elle était arrivée à la maison et pensions qu'il n'était pas nécessaire de l'appeler tout de suite car elle aurait besoin de se reposer après son long voyage. Si nous devions l'appeler, ce serait entre 8 :00 et 15 :00, heure locale, car il y avait cinq heures de décalage entre nous. Ce jour-là, il était déjà 14 :30 et à 15 :00 je devais me rendre au travail. Par conséquent, nous décidâmes d'appeler plutôt le lendemain. Avant de partir au travail, je pris mon lunch que je mis dans ma boîte à lunch et partit. Je n'avais aucune raison de me dépêcher car il n'y avait que trois kilomètres qui séparaient la maison de mon lieu de service. Je quittai à 14 :30, juste pour passer un peu de temps sur la route.

Il y a un chevauchement pendant les 30 premières minutes au bureau. Pendant cette période, les équipes se relaient. L'équipe sortante transmet les informations à l'équipe qui prend la relève, par rapport aux priorités et parfois les deux équipes procèdent à un bref examen du plan de travail. Cela permet aux deux équipes d'avoir le même niveau d'informations. Lorsque j'eus achevé les procédures habituelles qui font généralement partie du changement de quart de travail, en tant que superviseur, je devais structurer mon rapport qui devait être rendu quelques jours plus tard. Il était environ 15 :45, et j'étais toujours à la moitié de mon plan de travail, lorsque mon cellulaire sonna. Je décrochai et vis qu'il s'agissait d'un appel privé. Je m'apprêtais à éteindre le téléphone, pensant que c'étaient des agents commerciaux qui m'appelaient, mais je me rendis compte rapidement que je pouvais décliner leur offre si je n'y étais pas intéressé. Par conséquent, j'allumai le téléphone et répondis à l'appel. À l'autre bout du fil, j'entendis la voix de mon beau-père. Il était environ 16 :00 heure de l'Est. Avec cinq heures de différence, il était alors 21 :00

au Burkina. Bien qu'il m'eut appelé quelquefois au bureau dans le passé, il ne m'avait jamais appelé à une heure aussi tardive. Honnêtement, je ne m'attendais pas à ce qu'il m'appelle à cette heure, surtout à 21 :00 heure du Burkina. Je me dis également que si son appel était relatif à l'arrivée de Sarah, il ne m'aurait pas appelé aussi tard.

« Allô, » répondis-je. Il me demanda : « Où es-tu? » « Je suis au travail, » dis-je. Il ne semblait pas heureux, mais je n'avais aucune idée de ce qui se passait. Je n'avais aucune idée dans mon esprit de ce qu'il pourrait bien me dire et pourquoi il paraissait aussi tendu. Je m'inquiétai un peu. Il me dit par la suite : « Si tu es debout, assieds-toi car ce que j'ai à te dire est important. » Lorsque j'entendis ces paroles, il me paru évident que quelque chose n'allait pas. Cependant, je ne savais toujours pas de quoi il s'agissait exactement. Avant que je ne lui dise que j'étais assis, je pris 45 secondes pour imaginer rapidement ce qu'il allait me dire.

Nous n'avions jamais eu ce type de discussion auparavant. Durant ces quelques secondes, j'essayais de me préparer mentalement et émotionnellement. Je lui dis finalement que j'étais assis et étais prêt à l'écouter. Comme cela avait été le cas pour Sarah, j'allais subir à mon tour l'effet de la bombe. Il me dit, sans tourner autour du pot : « Maman est décédée. » Je mis du temps à réaliser ce qu'il venait de me dire. Même si je savais qu'il n'allait me raconter les détails de l'histoire, je n'avais toujours aucune raison de croire tout de suite à son récit. D'une part, cela faisait moins d'une semaine que Maman et moi avions chanté d'un cœur joyeux des louanges au Seigneur. Elle semblait normale et j'avais été heureux de lui parler. D'autre part, je n'avais jamais entendu dire que Maman avait été gravement malade depuis que nous avions parlé la dernière fois. Si cette histoire était vraie, qu'est-ce qui pouvait bien avoir causé son décès? Je commençai à penser comme Sarah. Pas très convaincu par ce que je venais d'entendre, je m'attelai à chercher plus d'informations sur un ton plutôt dramatique. Je demandai à mon beau-père : « Quoi? » Mon beau-père répéta son message. Il me dit finalement : « Fais-toi accompagner par quelqu'un en vue d'annoncer la nouvelle à ton épouse. » Avec cette suggestion, je n'avais pas le temps et il n'était pas nécessaire de poser davantage de questions. Je restai silencieux pendant un moment.

Le cours de mon après-midi avait brusquement changé. Plusieurs images se bousculaient dans mon esprit. J'imaginai ma femme repartir à l'hôpital pour y être hospitalisée. Je devrais réfléchir à un moyen de trouver une gardienne pour le bébé et enfin j'imaginai un retour à toute la période d'hospitalisation de mon épouse. Je pouvais également me voir souffrant d'une profonde dépression, après avoir presque achevé un marathon d'une expérience qui avait failli se solder par la mort, et qui avait commencé lorsque ma femme était brusquement tombée. Lorsque je raccrochai le téléphone, il me fallut une heure pour retrouver mes esprits afin de planifier la suite des choses. J'appelai l'agent de mon personnel qui travaillait à temps partiel sur appel et lui expliquai la situation. Heureusement, elle put envoyer une autre personne pour me remplacer afin que je puisse me rendre chez moi et régler la situation

Je fus soulagé de rentrer à la maison, mais mon voyage qui me prenait généralement cinq à dix minutes me parut interminable. Je me posai la question suivante tout le long du chemin : « *Que vais-je dire à mon épouse ou comment vais-je lui annoncer cette nouvelle?* » Toutefois, je me rendis compte que quelle que soit la manière dont je m'y prendrai, je ne pourrais pas l'amener à accepter facilement la réalité. En plus de réfléchir à la façon dont j'allais procéder, j'étais moi-même toujours sous le choc. Pire encore, la santé de mon épouse était toujours fragile, vu qu'elle venait de rentrer de l'hôpital. Je n'étais pas sûr que ce fût une bonne chose de lui rapporter la nouvelle.

Alors que je rapprochai de la maison, je me rappelai que je devais demander à quelqu'un de m'accompagner avant que je ne puisse lui dire quoi que ce soit. La seule personne dont le nom me vint à l'esprit fut Bernard qui se trouvait à Atlanta, Géorgie. Il avait été à mes côtés pendant tout le séjour de mon épouse à l'hôpital. Je m'arrêtai à une station d'essence, à environ 1 km de la maison pour appeler Bernard. Il avait déjà appris la nouvelle en provenance d'Afrique. Il m'assura qu'il serait chez moi le lendemain matin. Finalement, j'arrivai à la maison, mais ne put regarder ma femme en face. Comme si elle sentait que quelque chose n'allait pas, elle ne me demanda pas pourquoi j'étais rentré si tôt du travail. La seule chose qu'elle me dit, fut : « Cela fait environ une semaine que je n'ai pas parlé à Maman. Je vais l'appeler demain matin. » Mes yeux commencèrent à s'embuer de larmes. Je m'éclipsai rapidement dans notre chambre. Si seulement elle savait qui s'était passé, nous aurions eu une autre discussion et pas une nécessité d'appeler Maman.

Comme je l'ai mentionné plus tôt, Bernard vit à Atlanta, Géorgie, qui se situe à environ quatre heures de route de chez nous. Je ne savais pas exactement quand il arriverait chez nous le lendemain matin, comme il l'avait promis. Alors que j'attendais, je ne savais pas trop ce que je devais faire. Je ne pouvais pas rester près de ma femme même pendant cinq minutes. Je trouvais toujours une raison pour rester loin d'elle. Je crois qu'il est juste de dire que j'étais si confus et abattu par la nouvelle. En même temps, comme sa famille était bien connue de la communauté, j'eu peur que quelqu'un n'ait déjà appris la nouvelle et l'ait appelée pour lui témoigner sa sympathie sans qu'elle-même ne sache qu'on essayait de lui cacher la chose. Face à cette situation difficile, je ne pouvais que dépendre de Dieu pour m'aider à faire face à la situation.

Vers 20 :00, l'oncle de mon épouse appela de Pennsylvanie. Il avait déjà appris la nouvelle également et m'informa qu'il s'apprêtait à nous rejoindre. Je lui fis part de mon inquiétude et il m'encouragea à patienter, même s'il se trouvait à environ neuf heures de route. Alors que je me promenais dans la maison, réfléchissant et inquiet, je restais en contact avec Bernard tout le temps. Il me dit de trouver un moyen pour éloigner mon épouse de son cellulaire, mais c'était trop difficile. Je n'avais aucune raison de le faire, autrement, mon plan risquait de tomber à l'eau. Ainsi, chaque fois que Bernard m'appelait, j'allais à l'extérieur pour lui parler. Ce manège bizarre se poursuivit tout le temps. Par la grâce de Dieu, la nuit tomba si vite que la probabilité qu'elle reçoive un appel s'évanouit. Je me sentais seulement coupable de cacher à ma femme ce qui était arrivé à sa mère tout en étant couché dans le même lit qu'elle. Comme vous pouvez l'imaginer, je ne pus fermer l'œil de toute la nuit. Je passai mon temps à penser à des choses désagréables. Ma famille avait vécu des moments très difficiles au cours des quatre derniers mois. Je me posais les questions suivantes : « *Quelle sera la prochaine étape? Comment pourrais-je sortir de cette situation et pourquoi tout cela m'arrivait?* » Je passai le temps à pleurer intérieurement et me posai des questions. Très irrité par la situation, j'étais davantage inquiet par ce qui se produirait dans quelques heures lorsque Bernard arriverait pour annoncer la nouvelle à mon épouse.

Vers environ 9 :00, Bernard et sa femme Isa arrivèrent, mais comme l'oncle de ma femme était en route, je dis à Bernard que plus il y aurait de personnes, mieux ce serait pour moi. Par conséquent, nous attendîmes pendant un moment. L'oncle de mon épouse arriva plus tard. Juste avant qu'on lui rapporte la nouvelle, quelque chose se produisit. Un garçon qui était membre de l'église de son père en Afrique se trouvait ici aux USA pour des études. Il était apparemment en train de faire des recherches sur Internet et il apprit la nouvelle de la mort de la mère de ma femme. L'information avait déjà circulé partout. Il prit son téléphone et appela mon épouse pour l'informer. Suivant de près la conversation et remarquant que la mine de ma femme changeait, Bernard lui prit le téléphone d'entre les mains et intercepta la discussion et dévia magiquement le cours de la discussion vers un autre sujet.

Nous faisions tous attention à cause de sa situation, mais au fur et à mesure qu'on essayait de faire en sorte qu'elle ne sache pas ce qui se passait, il devint plus difficile de lui cacher les choses. Quelques heures plus tard, ils l'amenèrent à la cuisine pour lui annoncer la nouvelle. Six personnes l'entouraient dans la cuisine pendant que nous nous préparions à lui parler. Il était presque midi après qu'elle ait pris son déjeuner. Nous ne fûmes pas surpris par la réaction qu'elle eut. En tant qu'être humain, son comportement fut celui de toute personne lorsqu'elle reçoit une nouvelle si surprenante.

Alors même que j'écris cette histoire, en repensant encore à la réaction de mon épouse lorsqu'elle reçut la nouvelle, cela m'attriste jusqu'à ce jour. Telles furent les paroles qu'elle dit : « Oh, Dieu, pourquoi, pourquoi? » Elle continua à pleurer : « Maman ne pourra jamais voir son petit-fils. » Comme vous pouvez l'imaginer, ce n'est pas dans ce genre de situations qu'on fait preuve de bravoure ou de force, quel que soit votre âge, que vous soyez un homme ou une femme, un homme d'église ou un conseiller. Personne, y compris moi-même, ne put retenir ses larmes. L'émotion que l'on pouvait lire sur le visage des personnes qui se trouvaient dans la cuisine à ce moment-là reflétait plusieurs sentiments qui confirmaient qu'il ne s'agissait pas d'une situation ordinaire. *Comment est-ce qu'une personne qui venait d'échapper à la mort pouvait supporter un tel choc? Comment pouvait-elle pleurer et faire le deuil d'une personne dont elle avait besoin et qu'elle espérait retrouver dans quelques mois? Qui pouvait lui apporter l'amour maternel dont elle avait manqué pendant cinq années de suite?* Comment et pourquoi Dieu pouvait-il permettre que de tels événements se suivent d'aussi près? La réaction de mon épouse était juste le commencement. Lorsque tout le monde fut parti ce jour-là, le reste de l'histoire et du traumatisme prit place. Je serais la seule personne de qui elle pourrait se contenter, le matin, l'après-midi et au milieu de la nuit.

Peu de temps après, Bernard et la femme de l'oncle de mon épouse retournèrent chez eux. Nous étions encore à la deuxième semaine du mois de mars. Les plans que nous avions faits pour partir voir la grand-mère du petit tombèrent à l'eau. Au même instant, notre maison nous rappelait constamment les horribles événements qui s'étaient produits au cours des mois précédents. Lorsque vous observez les murs de notre salon où étaient affichées nos photos et celles des parents de ma femme prises pendant le bon vieux temps et que vous pensiez à ce qui venait de se passer, cela vous rappelle que les choses allaient changer pour toujours. Il était évident que nous partirions quelque temps pour permettre au temps de guérir la plaie fraîchement ouverte. Cependant, le seul endroit où nous pouvions aller était en Afrique pour voir les frères, la sœur et le père de mon épouse. Alors qu'il nous restait trois mois avant le départ, chaque nuit devint une expérience difficile à vivre.

Parfois, au milieu de la nuit, ma femme s'endormait et se mettait brusquement à crier : « Maman, bye bye, Maman, bye bye. » Lorsque je me réveillais, tout effrayé à l'idée que quelqu'un avait fait effraction dans la maison, je voyais ma femme qui tendait les mains dans les airs, faisant face au mur, pendant qu'elle disait au revoir à sa mère. Je prenais ses mains et lui disait : « DQ, DQ, s'il te plaît, arrête. » Elle restait dans cet état pendant 30 à 45 secondes avant de se rendre compte qu'elle rêvait. Pendant le reste de la nuit, nous restions éveillés, nous demandant ce qui pouvait bien arriver à notre famille. En ce qui concerne ma femme, elle pleurait toute la nuit.

D'autres nuits, je l'entendais parler dans sa langue maternelle pendant son sommeil. Elle disait : « *Maman, umbi-nana, Maman, umbi-nana.* », ce qui voulait dire : « Maman, j'arrive. » C'était comme si les images que j'avais eues par rapport à une éventuelle hospitalisation lorsque son père m'annonça la nouvelle devenait une réalité. Chaque jour, la situation prenait une ampleur désastreuse. Conscient que sa fille était très sensible, son père l'appelait trois fois par jour pour lui parler et la calmer. Mais cela n'avait qu'un effet temporaire.

Le véritable problème pour moi était que chacun de ses amis ou des membres de sa famille qui avaient été présents pendant son séjour à l'hôpital étaient partis. Ce n'était pas sûr qu'elle ait quelqu'un auprès d'elle pour l'encourager, comme cela avait été le cas au cours des mois passés. La bonne nouvelle fut qu'ils l'appelaient régulièrement pour s'enquérir de ses nouvelles. J'avais seulement demandé deux jours de congé au service parce que je savais que dans environ trois mois, je demanderais trois semaines pour me rendre avec ma femme et mon fils en Afrique. Après mes deux jours de congé, ma femme resta seule avec le bébé à la maison. Heureusement, plusieurs amis de notre communauté venaient toujours lui rendre visite pendant que j'étais parti au travail.

Malgré ma peur que la situation ne provoque une dépression chez mon épouse, j'avais tort. Dieu ne voulait pas laisser ma femme souffrir d'une dépression quelconque ou qu'elle soit hospitalisée ou qu'elle aille au centre de réadaptation. Cela me permit de me rendre compte que lorsque nous croyons que Dieu s'est éloigné de nous, nous ne nous sentons pas en sécurité, nous sommes confus et cela crée en nous l'incrédulité. Une fois de plus, comme Job, je réalisai plus tard qu'il n'était pas surprenant que je sois devenu si négatif. Quatre mois de suite à vivre dans la peur et les inquiétudes ne pouvaient qu'ébranler ma foi.

La douleur, le sentiment de vide et la peine que nous ressentions étaient justifiés. Toute personne qui se serait trouvée dans notre situation serait d'avis que sur le plan humain, la mort est toujours considérée comme une chose injuste, inopportune et pour laquelle on éprouve de l'aversion, même si elle emporte les personnes qui ont 100 ans ou plus. Lorsque la mort survient, la réflexion faite dans la parole de Dieu, selon laquelle la vie est comme du vent ne peut même pas nous consoler, surtout si elle emporte l'un de nos proches. Nous avons toujours peur par rapport à la véritable signification de la vie telle que la décrivent clairement les Écritures. Tout cela est naturel. Jusqu'à Son prochain retour, qui nous permettra de revoir ceux qui nous ont quittés dans la foi, notre réaction par rapport à la mort continuera à ternir notre foi dans le Seigneur et à nous rendre nerveux face à elle.

À travers cette expérience j'appris ceci : lorsque nous avons l'impression que Dieu est loin de nous pendant les moments éprouvants, il devient difficile d'affronter la situation avec sagesse. Face à tout cela, à cause de la froideur de la mort, des frissons et de la douleur qu'elle entraîne chez les membres d'une famille, très souvent nous oublions qu'en tant que chrétiens, une partie du plan du salut se réalise par la mort. L'une de manière par le biais de laquelle nous verrons le Seigneur est la mort. Nous ne pouvons pas y échapper.

J'appris également que le comportement de mon épouse démontrait le grand amour qu'elle éprouvait. En sept ans de mariage, si j'appris quelque chose d'elle, c'est l'amour et la compassion. Quelques mois avant sa grossesse de 2007, l'une des cousines de ma femme donna naissance à un bébé qui ne survécut pas après l'accouchement, même avant qu'elle ne reçoive son congé de l'hôpital. Nous partîmes à l'hôpital pour réconforter les parents et les conduisîmes chez nous pour qu'ils y passent quelques jours. Avant notre départ, le médecin nous demanda si nous souhaitions tenir le bébé pour la dernière fois. Les deux parents refusèrent, peut-être pour éviter d'avoir mal. En ce qui me concerne, pour des raisons que j'ignore, je déclinai également l'offre. La seule personne qui restait dans le groupe était ma femme. Elle fit un pas en avant et dit au médecin : « Donnez-moi le bébé. » Elle dit au bébé : « Bébé, viens, permets-moi de te tenir. Je sais, si tu vas au ciel, tu diras au Seigneur que Tantie Daniella fut la dernière personne à te toucher. » Je ne sais pas ce que les autres pensèrent de son attitude, mais la réponse de mon épouse mit à nu ma faiblesse et ma peur infondée. Le médecin fut surpris, peut-être parce qu'il s'agissait de la première fois qu'il voyait une personne agir de la sorte.

Mon épouse aurait cette même attitude plusieurs mois après la mort de sa mère. Pour vous donner rapidement un aperçu de ce qui se passa, alors que nous attendions que notre fils fût assez grand pour aller en Afrique, trois mois suivant le jour où nous fûmes informés du décès de Maman, plusieurs fois ma femme fut influencée par les sentiments qu'elle éprouvait pour sa mère. Chaque fois qu'elle se retrouvait seule, elle pleurait. Tous les moments de la journée constituaient une occasion pour elle de laisser libre cours à ses larmes. Le moment le plus pénible pour moi fut lorsque je revins de Wal-Mart après y avoir acheté quelques affaires pour la maison. Elle était assise dans la chambre avec le bébé qui dormait non loin d'elle. Elle tenait le téléphone et des larmes lui coulaient sur les joues. Je pensai d'abord qu'elle parlait à son père. Au bout de trois minutes environ, elle était toujours au téléphone, mais ne parlait pas. Je commençais à me demander pourquoi elle ne parlait pas. Je lui demandai : « DQ, qui te parle au téléphone? » Elle me répondit : « J'appelle juste sur le cellulaire de Maman pour écouter sa voix. » La réaction de ma femme semblait démontrer une fois de plus qu'elle éprouvait de la mélancolie. Elle n'acceptait pas le fait que sa mère fût morte.

Le temps fut le premier remède aux blessures que nous avaient infligées les jours périlleux : l'apparition des caillots sanguins, la mort clinique de mon épouse qui s'en suivit et la mort de Maman. Cependant, il nous restait toujours à trouver des moyens et une stratégie adéquats pour faire face à cette réalité qui nous cernait de partout. Les amis, la famille et les membres de l'église nous aidèrent vraiment à retrouver la confiance. Leur soutien fut une bonne chose. Nous n'oublierons jamais l'aide opportune de ces personnes.

Toutefois, il n'existe rien qui puisse vous réconforter comme la parole de Dieu. Nous nous tournâmes vers la Bible pour y puiser force et réconfort. Les Écritures déclarent : « *Nous sommes pressés de toute manière, mais non réduits à l'extrémité; dans la détresse, mais non dans le désespoir; persécutés, mais non abandonnés; abattus, mais non perdus.* » (2 Corinthiens 4 : 8-9). Une fois que nous fûmes davantage conscients de notre situation et réconfortés par ce passage et plusieurs autres, nous développâmes notre propre credo familial : « *Demandez, et l'on vous donnera; cherchez, et vous trouverez; frappez, et l'on vous ouvrira.*

Car quiconque demande reçoit, celui qui cherche trouve, et l'on ouvre à celui qui frappe. » (Matthieu 7 : 7-8)

Il s'agissait simplement du début du processus de guérison. Comme on le dit souvent : « Le décompte des chiffres commence toujours par le chiffre un. » Nous devions nous réconforter nous-mêmes d'abord avant d'être en mesure de faire face aux autres en tant qu'adultes au fur et à mesure que notre départ pour l'Afrique s'approchait à grands pas. Comme d'habitude, chaque jour nous allions au lit et nous nous levions le matin avec des prières, conscients que tout ce que nous demandions à Dieu en ce moment était qu'Il nous donne la force et nous équipe de manière à ce que nous puissions surmonter la situation. La réalité était que Maman était partie. Aucun passage de la Bible ne pouvait nous dire pendant nos temps de prière et de méditation qu'elle reviendrait le lendemain. En vue d'affronter cette réalité, il existe un autre moyen de rechercher réconfort et force. Il s'agit d'être pratique en affrontant tranquillement la situation. Nous devons être capables de ne pas accorder de l'importance aux preuves vivantes et d'accepter la situation actuelle. Nous devons apprendre à laisser le lendemain s'occuper de lui-même car nous n'avons aucune idée ce qu'il nous réserve. Le fait de regarder au Seigneur, Celui qui nous donne force, paix, amour et réconfort, nous donnait la force. De même, comme nous sommes convaincus qu'il y a de l'espoir, même face à la mort, lorsque notre vie sur terre prend fin, nous devrions nous agripper à notre foi, et regarder à la fidélité du Seigneur. Cette promesse faite aux chrétiens est une assurance qui nous permet de sceller notre foi en Dieu et d'affronter directement la réalité.

En ce qui concernait Maman, il ne nous appartenait pas de juger de la manière dont elle avait vécu sur terre avant son départ. Lorsque nous y pensons, nous sommes convaincus que son retour vers le Seigneur fut une victoire. Il s'agissait d'une victoire car de ce nous avions pu voir et apprendre de sa vie terrestre, nous étions convaincus qu'elle était avec le Seigneur. Parmi les nombreuses options que nous avons tous par rapport à notre manière de vivre, elle avait choisi de vivre une vie chrétienne et elle était une chrétienne née de nouveau. La Bible déclare : « Celui qui croit et reçoit le baptême sera sauvé. » Non seulement Maman avait fait tout cela, mais chaque jour, de plusieurs manières, elle luttait pour son salut avec crainte et tremblement. Nous croyons également que ce n'est pas notre perfection qui nous amène au ciel, mais c'est plutôt Sa grâce. Nous croyons que Maman a mené une vie qui nous laissait voir un esprit repentant et contrit. En tant qu'êtres humains, nous pouvons être tentés de nous voiler le visage face à la vérité, mais le fait d'avoir un esprit contrit fait toute la différence. À cet effet, la vie que mena Maman nous montre un exemple à suivre. Dans notre esprit et celui de ceux qui l'avaient connue et qui connaissaient ses valeurs, sa vie sur terre ne fut vaine, mais une victoire sur la tentation, les épreuves et la tribulation, la souffrance et tout un lot de choses qui peuvent facilement nous empêcher de servir le Seigneur.

Il est souvent dit : « Seul le temps peut nous faire comprendre combien l'amour est puissant. » Malgré la manière dont les Écritures, la Parole de Dieu et d'autres exhortations nous encouragent à vivre, jusqu'à ce jour ma femme continue à espérer plusieurs choses : « J'aurais aimé que Maman soit toujours en vie pour que je puisse faire telle ou telle chose pour elle ou avec elle…, » « Maman me manque…, » « Maman et moi avions des projets pour mon deuxième enfant. Elle avait prévu de venir me voir pour mon accouchement. » Les histoires de Maman ne se terminent jamais, surtout lorsque sa date d'anniversaire, Noël ou le Nouvel An approche, son esprit s'anime de nouveau de l'amour pour sa mère. Avec le temps, la peine s'estompe, mais le temps n'a jamais pu lui enlever son amour pour elle. Désormais, elle observe la situation sous un autre angle : « Maman est au ciel et cela vaut la peine d'imiter sa manière de vivre. » Dans son mariage, elle a fait la promesse de continuer à demeurer fidèle envers moi, de même que sa mère avait été fidèle à son père. »

En rédigeant ce livre, je ne pouvais pas ignorer le jugement de l'homme qui, en dehors de Dieu, connaissait mieux Maman que moi ou ses enfants. Étant donné que Maman devint son épouse à l'âge de 26 ans, et qu'ils élevèrent quatre enfants, ils passèrent beaucoup de temps et vécurent plusieurs situations en tant que chrétiens dans un pays à majorité musulmane et où d'autres croyances traditionnelles ont cours. Ils avaient passé plus de 30 ans de vie en couple avant le départ de

Maman. Ils s'étaient mariés à la fin des études de mon beau-père à Toulouse, en France au début des années 70, lorsqu'il obtint son diplôme de maîtrise en économie. Plus tard, il servit son pays, le Burkina Faso de 1975 à 1989 en tant que gestionnaire. Avec une taille de 1,92m, le Pasteur Dr Karambiri est connu pour sa hardiesse, sa franchise et son grand sens de l'organisation dans l'œuvre du Seigneur.

J'ai demandé au Pasteur Karambiri de m'expliquer un peu comment Maman était partie et l'influence qu'elle avait exercée sur lui en tant que mari. J'ai écrit son explication telle qu'il me l'avait donnée. Je n'y ai ajouté ni retranché aucune autre information. Il a écrit son récit selon les grandes lignes suivantes pour plus de clarté :

« On peut décrire le départ de Maman pour le ciel de la manière suivante :

Première étape :
2007 fut l'année préparatoire durant laquelle Maman commença à sentir qu'elle allait partir.
Les relations difficiles qu'elle entretenait avec certaines personnes commencèrent à s'améliorer de manière nette.
Elle aimait beaucoup parler de l'avenir sans tenir compte d'elle-même dans cet avenir.
Elle faisait très attention à sa vie spirituelle en se repentant de façon continue comme si elle ne voulait pas être surprise par son départ.

Deuxième semaine avant son départ :
Au cours de cette semaine elle disait des choses mystérieuses et voyait des signes prophétiques. Maman était fatiguée dans son corps, mais son esprit était toujours vif.

Trois jours avant son départ, elle se mit à contempler l'éternité et pendant ces jours, elle ne faisait que me parler d'un voyage qu'elle allait entreprendre. Elle appelait les gens pour leur donner des conseils, les bénir et les encourager à travailler fidèlement avec moi.

Lors de l'inauguration de la station de télévision Rhema Media Center (à savoir le vendredi, 7 mars 2008), elle prit part à la cérémonie en dépit du fait qu'elle était fatiguée. Les invités et plusieurs frères de l'église qui étaient présents à la cérémonie remarquèrent que son visage brillait d'une gloire particulière.

Le dimanche 9 mars 2008, après le culte, elle m'appela et me parla du voyage. Je rentrai rapidement à la maison où je la trouvai entourée des enfants qui étaient assis avec elle et elle les bénissait. Je m'assis à ses côtés sur le lit et après que nous eûmes parlé pendant quelques instants, elle se tourna vers le côté gauche, leva sa main droite et commença à louer le Seigneur. C'est à ce moment qu'elle entra dans le coma, dans la même soirée du dimanche.

Le lundi, 10 mars 2008, elle alla à la rencontre de son Seigneur dans une paix totale à 22 :00. Gloire soit rendue à Dieu !

L'impact que Maman eut sur ma vie :
Elle était une femme modeste, humble qui refusait de vivre au-delà de ses moyens. Elle se contentait de ce que son mari lui donnait.
En ce qui concerne notre relation, elle était fidèle, très loyale et transparente.
Elle s'est révélée un soutien indéfectible et un grand avocat de son mari face à ceux de l'extérieur.
Elle respectait son mari et priait beaucoup pour sa famille.

Puissent ces qualités qu'elle possédait et qui se renforcèrent au cours de nos 33 ans de mariage être une source d'inspiration pour ses enfants, en particulier ses deux filles dans leur famille respective.

Au cours des trois derniers mois de sa vie, elle communiqua ces qualités à plusieurs jeunes couples qui venaient chercher conseil auprès d'elle. Aujourd'hui, elle est avec le Seigneur, elle est heureuse, totalement satisfaite et en paix. »

Ce fut certainement un moment de découragement pour mon beau-père, comme c'était le cas pour moi : après avoir passé plusieurs jours aux côtés du lit de sa fille il perdait maintenant sa femme quelques mois plus tard. Comme cela fait plusieurs années qu'il sert Dieu, je pensai qu'il y avait une leçon à apprendre de lui sur la base de ses expériences. Je lui posai les questions suivantes :

« En tant que chrétien, prédicateur, que vous ont enseigné ces crises par rapport à la foi et la croyance, en particulier vu votre implication directe? » Voici sa réponse :

Dans le Psaumes 11 :3, le psalmiste David déclare : « Quand les fondements sont renversés, le juste, que ferait-il? »

Dans Hébreux 10 : 18, Dieu déclare : « Mon juste vivra par la foi. »

Lorsque les chrétiens subissent toutes sortes de crises (familiales, physiques, économiques, etc.) Dieu attend d'eux qu'ils Lui fassent confiance. Notre confiance dans le Seigneur sera visible et se développera seulement à travers les situations dans lesquelles nous apprendrons à Le connaître dans Sa fidélité, Son amour et Sa confiance.

Face à la mort de ma fille (elle était déclarée cliniquement morte), j'ai gardé la foi dans la bonté du Seigneur et l'œuvre de Christ sur la Croix. Mes sentiments et mes émotions furent très ébranlés. Cependant, au fond de mon esprit, je décidai de faire confiance en l'amour de Jésus-Christ pour ma fille, mon beau-fils et mon petit-fils.

Malgré les propos négatifs et décourageants de certains médecins et infirmiers, je n'ai cessé de m'attendre à la puissance de résurrection de Dieu qui a créé toutes choses et pour qui les limites de la médecine ne constituent aucun problème. Les 18 jours que je passai auprès de ma fille et de mon gendre furent des jours où je dus exercer ma foi et mener un combat spirituel.

Les crises révèlent aux chrétiens le type de foi qu'ils ont : leur foi est-elle paralysée par les circonstances, la peur, ainsi que par l'opinion et les paroles des autres ou ont-ils la foi qui ressemble à un grain de moutarde, qui prend racine dans la parole de Dieu, lutte, résiste, espère, persévère et reçoit par la grâce de Dieu.

Sarah était stérile, le corps d'Abraham était déjà usé. Malgré ces données scientifiques, les deux espérèrent contre toute espérance et leur foi ne faillit pas. Ils crurent en la fidélité de Dieu, en un Dieu qui écoutait les pauvres qui faisaient appel à Lui et se tournaient vers Lui lorsqu'ils étaient dans la détresse. Souvenons-nous que Celui qui a promis reste fidèle. »

L'histoire de mon beau-père était émouvante. Il voulait partager ses expériences personnelles avec moi. Et malgré les difficultés, la façon dont il arrivait à rester fort dans la foi me donnait une autre raison de le comprendre. Comme je l'ai souligné plus haut, il m'était difficile de reconnaître son état émotionnel en ce moment. Vu la manière dont il se conduisait, je pensais qu'il avait assimilé une importante leçon de foi.

En effet, j'avais beaucoup de leçons à apprendre. L'une d'entre elles : « La maturité provient de l'accumulation des types d'expériences que vous avez et ce que vous avez retenu d'elles, mais non pas du nombre d'anniversaires que vous fêtez. » Par la grâce de Dieu, mon épouse est sortie plus mature sur les choses de la vie. Grâces soient rendues au Seigneur, la femme dont les médecins pensaient que sa vie n'aurait plus aucun sens après toutes les difficultés qu'elle avait connues avec sa santé et malgré le traumatisme qui suivit immédiatement avec le décès de sa mère, elle repartit à l'école. Lors des premières semaines de cours, elle éprouva quelques difficultés à écrire et à comprendre ses leçons.

À un moment donné, elle me dit qu'elle allait abandonner les cours. Je l'encourageai et nous priâmes à cet effet. Avant la fin du trimestre, les choses s'étaient beaucoup améliorées. Elle termina avec une moyenne de 3,65, et se spécialisa en Gestion des affaires.

CHAPITRE 8
MARQUES DE GÉNÉROSITÉ
RÉACTION DES ÉGLISES FACE À NOTRE CRISE

« Tous ceux qui croyaient étaient dans le même lieu, et ils avaient tout en commun. Ils vendaient leurs propriétés et leurs biens, et ils en partageaient le produit entre tous, selon les besoins de chacun. Ils étaient chaque jour tous ensemble assidus au temple, ils rompaient le pain dans les maisons, et prenaient leur nourriture avec joie et simplicité de cœur. »

Actes 2 : 44-46

« Ne nous lassons pas de faire le bien; car nous moissonnerons au temps convenable, si nous ne nous relâchons pas. Ainsi donc, pendant que nous en avons encore l'occasion, pratiquons le bien envers tous, et surtout envers les frères en la foi. »

Galates 6 : 9-10

J E CROIS DE TOUT CŒUR QUE le christianisme est non seulement une religion, mais également un style de vie. Une analyse minutieuse des passages susmentionnés nous donne une idée du style de vie que les chrétiens doivent mener. Pour un spécialiste des sciences humaines, un sociologue, par exemple, le style de vie constitue tout simplement en une culture, à savoir la manière dont les gens vivent. Par conséquent, les choix effectués par les chrétiens par rapport à la manière dont ils mènent leur vie en dit long sur ce qui les différencie du reste de la race humaine et des autres cultures du monde.

Lorsque je devins chrétien, il y a de cela 22 ans, je me rendis rapidement compte que je me trouvais dans un environnement différent. Les personnes que je rencontrais à l'église s'appelaient frères et sœurs entre eux. En outre, les frères se réunissaient pour partager leur repas. Il y avait plusieurs moments de réjouissance. Chacun rendait son prochain heureux et nous étions un en esprit. Je remarquai également que le pasteur ne faisait aucune distinction en termes de choix des personnes avec qui il parlait. Il avait des échanges avec tout le monde et il souhaitait même se joindre aux plaisanteries des tout-petits en tout temps.

Toutefois, ce n'était pas tout. Je remarquai également que les frères priaient généralement pour les problèmes des uns et des autres, dont les problèmes financiers, sociaux/familiaux, de santé et même pour la nation. En plus des prières, ils s'entraidaient, ceux qui avaient les moyens financiers n'hésitaient pas à venir en aide à ceux qui étaient dans le besoin. Les frères partageaient beaucoup de choses en commun, ce qui me fit sentir à ce moment et même aujourd'hui que les chrétiens ont un style de vie unique qui les différencie des autres personnes.

En général, la simplicité de la vie chrétienne ne pourrait mieux s'expliquer qu'à travers l'exemple du soutien dont je bénéficiai lorsque mon épouse s'évanouit le 8 décembre 2007. Cette marque de soutien m'amena à me demander pourquoi j'avais mis tout ce temps à devenir chrétien quand une partie de ce que vous savez et apprenez se définit à travers la compassion et la sympathie manifestées par des personnes pour votre bien-être spirituel et physique.

Au cours de mes premières années à l'église, je décidai de lire les Écritures pour mieux comprendre les pratiques qui y étaient présentées. Je me rendis bientôt compte que les frères n'avaient pas simplement choisi leur style de vie juste par hasard. Ils suivaient l'exemple de leur chef, Jésus-Christ. Un disciple doit faire la volonté de son maître. Il est le chef de l'Eglise, Il trace le chemin que Son peuple le suive. Par exemple, lorsque Jésus rencontra Pierre qui tentait de pêcher le poisson pour ses besoins quotidiens, mais ne réussit à en prendre aucun, Il éprouva de la compassion pour lui : « *Désormais, tu seras pêcheur d'hommes.* » Il guérit également les paralytiques, Il rendit la vue aux aveugles, Il donna à manger aux foules affamées avec cinq pains et Il ressuscita les morts. Jésus comblait les besoins physiques de ces personnes et leur enseignait également des principes spirituels pour leur salut. Les exemples de Jésus correspondent parfaitement à la culture que l'on me présenta lorsque je me joignis à ce groupe il y a 22 ans. Cette expérience ressemblait à la situation d'un enfant nouvellement né dans ce petit pays de l'Afrique de l'Ouest qu'est le Liberia, où je fis mes premiers pas. Ce fut la même chose au Ghana où je vécus pendant huit ans et me joignis à d'autres frères. Les choses ne furent pas différentes au Burkina Faso où je rencontrai mon épouse et cela s'applique toujours ici aux États-Unis.

Comme moi, quelque part dans ce pays ouest-africain, le Burkina Faso, la femme qui devait devenir mon épouse avait également vécu sa propre expérience de « la vie chrétienne » sous la direction de son père et sa mère. Il s'agit de la raison pour laquelle nous vécûmes une expérience merveilleuse lorsque nous nous rencontrâmes. Nous partagions les mêmes convictions : les marques de générosité, les efforts pour mettre en application les enseignements du Seigneur en ce qui concerne la compassion.

Dans le corps du Christ, il n'existe pas de barrières raciales, de discriminations de sexe, de différences de citoyenneté, de barrières sociales. Que tu sois noir ou blanc, riche ou pauvre, homme ou femme, américain ou africain, nous sommes frères car nous croyons que nous sommes citoyens du Royaume de Dieu, qui définit notre véritable identité. Quelle que soit l'éducation que vous avez reçue, vous devez toujours veiller sur vos frères. Chaque fois que le besoin se fait ressentir, nous devons aider les autres, nous vivons d'un commun accord. Le vice-président de l'hôpital dans lequel fut hospitalisée mon épouse, John Melton, était un frère de l'église. Un homme qui occupait cette position, dont le rang social et économique ne pouvait être comparé au mien, prenait sur son emploi du temps très chargé pour nous rendre visite chaque jour. Comme vous pouvez l'imaginer, sa présence dans le pavillon de l'hôpital dans lequel se trouvait mon épouse constitua un encouragement pour les infirmiers, les médecins et d'autres membres du personnel soignant. On me raconta plus tard qu'il encourageait les médecins de mettre tout en œuvre pour dispenser les soins à ma femme. Très souvent, c'est à l'église que vous rencontrez des personnes qui mènent un style de vie simple.

Le jour même où mon épouse s'évanouit, ce fut un frère qui se chargea d'informer les autres. En quelques minutes, le Frère Timothy Hall, notre pasteur vint me rejoindre pour me réconforter, même avant qu'on ait prévenu les membres de la famille. L'église répondit à nos besoins physiques et émotionnels. Les frères furent animés du même esprit qui animait l'église primitive dont les membres se réunissaient de maison en maison avec simplicité de cœur. Les anciens, le pasteur et plusieurs membres de l'église rendirent visite à ma femme chaque jour pendant tout son séjour hospitalier. Je n'avais pas à m'inquiéter pour le loyer ni pour les factures. Je ne m'inquiétais non plus de la nourriture. L'église prenait soin de tous les détails. Toutefois, ce ne fut pas le seul exemple de soutien dont je bénéficiai pendant la période d'hospitalisation. Chaque fois que j'avais un problème avec les infirmiers, les frères trouvaient rapidement une solution.

Ces avantages constituaient juste les aspects physiques de l'aide dont mon épouse et moi bénéficiâmes. Nous avions également bénéficié d'un soutien spirituel. Comme je l'ai souligné, le Frère Tim, mon pasteur, fut le premier à se présenter lorsque l'incident se produisit. Il fut aussi le premier à dire quelques mots de prière. Il ne s'arrêta pas là. Lorsqu'il arriva à l'hôpital, les informations relatives à l'état de santé grave de ma femme furent transmises aux frères et sœurs. Ces informations furent postées sur le site Internet de l'église et par le biais de messages électroniques envoyés à chaque membre en vue de demander des prières spéciales.

Non satisfaite de l'aide qu'elle nous apportait, l'église désigna un frère et un ancien pour s'assurer qu'ils l'informeraient normalement au cas où nous aurions besoin d'une aide supplémentaire. Ils désiraient simplement accéder à toutes mes demandes. Je me rendis compte que leur présence ne visait pas seulement à combler nos besoins dont ils avaient connaissance, mais également à m'encourager de temps en temps. Un frère, en particulier le frère Kent, venait et disait à ma femme : « Tu dois te lever pour aller à l'église dimanche prochain. » Il savait qu'elle n'allait pas lui répondre, mais il faisait tout pour m'encourager. Il racontait des blagues pour me faire rire, juste pour apporter un peu de vie à ma situation monotone et terne. La présence des frères me procurait l'assurance dont j'avais besoin pour traverser ces moments difficiles. Parfois, lorsque je quittais l'hôpital pour aller régler d'autres problèmes, je rencontrais des sœurs en Christ sur le chemin qui apportaient des fruits, des cartes pour souhaiter un bon rétablissement à ma femme, ainsi que tout autre article qui pourrait être utile à mon épouse et à nos nombreux visiteurs. Le fait qu'ils pensaient également à nos visiteurs en disait long sur leurs intentions. Non seulement ça, mais leurs agissements constituaient également de plusieurs manières une application du précepte biblique « *Pratiquez le bien envers tous.* » Dans l'ensemble, l'afflux des membres de l'église me permettait toujours de me reposer un peu au cours de la journée, assis à côté de mon épouse et réfléchissant à notre situation critique. J'avais l'impression d'appartenir à une famille, de ne pas être seul.

L'église de Johnson City, Tennessee, fut seulement un précurseur. Un autre groupe, que ni ma femme ni moi ne connaissions se trouvait à New York. Quelques jours après sa chute, l'information s'était rapidement propagée dans le pays et à l'extérieur. Une de nos amis à New York avait appris l'histoire. Au lieu de venir nous voir, elle pensa qu'il serait mieux de porter notre situation devant le Seigneur. Elle faisait partie d'un groupe de prière basé à New York. J'appris qu'ils jeunèrent et prièrent pendant des jours. À la fin de chaque jour, elle appelait pour prendre des nouvelles de ma femme. Chaque fois qu'elle m'appelait, elle me dispensait des paroles d'encouragement : « Le Seigneur contrôle la situation, ne vous inquiétez pas, » disait-elle.

Au Ghana, Afrique de l'Ouest, un autre ministre de l'Évangile, le Pasteur John Korsinah priait. Nous l'avons connu avant que ma femme ne fut enceinte. Il était une des personnes qui avait prié pour que nous puissions avoir un enfant. Lorsqu'il apprit la nouvelle, il m'appela et me dit : "Je suis en train de me rendre sur la montagne." Là, il trouva une place tranquille pour jeûner et prier tout le temps qu'il fallait. Cela lui prit un certain nombre de jours, près d'une semaine, avant qu'il ne m'appelle pour s'enquérir des nouvelles de mon épouse. Lorsqu'il m'appela, il voulait juste m'entendre dire que Daniella se portait bien. En ce qui le concerne, tout comme les autres personnes qui priaient, la réponse aux prières était la restauration totale de la vie. Comme les autres, jusqu'à ce jour, le Pasteur John continue à nous bénir afin que nous puissions avoir plusieurs enfants.

Je décrirais cette période comme « une beuverie de saison de prière. » Chaque personne que nous connaissions joignait sa voix au chœur de prières et ce, de partout. Cependant, la prière s'intensifia lorsque le groupe du Burkina Faso, où le père de mon épouse était pasteur d'une assemblée de plus d'un millier de personnes qui se réunissait chaque dimanche, se joignit au reste de l'équipe. On m'avait raconté que mon beau-père se trouvait à l'église lorsque la nouvelle lui parvint. Il informa par la suite les membres avant de se rendre à la maison. Dans la cour de l'église se trouve un autre bâtiment de trois étages. Ce bâtiment s'appelle la tour de prière. Là-bas, les soldats de la prière se relaient tous les jours 24/24. Ils jeûnaient et priaient pour ma famille et mon épouse en particulier. Elle a grandi dans cette église dont les membres et toute autre personne la connaissait. Prier pour elle revenait à prier pour sa fille biologique, sa sœur, sa tante, etc. Nous fûmes témoins de l'amour dont elle fut entourée dans cette église lors de notre visite après sa guérison au moment où nous partageâmes notre témoignage avec l'assemblée. Les gens pleuraient, louaient le Seigneur et étaient heureux de voir qu'elle était guérie. Cf. photo à l'Annexe B.

PARTIE II
RETOUR SUR LE PASSÉ : INFORMATIONS SUPPLÉMENTAIRES

CHAPITRE 1
IMPACT DE LA STÉRILITÉ

« Sa rivale lui prodiguait des mortifications, pour la porter à s'irriter de ce que l'Éternel l'avait rendue stérile. Et toutes les années il en était ainsi. Chaque fois qu'Anne montait à la maison de l'Éternel, Peninna la mortifiait de la même manière. Alors, elle pleurait et ne mangeait point. »

1 Samuel 1 :6-7

« C'est la grâce que le Seigneur m'a faite, quand il a jeté les yeux sur moi pour retirer mon opprobre parmi les hommes. »

Luc 1 :25

COMME ANNE L'A MENTIONNÉ DANS LE LIVRE de 1 Samuel et Élisabeth dans l'Évangile de Luc, ma femme pleura des jours et des nuits, pendant cinq ans, dans l'espoir de tomber enceinte, jusqu'en 2007, lorsqu'enfin le Seigneur répondit à ses prières pour un enfant. Par conséquent, Bébé John, que plusieurs appellent désormais l'enfant du miracle, est né. Les cinq années furent de longues années de patience et prière, durant lesquelles elle fut étiquetée comme femme stérile. Dans plusieurs cultures à travers le monde, se faire traiter de stérile constitue un stigmate qui diminue les chances de réussite d'une femme, la rend stérile et improductive. Plusieurs personnes pensent que cette forme de dérision est une ancienne pratique, mais elle est toujours utilisée jusqu'à présent. Comme vous le lirez plus tard, ce stigmate fit lentement une intrusion dans la vie de mon épouse et la transforma pour toujours. Avec le stigmate selon lequel elle ne pouvait pas enfanter, étiquette qu'elle n'a jamais rêvé porter, et qui elle le croyait ne correspondait pas à sa description, la tension commença à monter et à se transformer en stress. Alors, sa pression artérielle devint incontrôlable. Ceux qui la traitaient de stérile étaient des personnes qu'elles voyaient chaque jour et que ses parents connaissaient très bien. Cette situation perdura et si elle n'était pas tombée enceinte, les choses auraient continué de la même manière. Plus important encore, pour les personnes d'origine africaine, l'idée qu'une femme mariée soit stérile met en danger tout le processus du mariage et les parents de la femme sont constamment méprisés.

La vérité est que ma femme et moi aimons les enfants. Après notre mariage, lorsque ma femme eu une fausse couche lors de sa première grossesse, notre amour pour les enfants ne diminua pas. Dans notre communauté, nous devînmes des gardiens d'enfants pour nos amis. Nous traitions leurs enfants avec l'amour que nous aurions pu donner à nos propres enfants. Toutefois, cela ne suffit pas à calmer les critiques. Les commentaires continuèrent à fuser toujours plus de différentes manières. Quelque part en chemin, je me résolus à ne pas me laisser embarrasser par ces critiques. J'ignorais les moqueries et prétendais ne pas en être la cible. Je réalisai que pour plusieurs hommes il était plus facile de se départir de ce genre de comportement puisqu'on suppose que les hommes n'ont pas de problèmes d'infertilité. Par contre ma femme ne pouvait pas faire semblant. Elle voulait ses propres enfants, mais en plus de cela, les nouvelles que nous recevions de sa mère en Afrique confirmèrent qu'elle supportait beaucoup de pression de la part de ses amies. Mon épouse tentait toujours de réaliser ses rêves et tenir les promesses qu'elle m'avait faites après notre mariage : « Daddy, je suis la mère de tes enfants, les enfants dont tu seras toujours fière. » Au fur et à mesure que le temps passait et que ses promesses ne se réalisaient pas, elle sentait qu'elle ne pouvait pas accepter un « Non » comme réponse.

Au regard de ce perpétuel comportement inacceptable des gens, il devint nécessaire de remettre en question cette ancienne tradition selon laquelle l'importance du mariage tient uniquement à la présence d'enfants, tradition qui semble se perpétuer, mais continue à faire partie des attitudes des gens au vingt-et-unième siècle. Je commençai à l'analyser à travers la question suivante : Que se passera-t-il si aucun enfant n'est issu de ce mariage? Pourquoi ne pas adopter un enfant si nous ne pouvons pas en avoir par nous-mêmes? Je continuais à poser les questions : « Et si, et si?... »

Ces questions ouvrirent la boîte de pandore aux réponses relatives aux expériences d'autres personnes et aux décisions que celles-ci prirent pour donner un sens à leurs situations.

PROCRÉATION ET PRESSION SOCIALE

LA PRESSION QUE MA FEMME et moi subîmes par rapport à la procréation était compréhensible, vu nos origines africaines. Peut-être pourrait-on conclure que dans la plupart des sociétés africaines le mariage a pour seul objectif la reproduction. Pour situer cette problématique dans un contexte plus élargi, la Bible hébraïque qui sert de fondement à l'histoire du monde, est d'accord avec le fait que ce fut l'une des principales raisons pour lesquelles l'homme et la femme furent créés pour remplir la terre. Par exemple, dans le livre de Genèse, au chapitre 1 : 26-28, la Bible déclare : « *Puis Dieu dit : faisons l'homme à notre image, selon notre ressemble, et qu'il domine sur les poissons de la mer, sur les oiseaux du ciel, sur le bétail, sur toute la terre et sur tous les reptiles qui rampent sur la terre. Dieu créa l'homme à son image, il le créa à l'image de Dieu, il créa l'homme et la femme. Dieu les bénit, et Dieu leur dit : soyez féconds, multipliez, remplissez la terre, et l'assujettissez; et dominez sur les poissons du ciel, et sur tout animal qui se meut sur la terre.* »

En parlant du contexte africain, Paul Kishindo déclare dans son article « Le Planning familial et le mal malawien » que la stérilité de femme constitue une raison valable de divorce au Malawi. Non seulement l'homme a le droit de divorcer pour cause de stérilité, souligne-il, mais il peut également exiger une compensation pour la tradition, sous forme de chèvre (*lobola* dans une langue locale du Malawi) de la part de la famille de la femme si celle-ci n'enfante pas. De même, au Ghana, les gens croient que la famille constitue la base pour l'attribution des rôles reproductifs et économiques aux individus.

Il existe d'autres aspects de la procréation dont il faut tenir compte dans les différences culturelles. Par exemple, la question du naturel vs l'éducation dans les problèmes de fertilité différentielle constitue une autre préoccupation. Paul Landis (1959) souligne qu'il existe beaucoup de preuves selon lesquelles un taux de natalité différentiel existe toujours aux États-Unis et que globalement la plupart des enfants naissent de parents qui n'ont pas les moyens de prendre soin d'eux. Il déclare qu'il existe des preuves démontrant que le taux de natalité différentiel peut être mauvais du point de vue eugénique. Ceux qui ont moins de peu de moyens, ajoute-il, peuvent continuer à avoir des enfants au-delà du nombre qui leur conviendrait, et ceux qui ont plus de moyens ont moins d'enfants qu'ils ne devraient. Landis déclare que cette condition est importante dans les sociétés démocratiques qui croient en l'individualisme et défendent le droit pour chaque enfant à naître dans des conditions qui lui offrent de meilleures perspectives d'éducation et de développement. Mary Ann Lamanna et Agnes Riedmann (2000), elles, soulignent que les variations par rapport au taux de natalité chez les couples reflètent les valeurs et les attitudes face à la nécessité d'avoir des enfants.

Pour résumer, elles ajoutent que les enfants viennent tout simplement et le désir de ne pas en avoir du tout est une chose impensable. Cependant, lorsqu'il est question de pression sociale, Lamanna et Riedmann remarquent les personnes mariées qui ne veulent pas avoir d'enfants sont confrontées à des problèmes. Bien que ces pressions soient moins importantes que par le présent, notre société a toujours un penchant pour la procréation : le fait d'avoir des enfants est considéré comme un acte naturel, alors que le fait de ne pas en avoir nécessite une justification. Selon ces auteurs, certaines des plus fortes pressions proviennent des parents des mariés qui éprouvent souvent des difficultés à accepter et à respecter les choix de leurs enfants quant à avoir des enfants, pour ne pas mentionner leur décision relative au moment ou à la manière dont ils souhaitent les avoir.

Il faut souligner un autre point important : le coût de l'éducation d'un enfant. Richard T. Schaefer et Robert P. Lamm (1992) citent les résultats d'une enquête démographique de 1980 soulignant que six pour cent des femmes mariées entre 18 et 34 ans ne pensent pas avoir d'enfants dans leur vie. La même enquête a permis de recenser 11 pour cent de veuves et de femmes divorcées qui pensent de même. Une enquête similaire conduite par le Département américain de l'agriculture, en 1990, conclut que la moyenne des familles de la classe moyenne dépenseront environ 265 249 $ pour nourrir, vêtir et offrir un toit à un enfant jusqu'à l'âge de 22 ans. Ce montant ne comprend pas les frais de scolarité.

Mes recherches sur la pression externe subie par les couples sur la question des enfants, en particulier par les femmes, confirme qu'il existe une grande ressemblance entre les frontières culturelles. Les populations des pays en développement, y compris la plupart des sociétés africaines, ne sont pas les seules qui s'attendent naturellement à ce que chaque couple marié devienne parents. Dans les sociétés occidentales, certaines familles tiennent toujours ce discours envers les couples et leurs parents. Un exemple typique est l'histoire de Lynnell Michells intitulée « Pourquoi nous ne voulons pas d'enfants ». Cette histoire est racontée dans le livre *Current Issues in Marriage.* Elle écrit : « Mariée depuis près de cinq ans et toujours pas d'enfants? Ne te décourage pas, ma chère, ma sœur et son mari ont attendu neuf ans avant qu'elle ne soit enceinte. Continue à persévérer et tu y parviendras. »

Ce court paragraphe fut le commentaire fait par une vieille amie de la belle-mère de Lynnell. Ce genre de commentaire, selon Lynnell, a l'art d'ennuyer certaines femmes. Cependant, elle déclare : « Cela m'amusa. » Elle souligne qu'au lieu de rire et d'offenser la vieille amie de sa belle-mère, elle acquiesça simplement posément. Elle ajoute : « Attirant l'attention de mon mari, je vis que lui aussi essayait de ne pas rire. » Ce que Lynnell retint de cet entretien, c'est le fait que les gens jugent rapidement les autres, même s'ils n'ont pas de preuves. Elle appelle cela une « hypothèse automatique. » Elle souligne que jamais son mari et elle n'avaient prévu d'avoir des enfants depuis qu'ils s'étaient mariés. Elle déclare : « Je prenais des pilules contraceptives. » Lynnell n'était pas stérile; son choix de ne pas enfanter était une question de temps et tous les aspects importants qui font partie de la procréation et de l'éducation d'un enfant avaient été pris en compte.

L'expérience de Lynnell ressemblait à celle de mon épouse. Lorsque nous nous sommes mariés, il n'avait pas été difficile pour elle de tomber enceinte. Elle tomba enceinte le premier mois de notre mariage. La grossesse dura seulement deux mois, après quoi elle fit une fausse couche. Nous ne fîmes pas d'efforts pour régler ce problème après. Plus tard, bien plus tard, ma femme rencontra plusieurs gynécologues qui parvinrent tous à la même conclusion, à savoir qu'elle n'aurait aucun problème avec les prochaines grossesses si nous prévoyions d'avoir des enfants. Ces informations ne sont généralement pas partagées avec le public. Il s'agissait d'informations confidentielles que nous souhaitions garder pour nous. Ceux qui n'avaient aucune notion de ce qui se passait : la fausse couche, les visites chez le médecin et le rapport selon lequel ma femme pouvait toujours tomber enceinte si nous le désirions, émirent les critiques les plus virulentes qui firent monter la pressions à cause de sa présumée stérilité. Par conséquent, bien qu'ils eussent pu avoir raison, selon la croyance culturelle selon laquelle le mariage signifiait aux enfants, l'hypothèse automatique dont parle Lynnell constitue un problème majeur qui a tendance à créer une interférence inutile dans d'autres aspects privés de la vie des gens. La compréhension du vrai problème d'un couple (le cas échéant) et le fait d'y contribuer, en cas de besoin, pourrait être une meilleure façon d'analyser la situation.

Lorsque j'étais adolescent, je fus témoin direct de l'expérience d'un couple qui ne pouvait pas avoir d'enfant. J'avais eu l'occasion de vivre chez ma tante qui était mariée depuis plusieurs années, mais qui n'avait pas d'enfant. Pendant quelques temps, elle semblait s'accommoder de sa situation et il n'était aucunement question de divorce, du moins au moment où je vivais avec elle. Cependant, ce que je ne remarquai pas au sein du couple, et qui était visible chez la plupart des autres, était l'absence du mari dans la maison. Nous vivions dans un petit village qui comptait environ 50 personnes. Au cours des deux mois durant lesquels je restai avec ma tante, je ne vis jamais son mari passer une journée à la maison. Il était quasiment absent tout le temps. Qu'ils aient convenu ou non de cette situation, celle-ci me paraissait étrange. La cause de son absence me parut évidente plus tard lorsque je retournai chez mes parents vivant dans un autre village. Ma tante revint chez nous et raconta à mon père que l'homme avait divorcé d'avec elle, soi-disant parce qu'elle était stérile.

En ce moment, en tant qu'enfant, je ne compris pas comment et pourquoi un homme pouvait s'absenter de la maison car en grandissant, j'avais toujours vu ma mère et mon père vivre ensemble pour tous les enfants. Toutefois, en réfléchissant au retour de ma tante dans notre village, je parvins à la simple conclusion qu'un enfant pourrait tirer, à savoir que cet homme détestait ma tante. En effet, il détestait ma tante, mais d'une autre manière. J'étais seulement un enfant, cependant, si j'avais compris les implications culturelles de la situation à cet instant, j'aurais eu un autre point de vue. Je savais à peine que la stérilité d'une femme pouvait être interprétée comme une sorte de malédiction, de péché, de condamnation, d'échec, d'embarras ou même de tragédie pouvant entraîner le renvoi d'une femme de son foyer. Ce que je ne compris pas à ce moment me parut évident pendant la courte période de dénigrement dont nous fûmes l'objet. Cette situation était compréhensible car l'approche traditionnelle du mariage en Afrique est généralement conditionnée à la capacité de procréation de chaque couple. Selon les informations que je reçus, ma tante avait été mariée pendant plus de dix ans à cet homme. Je trouvais qu'elle avait beaucoup de chance d'avoir pu rester dans cette relation pendant une période si longue. Lorsque je repense à la situation de ma tante, je me rends clairement compte de l'enfer dans lequel elle vivait. Ma femme et moi avions vécu une partie de cet enfer lors des cinq premières années de notre mariage.

Au regard de cette expérience, il devint évident que la stérilité n'était pas le seul inconvénient du mariage que je remarquais pendant les 17 années de ma vie d'adulte sur le continent africain avant mon départ pour les États-Unis. Je passais 9 ans sur 17 au Libéria, le pays où je vis le jour, huit années au Ghana, un autre pays ouest-africain. Selon les faits que j'avais observés, il était inhabituel pour un couple de prendre la décision de ne pas avoir d'enfant et de vivre heureux avec les parents, en toute tranquillité. Il n'est pas habituel pour les couples d'adopter un enfant pour régler le problème de stérilité au sein du foyer. En général, l'enfant que l'on retrouve chez un couple sans enfant est soit une servante soit l'enfant d'un parent qui y est envoyé pour être scolarisé. L'implication de ce problème est que la stérilité ne peut pas faire l'objet d'un compromis et il n'existe pratiquement aucune option offerte au couple qui pourrait satisfaire les parents des deux bords. Il semble que les règles soient écrites noir sur blanc.

Par contre, il semble qu'au fil du temps, la culture occidentale, par exemple, aux États-Unis, a su se mettre au-dessus des croyances traditionnelles relatives à la procréation et une assistance est offerte aux femmes ou aux couples visant à les aider à prendre une décision quant au désir d'avoir ou non des enfants. Au cours des dix dernières années, depuis mon arrivée aux États-Unis, j'ai remarqué un changement drastique qui s'est opéré chez les gens sur la question de l'adoption et de la procréation. L'histoire nous raconte que depuis la période du baby boom en Amérique, la plupart des Américains ont développé une attitude différente par rapport à la procréation. Les Américains d'origine européenne semblent avoir peu d'enfants actuellement, alors que la plupart des groupes minoritaires, par exemple, les Hispano-américains, les Afro-américains et les Américains d'origine asiatique sont pour une politique de naissances multiples. Dans son livre *Current Issues in Marriage and the Family*, J. Gipson Wells (1988) souligne que la famille américaine des années 70 entre désormais dans une nouvelle ère de changement et de transition avec une réévaluation de la famille et de son fonctionnement. Le taux de divorces est en hausse, la notion de mariage est redéfinie et la décision d'avoir des enfants revient uniquement au couple et non à toute la famille. Wells déclare que grâce à une meilleure connaissance et à une meilleure efficacité des méthodes contraceptives, ainsi qu'à la vulgarisation de leur utilisation, en particulier par la classe moyenne, l'idée de limitation de nombre d'enfants est devenu acceptable et a atteint un point où cela est considéré comme une obligation.

Schaefer (2003) considère la procréation comme « universaux culturels ». Selon lui, les universaux culturels sont des pratiques que l'on retrouve généralement dans chaque culture et qui représentent le point commun à toutes ou à presque toutes les cultures du monde en ce qui concerne la maternité chez les femmes mariées. Malgré la similarité qui existe entre ces cultures, Schaefer souligne que les universaux culturels diffèrent d'une société à l'autre et ils changent de manière drastique avec le temps dans chaque société. Il note qu'à chaque génération et ce, chaque année, la plupart des cultures change et se développe par le biais de l'innovation et de la diffusion.

À tout ce déferlement de changements, comme le souligne Wells, s'ajoute le mouvement de libération des femmes qui amène de plus en plus de jeunes couples à se questionner sur la nécessité d'avoir ou non des enfants. Il existe plusieurs raisons à cette baisse du taux de natalité, mais comme le dit un des mes anciens professeurs : « Les Américains sont éduqués. » Elle n'était pas la seule femme mariée que j'aie connue et qui n'ait pas d'enfant à l'université. Il y en avait plusieurs autres qui étaient heureuses dans leur mariage, sans avoir d'enfant. Il se trouvait également d'autres professeurs à l'université qui avaient adopté des enfants et qui étaient heureuses dans leur foyer, tout en menant leurs activités professionnelles.

Cara Swan, un membre du Childfree Organization of America, groupe qui soutient la cause liée à la liberté de choix de procréation, déclare : « Je crois que nous qui n'avons aucun enfant devrions créer notre propre journée mondiale de reconnaissance. Je peux simplement imaginer l'opposition que cela pourrait susciter chez ceux qui veulent des enfants, mais cela pourrait être un moyen de diffuser notre message qui soutient que tout le monde n'est pas obligé d'avoir des enfants. Le bonheur ne dépend pas des enfants. » Cara n'est pas la seule personne qui encourage la politique « zéro enfant » et je pense qu'une attention particulière doit être accordée au plaidoyer visant à accorder la liberté de choix aux femmes quant à la question de la procréation (pour celles qui pensent que cela est impossible, considérant leurs situations médicales ou d'autres facteurs, ou pour ceux qui sont toujours dans l'attente).

Le choix d'avoir ou de ne pas avoir des enfants dépend de plusieurs facteurs. Leslie Lafayette, fondatrice du Childfree Network, déclare qu'il existe plusieurs raisons différentes pour lesquelles les gens adhèrent à l'organisation. Certaines femmes souffrent de problèmes d'infertilité, d'autres choisissent de ne pas avoir d'enfant et d'autres n'ont jamais trouvé le partenaire idéal. Elle souligne également que : « L'infertilité n'est pas une maladie. Personne n'en est jamais mort. Cela est malheureux, mais plusieurs enfants attendent d'être adoptés. »

POINTS DE VUE SUR LE MARIAGE

LORSQUE MA FEMME ET MOI COMMENÇÂMES À FAIRE FACE À LA pression sur le plan local et de l'étranger (Afrique) de la part de la famille, des amis et d'autres personnes, tous des Africains, la situation provoqua non seulement une confusion, mais celle-ci nous a amenés à nous questionner sur notre décision de nous marier. *Avions-nous fait le bon choix de nous marier; aurions-nous dû passer un test de* fertilité avant le mariage; de qui vient le problème, de ma femme ou de moi ou étions-nous tous les deux à l'origine du problème? Ces questions intrigantes sur notre relation affectèrent notre détermination à rester heureux et à garder le regard fixé sur nos projets futurs. Elles nous amenèrent à examiner notre relation à travers le regard des autres, à savoir que cette relation était vouée à l'échec et qu'il s'agissait seulement d'une question de temps.

Plusieurs questions trottaient dans notre esprit : *Qu'est-ce que le mariage et quelles conditions doivent être remplies pour y maintenir la stabilité? Que faut-il pour réussir un mariage? Est-ce qu'il est obligatoire que chaque couple ait des enfants?* Ces questions constituaient une pierre que l'on avait lancée loin des réponses très attendues pour notre dilemme. Pour répondre à ces questions, il est nécessaire de mener une discussion plus approfondie sur les différentes perspectives du mariage, dont son caractère égalitaire vs son caractère traditionnel. Dans cette section, je tenterai d'analyser brièvement les deux types de mariages : le mariage égalitaire et le mariage traditionnel, ainsi que leur impact sur les personnes qu'ils impliquent, comme nous.

Le mariage égalitaire, selon Bale Norman, est un mariage sans structure autoritaire. Ce type de mariage, souligne-il, est également considéré comme un partenariat et un mariage entre pairs. Il poursuit en déclarant que dans le mariage égalitaire, chaque chose fonctionne sur un même pied d'égalité. Par exemple, les tâches et les responsabilités sont partagées, l'homme n'a pas un travail bien précis et la femme un autre. L'éducation conjointe des enfants constitue l'ordre du jour pour l'éducation des enfants pour les couples qui en ont et l'intimité ou l'amour représente une préoccupation majeure pour les deux partenaires.

Le mariage traditionnel, quant à lui, dépasse le cadre du mariage égalitaire. Il implique le couple, les familles des deux bords et la communauté. En l'examinant sur le plan africain, le mariage traditionnel, selon Cormac Burke, met l'accent sur les enfants. En parlant du mariage dans cette perspective, Burke fait attention lorsqu'il traite du sujet en termes spécifiques, mais il choisit de généraliser son concept de la définition du mariage car il pourrait varier d'un pays africain à l'autre.

Le mariage traditionnel, d'autre part, dépasse le cadre du mariage égalitaire. Ce type d'union implique le couple, les familles des mariés et les membres de la communauté. Dans le contexte africain, le mariage traditionnel, selon Cormac Burke, met l'accent sur les enfants. En définissant le mariage de cette manière, Burke prend des précautions en analysant le sujet en termes spécifiques, mais il choisit de généraliser le concept de la définition du mariage car celui-ci peut varier d'un pays à l'autre. Selon lui, l'Afrique regroupe plusieurs types de cultures. Cependant, les similarités et les démarches du mariage pourraient être généralisées. Burke déclare que parce que l'essentiel dans un mariage consiste à avoir des enfants, la naissance d'un enfant marque la consommation du mariage et empêche ainsi la dissolution du mariage. Considérant la grande valeur qu'accordent les Africains au mariage, Burke souligne qu'une femme qui ne donne pas d'enfant à son mari est considérée comme un échec pour lui et toute la société en général.

À travers ces brèves définitions des différents types de mariage (égalitaire et traditionnel), il est important de relever deux choses intéressantes : premièrement, dans le mariage, l'amour est un élément fondamental. Deuxièmement, les enfants constituent la condition pour la réussite d'un mariage dans le mariage traditionnel.

MARIAGE ET AMOUR

LE TERME « AMOUR » PEUT ÊTRE DÉFINI DE DIFFÉRENTES manières. L'amour pourrait servir à décrire les sentiments que l'on éprouve pour un objet ou les émotions et l'affection qu'un couple éprouve l'un pour l'autre. Aux fins du présent livre, j'aimerais mettre l'accent sur l'amour familial tel que le défend le mariage égalitaire à travers une perspective biblique. Premièrement, selon le site *dictionary.com*, l'amour est un sentiment d'attachement affectueux personnel ou un amour profond que l'on éprouve pour un parent, un enfant ou un ami. Il s'agit d'un amour très tendre et passionnant exprimé envers une autre personne. Sur le plan biblique, il est impossible d'avoir une discussion sur le thème de l'amour sans tenir compte du passage de Jean 3 :16 : « *Car Dieu a tant aimé le monde qu'Il a donné Son fils unique, afin que quiconque croit en Lui ne périsse point, mais qu'il ait la vie éternelle.* » Jean 3 :16 ne s'applique pas directement au type d'amour dont il est question ici. Cependant, nous pouvons apprendre une leçon de ce passage, qui pourrait nous être utile.

L'enseignement biblique que nous pouvons retenir de Jean 3 : 13 décrit ce qu'est la leçon du sacrifice. Le sacrifice dans ce contexte est une exigence à remplir pour tout type d'amour. Par exemple, Éphésiens 5 : 28-33 déclare : « *Maris, aimez vos femmes comme vous aimez vos propres corps.* » Éphésiens 5 : 25 enseigne : « *Maris, aimez vos femmes, comme Christ a aimé l'Eglise.* » 1 Corinthiens 7 : 3-5 déclare : « *....Le mari n'a pas autorité sur son propre corps, mais c'est la femme...* » 1 Pierre 3 :7 : « *Maris, montrez à votre tour de la sagesse dans vos rapports avec vos femmes, comme avec un sexe plus faible....* » Dans Proverbes 5 : 20 il est dit : « *Ne vous éprenez pas d'une étrangère.* » Matthieu 19 : 5 déclare : « *.... Les deux deviendront une seule chair.* » Et enfin il est écrit dans Hébreux 13 : 4 « *Que le mariage soit honoré de tous, et le lit conjugal exempt de toute souillure, car Dieu jugera les impudiques et les adultères.* »

Il est nécessaire de souligner que chaque aspect de l'amour tel que le définissent les passages susmentionnés exige un niveau de sacrifice pour le succès d'une relation. Chaque personne doit prendre la résolution de se détourner des choses qu'elle aimait avant et consacrer son temps à sa femme ou à son mari en vue de répondre aux exigences de l'amour. Du point de vue égalitaire, il est compréhensible d'accepter le principe selon lequel le mariage est fondé sur l'amour. Après tout, sans l'amour aucun mariage ne peut réussir.

MARIAGE ET ENFANTS

ON NE POURRAIT JAMAIS ASSEZ PARLER DE L'IMPORTANCE DES ENFANTS. Dans la plupart des cas, lorsqu'on pense au mariage, l'idée d'avoir des enfants fait partie du processus de planification. Lorsqu'un couple fait des projets pour l'avenir, la question des enfants est prise en compte. Une société qui place ses espoirs dans une famille, pense indirectement aux futurs leaders. Un proverbe chinois illustre bien cette pensée : « Une génération plante des arbres et une autre profite de l'ombre que procurent ces arbres. » Dans la même veine, Mère Teresa déclara une fois : « Si vous voulez œuvrer pour la paix dans le monde, allez chez vous et aimez vos familles. » Ces deux citations en disent long sur le sujet. Pour soutenir ce point, il faut souligner le fait que l'on n'aurait pas besoin d'œuvrer pour la paix dans le monde si tout un chacun se préoccupait de l'avenir. L'avenir, comme le suggèrent ces citations, fait davantage référence aux enfants ou à la jeunesse. Une période de l'histoire américaine confirmant cette attitude s'illustre à travers la période des baby boomers, qui fit suite au fait que pour les gens, les enfants constituaient l'essence de la continuité de la vie dans l'avenir.

Du point de vue chrétien, les enfants sont une partie fondamentale du Royaume de Dieu. Marc 10 : 13-16 nous enseigne ce qui suit : « *On Lui amena des petits enfants, afin qu'Il les touchât. Mais les disciples reprirent ceux qui les amenaient. Jésus, voyant cela, fut indigné, et leur dit : laissez venir à moi les petits enfants, et ne les en empêchez pas; car le royaume de Dieu est pour ceux qui leur ressemblent. Je vous le dis en vérité, quiconque ne recevra pas le royaume de Dieu comme un petit enfant n'y entrera point. Puis il les prit dans ses bras, et les bénit, en leur imposant les mains.* » Toujours pour exprimer Son grand amour pour les petits enfants, Jésus déclare dans Matthieu 18 : 6 : « *Mais, si quelqu'un scandalisait un de ces petits qui croient en moi, il vaudrait mieux pour lui qu'on suspendît à son cou une meule de moulin, et qu'on le jetât au fond de la mer.* » Il dit également dans Marc 9 :37 : « *Quiconque reçoit en mon nom un de ces petits enfants me reçoit moi-même; et quiconque me reçoit, reçoit non pas moi, mais celui qui m'a envoyé.* »

Comme nous pouvons le voir, l'importance des enfants, tel que le démontrent ces différents passages, ne peut être exagérée. Les enfants représentent l'avenir du peuple et du Royaume de Dieu. Par conséquent, lorsque les partisans du mariage traditionnel voient dans la procréation un élément primordial dans le mariage, nous pouvons accepter une telle argumentation sur la base des preuves fournies dans les passages bibliques susmentionnés.

FEMMES STÉRILES: DES ENFANTS DE DIEU

Notre histoire est simplement un exemple parmi des millions d'autres. J'imagine que nous ne sommes pas les seuls à exprimer notre frustration par rapport aux gens qui pensent que nous souffrons de stérilité. Comme je l'ai souligné plus tôt, certaines personnes dénoncent déjà les normes traditionnelles fixées par la société quant à ce problème. Nous n'avons pas choisi de figurer parmi ce groupe. Le fait que nous ayons été confrontés à ce dilemme et que nous soyons rendu compte des graves dégâts qu'il pouvait causer, constitue la raison pour laquelle j'ai été incité à écrire sur le thème de la stérilité. D'une part, vu l'argument avancé par les deux protagonistes sur ce débat, je suis convaincu que le fait d'avoir des enfants est une décision qui doit être prise par le couple uniquement. D'autre part, je crois également qu'aucun mariage ne peut survivre sans l'amour. En termes clairs, les enfants et l'amour constituent les composantes majeures du mariage.

Ceci dit, je suis particulièrement préoccupé par le sort des femmes stériles qui désirent avoir des enfants, mais n'en sont pas capables, des femmes qui pourraient être prêtes à prendre soin de leurs enfants si elles en avaient la chance, mais en sont empêchées par la stérilité, des femmes qui, sans l'avoir choisi elles-mêmes, sont devenues stériles et doivent trouver le moyen de pallier à leur situation et de vivre en permanence avec la crainte que leur mari divorce d'avec elles, sous le coup des reproches, des moqueries, du tourment causés par leurs amis, leurs parents, leurs collègues et dans certains cas par leur propre mari. En tant que personne d'origine africaine, où le mariage traditionnel prédomine toujours, je sais exactement ce que signifie pour une femme être stérile dans un mariage. Non seulement, elle sera stigmatisée, mais ses parents et ses proches seront également ridiculisés. Je me souviens de ce que ma femme a traversé pendant les cinq années durant lesquelles nous avions attendu patiemment. Nous aurons de quoi raconter à nos enfants avec la forte pression de la part de ses amies, ses parents, ainsi que d'autres personnes.

De même, les histoires relatives à ma tante et à des millions de femmes qui se sont terminées par un divorce à cause de la stérilité valent la peine d'être racontées. La pression culturelle exercée sur ces femmes de nos jours, les expose à un grand risque, au point de les pousser au suicide. Elles se sentent rejetées par la société; elles pensent que la vie n'a aucun sens si elles n'ont pas d'enfants et elles en arrivent à croire que l'institution du mariage ne leur appartient pas. Vu que j'ai été témoin de ces problèmes à deux reprises, la première fois avec ma tante et la seconde avec ma femme, je me suis rendu compte qu'il serait important que je joigne ma voix à celles des personnes qui aspirent à la paix en vue de vivre librement en tant que femmes et en tant qu'êtres humains créés à l'image de Dieu, comme celles qui ont une multitude d'enfants.

Comme je l'ai mentionné auparavant, le premier objectif des personnes mariées est d'avoir des enfants. Cependant, les enfants ne constituent pas l'essentiel du mariage. L'amour est également important. Au cas où le couple tarderait à avoir des enfants, le divorce ou la stigmatisation ne devrait pas être la solution. Pour les chrétiens, il n'existe aucun passage de la Bible déclarant qu'un homme doive répudier sa femme pour raison de stérilité. Dans un foyer chrétien qui vit un problème de stérilité, les membres de la famille se doivent de mettre en pratique les bons exemples bibliques qui traitent du problème de stérilité.

À mon sens, lorsque l'on parle de stérilité, l'opinion publique accepte généralement que l'homme n'ait aucun problème. Cette idée trouve son fondement dans les sociétés patriarcales dans lesquelles les hommes représentent les voix de la communauté. Un tel concept par rapport à l'infertilité est absurde. Les hommes aussi bien que les femmes peuvent être exposés à un risque d'infertilité. Nous avons besoin simplement besoin de faire preuve de compassion les uns envers les autres pour pouvoir vivre un mariage heureux, qu'il y ait ou non des enfants. En Occident, où la modernité prend le dessus sur les modes de vie traditionnels, il existe toujours des éléments de rivalité entre les hommes et les femmes sur la question de la stérilité. En Afrique et en Asie, le problème est toujours d'actualité. En Inde, par exemple, une femme stérile est plus susceptible d'être rejetée par la société, en ce qu'elle est considérée comme une personne à la vie incomplète. Si elle travaille pour avoir de l'argent, plusieurs se demandent pourquoi elle travaille si elle n'a aucun enfant pour hériter de ses biens après son décès.

Chaque femme, qui souffre d'un problème temporaire ou permanent d'infertilité, fait l'objet de diffamation. Certains jours, ma femme rentrait à la maison toute calme et triste. Cela pouvait alors signifier qu'elle avait entendu des commentaires par rapport à l'accouchement. Une fois, elle partit en pique-nique avec un groupe d'amis. Parmi eux se trouvaient les deux épouses de mes jeunes cousins qui avaient toutes les deux des enfants. L'une d'entre elles déclara sur un ton moqueur : « Nous sommes les femmes fertiles de cette famille. » Elle parlait de la famille Quewea. Ce sarcasme fut bien compris. Ma femme sut automatiquement qu'elle était mise à l'écart du reste des femmes et était considérée comme la femme « infertile » de la famille. Cette raillerie fut l'une des nombreuses moqueries dont elle fut victime.

Longtemps après son accouchement, les gens commencèrent à confesser les plans secrets qu'ils avaient formulés. Selon leurs dires, ils étaient en train de chercher un moyen pour éloigner ma femme de son foyer. Toutefois, leur plan échoua même avant de se réaliser. Ils n'auraient pas reçu mon accord. J'aimais ma femme malgré la situation qu'elle vivait. Pour moi, le fait d'être stérile n'est ni un crime ni un péché aux yeux de Dieu.

Considérant l'horrible traitement dont sont l'objet les femmes de la part des partisans de la natalité et qui à mon avis ne prendra jamais fin, je suis d'avis que pour y mettre fin, des efforts concertés soient entrepris par un groupe de personnes comme moi ou toute autre personne ayant vécu les mêmes problèmes et qui sait combien il est difficile de mettre un terme à ce comportement exaspérant envers nos épouses, sœurs, mères, tantes, amies, nièces, cousines et autres proches. Il est inacceptable de permettre que le mariage de ces personnes soit ruiné, de tolérer qu'elles soient réprimandées tous les jours par des personnes dont l'intervention ne produit rien d'autre que des effets négatifs. Le mariage est une relation qui unit un homme et une femme. Si la procréation est une préoccupation, le couple doit avoir la possibilité de régler le problème lui-même sans aucune intervention extérieure. Le couple peut décider de consulter un médecin et si cela ne fonctionne pas, il peut, en dernier ressort, s'en remettre à Dieu qui est juste et bon et Il répondra à leurs prières, selon Sa volonté, comme Il l'a fait pour ma femme et moi. Il devient plus difficile d'affronter le problème d'infertilité lorsque le mari ne comprend pas le sort de la femme qui repose entre les mains des autres.

Dans le cas de mon épouse, je ne mérite aucune appréciation de sa part ni de la part d'une autre personne pour la patience dont j'ai fait preuve au cours de nos cinq années d'attente. Tout le mérite revient à Dieu. Certes il était vrai que nous désirions avoir des enfants, mais tout ce que je fis fut de jouer mon rôle en tant que mari attentionné, même face à notre espoir qui s'amenuisait. Pendant que ma femme subissait une pression de l'extérieur, je crus qu'elle avait besoin de sentir comblé le vide qu'elle ressentait, que je sois un ami, un frère, un père, un oncle et un ami en vue de stabiliser la situation. Au-delà de tout, nous avons tous besoin que Dieu réponde à nos prières dans ces moments difficiles. Ce fut une des choses que nous apprîmes à travers ces instants douloureux.

Il se peut que, comme d'autres couples ayant besoin d'aide pendant une crise, nous ayons trop écouté les mêmes personnes qui avaient exagéré l'ampleur réelle de notre problème. Par conséquent, nous perdîmes le contrôle de notre vie privée et de notre capacité à prendre les décisions qui concernaient notre famille. Nous pensions qu'en agissant de la sorte, nous étions sur le droit chemin, quant à la recherche d'une solution à nos problèmes. Cependant, ce ne fut pas le cas et à la fin nous développâmes des armes qui se retournèrent contre nous-mêmes. Cette expérience nous a appris à dire non parfois, même à des personnes qui occupent une place importante dans notre vie. Nous nous sommes rendu compte qu'il était impossible de plaire à tout le monde. Il est plutôt plus avantageux de prendre le contrôle de vos décisions et vos choix lorsqu'il s'agit des aspects les plus importants de votre vie. Si nous avions procédé de la sorte, peut-être aurions-nous évité la tension qui nous vécûmes. Toutefois, après la dissipation de la poussière, nous découvrîmes que les critiques, les diffamations et les autres formes de disgrâce dont nous fîmes l'objet nous firent non seulement mal, mais nous aidèrent à renforcer notre amour et fortifier notre foi en Dieu. Ce fut l'accomplissement de la parole de Dieu. Dans Jacques 1 : 3-6 la Bible nous enseigne que l'épreuve de la foi produit la patience.

Une autre chose que nous apprîmes pendant ces années fut que malgré les temps difficiles, nous n'avions pas choisi le divorce comme un dernier recours. Au contraire, nous avions décidé de nous consacrer davantage à nous aimer car l'objectif des enfants semblait s'éloigner de nous. Il existe plusieurs personnes comme nous dans le monde, dont le foyer rencontre des problèmes similaires et qui sont sur le point de divorcer ou qui se battent pour des problèmes non pertinents. Elles peuvent avoir l'impression que la vie n'a plus aucun sens et que la seule option qui leur reste désormais est soit le suicide soit l'homicide pour en finir. Je dois avouer à ces personnes qui si le monde entier autour de vous, vous rejette à cause de la stérilité, Dieu ne vous abandonne pas. Il y a toujours de l'espoir. Votre tour arrive, comme cela a été le cas pour nous et votre vie changera pour toujours. En tant que couple, nous pouvons désormais considérer ces événements comme des flèches qui pointent vers le passé. Ces événements sont devenus des histoires qui peuvent encourager les autres lorsqu'ils les entendront. À partir de cette expérience, nous sommes bien placés pour donner des conseils à ceux qui vivent la même situation. Si nous pouvons le faire, vous aussi en êtes capables. Tout ce qu'il vous faut, c'est un peu de résistance, de patience et de foi en Dieu.

Abandonner reviendrait à faire preuve de faiblesse, mais développer un fort sentiment d'engagement l'un envers l'autre vous donne la force de traverser la crise. Il ne s'agit pas d'être trop optimiste ni de nier carrément que le diable existe, mais plutôt de reconnaître vos problèmes et de savoir que pour chaque problème il existe une solution, ce qui vous permettra de venir à bout de vos difficultés. Par conséquent, continuer à espérer et à croire et au-delà de toute chose, soyez confiant que Dieu vous aidera.

FEMMES STÉRILES – LE MIRACLE DE DIEU

DIEU A MANIFESTÉ SA PUISSANCE DANS la vie de plusieurs femmes à travers la Bible. Presque toutes ces femmes sont connues partout dans la communauté chrétienne de nos jours. L'œuvre de Dieu dans leur vie démontre non seulement Sa fidélité à répondre à nos prières, mais également combien ces femmes furent fidèles et combien leur mari les aima. Sarah, la femme d'Abraham, par exemple, fut stérile pendant plusieurs années. Elle vieillit au point que toute perspective d'avoir des enfants devint illusoire, jusqu'au moment où Dieu déclara qu'elle enfanterait. Ne prenant pas cette prophétie au sérieux, elle rit, mais au temps de Dieu, elle conçut et donna naissance à Isaac (Genèse

16 :21). De même, la femme d'Isaac, Rébecca fut stérile pendant 20 ans, puis le Seigneur intervint dans leur vie et elle donna naissance à Esaü et à Jacob (Genèse 25 : 21). Rachel fut une autre parmi la longue liste des femmes stériles. Elle fut mariée à Jacob pendant plusieurs années sans avoir d'enfant. Rachel pleura à de nombreuses reprises. Elle blâma Jacob qui lui répondit furieusement : « Suis-je à la place de Dieu, qui t'empêche d'être féconde? » Dieu, connaissant leur problème, essuya les larmes de Rachel. Elle conçut et donna naissance à Joseph et à Benjamin (Genèse 30 : 1)

Le nom de la mère de Samson n'est pas mentionné dans la Bible, mais les Écritures déclarent qu'elle resta longtemps stérile avant d'avoir un fils (Juges 13). Elkana prit pour épouse Anne, une des femmes stériles de la Bible. Elle implora le Seigneur de lui donner un fils et Dieu la bénit avec Samuel qui devint le plus grand et le dernier juge en Israël. (1 Samuel 1). Elisabeth et son mari Zacharie implorèrent également Dieu pour un enfant. Zacharie était si vieux qu'il avait perdu tout espoir, mais avec Lui, tout est possible. Dieu les bénit avec un enfant qui fut connu sous le nom de Jean-Baptiste, le plus grand prophète et le précurseur qui prépara la voie à Jésus-Christ (Luc 1).

Le Psaumes 113 : 9 déclare : « *Il donne une maison à celle qui était stérile, Il en fait une mère joyeuse au milieu de ses enfants.* » Gloire à l'Éternel! C'est un fardeau lorsque les femmes ne sont pas fécondes, surtout si leur mari ou leurs parents ne compatissent pas à leur douleur. Toutefois, comme le soulignent les Écritures, tout n'est pas terminé, un jour heureux pourrait toujours paraître bientôt. Nous devons également nous rappeler que les solutions à nos problèmes peuvent être trouvées si nous nous humilions devant le Seigneur et Lui demandons simplement. Dans Jean 16 : 24 le Seigneur déclare : « *Jusqu'à présent vous n'avez rien demandé en mon nom. Demandez, et vous recevrez, afin que votre joie soit parfaite.* » Dans Marc 11 : 24 Jésus déclare également : « *C'est pourquoi je vous dis : Tout ce que vous demanderez en priant, croyez que vous l'avez reçu, et vous le verrez s'accomplir.* »

Pendant que nous planifiions notre mariage en 2002, je pris le temps d'étudier intensément tous mes passages bibliques favoris pour sélectionner celui qui conviendrait mieux pour nos cartes d'invitation. L'idée derrière cette recherche intensive ne visait pas à paraître plus religieux ni à me présenter aux autres comme un chrétien fervent, mais certaines choses restent en vous. Lors d'une journée comme celle du mariage, qui est une partie importante de la vie d'un couple, il existe toujours quelque chose dont on se rappelle. Un de ces souvenirs pourrait être un passage de la Bible qui attire généralement l'attention des gens. Ainsi, un passage choisi à propos dans la Bible pourrait être Celui sur lequel se reposera le couple dans l'avenir et qui servira de fondement pour établir le style de vie qu'ils veulent entretenir dans leur foyer.

En outre, le passage choisi devrait permettre d'apporter la présence de Dieu dans le mariage d'une certaine manière, dans les bons comme les mauvais temps. Je choisis Matthieu 7 : 7-10 qui déclare : « *Demandez, et vous recevrez, cherchez et vous trouverez, frappez, et l'on vous ouvrira. Car quiconque demande reçoit, celui qui cherche trouve, et l'on ouvre à celui qui frappe. Lequel de vous donnera une pierre à son fils, s'il lui demande du pain? Ou s'il demande un poisson, lui donnera-t-il un serpent?* » Toutes les copies de ce passage s'envolèrent sur le site du mariage à la fin de la cérémonie. Depuis lors, il nous a servi de guide dans notre vie de foyer, pour tous nos problèmes, en particulier au cours des cinq années durant lesquelles nous attendions d'avoir un enfant. Le même passage pourrait fonctionner pour toutes les familles qui désirent que Dieu leur donne un enfant ou autre chose. Faites votre part et le miracle de Dieu portera vos pieds sur le rocher et votre avenir sera assuré.

DÉTAILS SUR LA TOXÉMIE PRÉÉCLAMPTIQUE

QUELQUES MOIS SUIVANT TOUTES CES EXPERIENCES que nous vécûmes, je commençai à mener des recherches sur le problème (toxémie prééclamptique) qui avait affecté mon épouse. Cf. ci-après les résultats de la recherche.

La Preeclampsia Foundation (PF) définit la toxémie prééclamptique comme une maladie qui survient pendant la grossesse, la période qui suit l'accouchement et qui affecte aussi bien la mère que l'enfant qui n'est pas encore né. Il s'agit d'une maladie progressive caractérisée par une hypertension artérielle et la présence de protéines dans l'urine. Selon la fondation, les symptômes de la toxémie prééclamptique se manifestent à travers l'hypertension artérielle, les tuméfactions ou les œdèmes, la protéinurie, la prise de poids brusque et des changements au niveau de la vision. Le rapport de la Fondation souligne également que la toxémie prééclamptique est une maladie qui se manifeste au bout de 20 semaines de grossesse (au deuxième ou troisième trimestre ou au milieu de la phase terminale de la grossesse). La Preeclampsia Foundation est une organisation à but non lucratif qui finance la recherche, sensibilise l'opinion publique, apporte son soutien et sensibilise les personnes qui souffrent de toxémie prééclamptique et de troubles d'hypertension provoqués par la grossesse.

Tout comme ma femme, plusieurs autres femmes ne savaient rien de cette maladie et en ont été victimes. Tous nos remerciements à la Fondation pour les grands efforts qu'elle mène en vue de sensibiliser l'opinion publique par rapport à cette maladie qui peut s'avérer mortelle. De manière générale, le rapport indique que la toxémie prééclamptique et les troubles liés à l'hypertension provoquée par la grossesse sont l'une des causes principales des affections et de la mortalité maternelles et infantiles. Le nombre de décès est évalué à 76 000 cas chez les mères et 500 000 nouveau-nés chaque année.

La curiosité qui m'a poussé à visiter ce site Internet pour en savoir davantage sur cette maladie a créé plus de peur en moi, à la suite des informations que j'appris et qui dépassaient les explications que le médecin de mon épouse m'avaient données à cet effet. D'autres sites Internet, tels que celui de l'Organisation Mondiale de la Santé (OMS, 2005) confirment les résultats de la Preeclampsia Foundation. Elle évalue le nombre de décès causés par la toxémie prééclamptique à 12%, ce qui la classe au cinquième rang sur la liste des formes mortelles de tueurs silencieux, tels que l'arrêt de progression du travail et d'autres causes directes qui entraînent huit pour cent des cas de mortalité maternelle et infantile. Les avortements pratiqués dans des conditions insalubres représentent 13 pour cent des cas, les infections 15 pour cent, les causes indirectes 20 pour cent et les saignements abondants (hémorragies) se classent au sommet de la liste avec 25 pour cent.

Sur son site Internet, la Fondation raconte 950 histoires de personnes ayant survécu à une toxémie prééclamptique. Chaque histoire que je lus me donna des frissons dans le dos. Je vous propose le résumé de ces histoires par la Fondation : « Comme cette situation est de nature passagère, les femmes n'en parlent pas et vivent ainsi une crise et dans certains cas un événement traumatisant sans y avoir été préparées émotionnellement ou physiquement ou sans pouvoir bénéficier d'un soutien de la part des femmes qui ont déjà été victime d'une toxémie prééclamptique. On ne répétera jamais assez que nous devons être reconnaissants d'être en vie, en bonne santé, d'avoir un bébé, d'avoir eu notre bébé pendant quelque temps. »

Dans ces histoires, la plupart des femmes ont survécu, mais ont perdu leur bébé ou les bébés ont survécu, mais ont perdu leur mère. L'expérience laisse généralement une marque indélébile sur les mères ou les bébés ayant survécu et ce, pour toujours. Au fur et à mesure que je passais d'un site à un autre, d'un livre à un autre, effectuant des recherches sur la toxémie prééclamptique, aucune de mes lectures ne m'avait réconforté. Il s'agissait simplement de l'un de ces tueurs silencieux dont n'avaient jamais entendu parler plusieurs personnes.

Les statistiques sur cette maladie indiquent qu'elle peut être plus dangereuse qu'on ne l'imagine. Une enquête menée par la Preeclampsia Foundation indique que plus de la moitié de toutes les femmes enceintes n'ont aucune connaissance sur les signes et les symptômes de cette maladie et que, s'agissant d'une situation dangereuse pour la vie, elle entraîne des complications chez une femme enceinte sur douze femmes. Les résultats de l'enquête indiquent également que le taux de mortalité infantile est deux fois plus élevé chez les femmes qui accouchent prématurément et qui ne sont pas bien sensibilisées par le personnel de santé. Dans une enquête menée auprès de plus de 1300 femmes qui avaient accouché, environ un tiers d'entre elles avaient eu un accouchement prématuré (moins de 36 semaines de grossesse pour les besoins de cette enquête). Le rapport souligne qu'au nombre des bébés prématurés, 18 pour cent étaient mort-nés ou mouraient au cours de leur première année suite à des complications à la naissance contre un pour cent de bébés dont les mères accouchaient à terme.

Les statistiques de la Fondation indiquent également qu'en 2002, près de cinq à huit pour cent de femmes enceintes souffraient de toxémie prééclamptique. Ce qui représente plus 6,6 millions de femmes à travers le monde qui ont souffert de la maladie au cours de ladite année. La toxémie prééclamptique est à la source de 15 pour cent de naissances prématurées dans les pays industrialisés et il s'agit de la première raison pour laquelle les médecins décident de provoquer un accouchement prématuré. Aux États-Unis, le rapport souligne que la toxémie prééclamptique est responsable d'environ 18 pour cent de la mortalité maternelle. Si elle n'est pas détectée, souligne le rapport, la toxémie prééclamptique peut entraîner l'éclampsie, l'une des cinq causes principales des affections et de la mortalité maternelle et infantile. L'éclampsie entraîne un taux d'environ 13 pour cent de tous les cas de mortalité maternelle dans le monde, ce qui signifie littéralement qu'une femme meure toutes les 12 minutes.

CHAPITRE 2
LEÇONS APPRISES

« Heureux l'homme qui supporte patiemment la tentation; car après avoir été éprouvé, il recevra la couronne de vie, que le Seigneur a promise à ceux qui l'aiment. Que personne, lorsqu'il est tenté, ne dise : C'est Dieu qui me tente. Car Dieu ne peut être tenté par le mal, et il ne tente lui-même personne. »

Jacques 1 : 12-13

QUELLE QUE SOIT LA SIGNIFICATION QUE PEUVENT REVÊTIR LES MOTS, lorsque l'on décrit un incident que s'est produit dans le passé, il vous est toujours difficile de faire passer votre message avec la précision exacte. Il se peut que les films ou les photos soient les seules sources qui peuvent au mieux transcrire l'exactitude de la véritable nature d'un événement. À travers ce livre, j'ai fait de mon mieux pour vous présenter la tribulation par laquelle ma famille est passée, de la meilleure manière possible. Dans la présente section, « Leçons apprises », je vous propose un récapitulatif de toute l'histoire.

Avant la grossesse de mon épouse, je savais qu'une des maladies liées à la grossesse était l'hypertension provoquée par la grossesse (PIH). Cela se produit lorsque la pression artérielle de la femme augmente pendant la grossesse. La plupart des médecins sont d'avis que ce problème affecte la plupart des femmes. La question de savoir si la PIH provoque ou non la toxémie prééclamptique fait toujours l'objet de débats au sein de la communauté médicale. Le consensus auquel sont parvenues plusieurs études est que le risque de toxémie prééclamptique chez la femme est plus élevé si elle a déjà été victime d'une hypertension artérielle avant sa grossesse. En dehors de ces informations, les termes tels que « hypertension artérielle » et « toxémie prééclamptique » ne faisaient pas partie de mon vocabulaire. Je n'en savais rien. Peut-être cela était-il dû à mon manque d'intérêt pour la science médicale.

Je fus obligé de prêter rapidement attention à la question lorsque la réalité commença à s'imposer avec le diagnostic effectué pour ma femme. Je commençai à étudier jour et nuit par la force des choses. Cependant, la leçon la plus difficile que j'appris, comme vous le savez maintenant, fut lorsque les caillots de sang firent leur apparition et envoyèrent des ondes de choc à travers l'hôpital au moment où cela se produisit.

Lors de mes recherches supplémentaires et dans mes précédents rapports, j'ai fourni plus de détails sur la genèse de tout l'incident. Les choses commencèrent avec la stigmatisation dont fut victime ma femme, parce qu'elle était considérée comme une femme stérile. L'ampleur de cette situation provoqua un stress et le stress de la stigmatisation entraîna à son tour une hypertension artérielle. La pression artérielle n'était par bien contrôlée à cause de la présence permanente des personnes qui exerçaient une pression inutile sur elle. Ces personnes étaient nos amis, nos parents et des amies de ma belle-mère. Comme il n'y avait pas de contrôle approprié de la tension artérielle, même avant sa grossesse, il devint plus difficile de la stabiliser lorsqu'elle tomba enceinte. C'est à ce moment que la grossesse se transforma en une grossesse à haut risque, qui par la suite évolua en toxémie prééclamptique. La toxémie prééclamptique nécessita un accouchement par césarienne et le lendemain, les caillots de sang nous firent subir l'expérience la plus terrible que nous ayons jamais vécue.

Pendant chaque étape de la situation, le miracle de Dieu nous a transportés d'un pont à un autre, et ainsi de suite. Ma famille et moi, nous serons toujours reconnaissants à Dieu. Alors que je reviens sur cela, chaque journée qui s'écoulait durant les différents épisodes, deux leçons très importantes me reviennent à l'esprit. J'ai analysé ces leçons en termes généraux dans les deux précédents chapitres, mais il est nécessaire que je sois plus précis ici, alors que je m'apprête à conclure cet écrit. La première leçon porte sur l'implication culturelle de la procréation. L'une des raisons pour laquelle la pression fut si intense sur mon épouse parce que les autres la jugeaient stérile était basée sur notre environnement culturel. Si elle échouait, elle serait considérée comme non productive et maudite. La question qui se pose alors est la suivante : que se serait-il passé si ces membres de la famille, ces amis et ces amies de ma belle-mère étaient des personnes qui croyaient qu'on avait droit à notre intimité et qui ne se préoccupaient pas de savoir si nous avions ou non des enfants?

Ma femme aurait-elle subi une telle pression au point de développer une hypertension artérielle, ainsi que tout ce qui s'en est suivi?

La deuxième leçon est relative à la question évidente que chaque personne qui aurait été dans notre situation, se serait posée. Seigneur, pourquoi moi? N'aurais-tu pas pu m'épargner ce traumatisme? Ces questions nous sont tous familières. Job et même les enfants d'Israël se sont posé les mêmes questions. Je me posai les mêmes et lorsque ma femme reprit conscience, elle posa les mêmes questions. Vous pouvez également imaginer que toutes les femmes stériles de la Bible posèrent les mêmes questions à Dieu. Lorsque Job les posa, Dieu lui répondit d'une manière à laquelle il ne s'attendait pas. Ce fut un miracle. Lorsque Sarah et les autres femmes stériles de la Bible pensaient ne plus pouvoir avoir d'enfants et avaient perdu tout espoir, Dieu fit la différence. Ce fut également un miracle. Lorsque Daniel fut enfermé dans la fosse aux lions et que tout le monde pensait que les lions allaient le dévorer en un instant et que Schadrac, Méschac et Abed-Nego furent jetés dans la fournaise ardente, un quatrième homme se trouva avec eux pour les délivrer. Toutes ces délivrances furent des miracles de Dieu.

J'ai toujours cru au proverbe qui dit : « À quelque chose, malheur est bon. » L'une des différences entre les chrétiens et les autres personnes dans monde est leur capacité à comprendre la volonté de Dieu. En temps de troubles ou lorsque les obstacles se mettent en travers de notre chemin, les questions de savoir quand le problème prendra fin et comment on s'en sortira, auront tendance à brouiller l'image que nous avons de Dieu. Cette attente nous amènera à nous demander : « Est-Il un père qui répond à nos prières? »

Les exemples susmentionnés soulignent la manière dont Il manifeste Ses miracles envers les hommes. Il vient à notre secours à des moments extraordinaires, lorsque tout dépasse notre imagination et notre capacité à gérer le problème, à travers des situations où il y a peu d'espoir et quand nous pouvons seulement entrevoir une distance si courte que nous pensons qu'à tout moment le problème sera résolu. C'est en ces instants que Dieu peut faire durer le temps qui semble s'écouler avec la distance. Le cas de ma femme est un exemple des temps actuels. La plupart des femmes ne survivent pas aux attaques de grossesse à haut risque ou de toxémie prééclamptique ou de caillots de sang qui se forment dans les poumons. Cependant, ma femme a survécu non seulement pour raconter l'histoire, mais également elle peut réanimer la flamme de son amour pour le Seigneur et affermir sa foi en Lui. De nos jours, de la même manière dont nous racontons l'histoire de Job et d'autres qui ont été racontées pour affermir notre foi, nous pouvons également le faire en nous rappelant l'histoire de mon épouse.

Lorsque ma femme et moi commençâmes à faire l'objet d'humiliation de la part de nos amis et de nos proches, nous n'étions pas prêts pour ce genre de traitement. Il s'agissait d'un comportement honteux et nous réagîmes violemment. Je suis convaincu que si nous avions l'habitude des poursuites judiciaires, nous aurions intenté des procès contre certaines personnes pour s'être mêlées de notre vie au cours de chacune de ces journées. Ainsi, notre attitude aurait été la même que celle que nous avons dans notre société actuelle. Si une personne vous importune, traduisez-la en justice. Cependant, ce que nous ne savions pas était la véritable compréhension des Écritures. Le Seigneur manifestait quelque chose dans notre vie, qui servirait de témoignage sous la forme de ce livre que vous tenez actuellement entre vos mains, un livre qui témoigne de Sa grandeur et de l'œuvre de Son miracle. Maintenant, nous sommes heureux qu'Il l'ait fait tout comme Il l'a fait pour les autres enfants de Dieu. Nous sommes désormais capables de mieux expliquer ce que les Écritures déclarent dans le livre de Jacques, des Actes et de bien d'autres sur le fait de considérer les épreuves comme un « sujet de joie ». Nous sommes très reconnaissants au Seigneur pour cette expérience et Sa main protectrice qui a délivré mon épouse.

ANNEXE A
PASSAGES BIBLIQUES

QUELQUES RÉFÉRENCES BIBLIQUES SUR LES BIENFAITS DE DIEU. Tous les passages ont été tirés de la version Louis Second.

Dans Jean 6 : 2, la Bible nous : « *Une grande foule le suivait, parce qu'elle voyait les miracles qu'il opérait chez les malades. Il est le même hier, aujourd'hui, éternellement.* »

Guérison des aveugles :
Matthieu 9 : 27 -31 : « *Et comme Jésus partait de là, deux aveugles le suivirent, criant et disant : Toi Fils de David, aie pitié de nous. Et quand il arriva à la maison, ces aveugles vinrent à lui, et Jésus leur dit : Croyez-vous que je puisse faire cela ? Ils lui répondirent : Oui, Seigneur. Alors il leur toucha les yeux, en disant : Qu'il vous soit fait selon votre foi. Et leurs yeux furent ouverts ; et Jésus leur recommanda fortement, disant : Prenez garde que nul homme ne le sache. Mais eux, quand ils partirent, répandirent sa réputation dans toute cette contrée.*

Matthieu 12 : 22 : *Alors on lui amena un démoniaque aveugle et muet, et il le guérit, de sorte que le muet parlait et voyait.* »

Matthieu 20 : 30; 34 : « *Et voici, deux aveugles, assis au bord du chemin, entendirent que Jésus passait, et crièrent: Aie pitié de nous, Seigneur, Fils de David! Ému de compassion, Jésus toucha leurs yeux; et aussitôt ils recouvrèrent la vue, et le suivirent.* »

Marc 8 : 22-26 : « *Ils se rendirent à Bethsaïda; et on amena vers Jésus un aveugle, qu'on le pria de toucher. Il prit l'aveugle par la main, et le conduisit hors du village; puis il lui mit de la salive sur les yeux, lui imposa les mains, et lui demanda s'il voyait quelque chose. Il regarda, et dit: J'aperçois les hommes, mais j'en vois comme des arbres, et qui marchent. Jésus lui mit de nouveau les mains sur les yeux; et, quand l'aveugle regarda fixement, il fut guéri, et vit tout distinctement. Alors Jésus le renvoya dans sa maison, en disant: N'entre pas au village.* »

Marc 10 : 51-52 : « *Jésus, prenant la parole, lui dit: Que veux-tu que je te fasse? Rabbouni, lui répondit l'aveugle, que je recouvre la vue. Et Jésus lui dit: Va, ta foi t'a sauvé. Aussitôt il recouvra la vue, et suivit Jésus dans le chemin.* »

Luc 11 : 14 : « *Jésus chassa un démon qui était muet. Lorsque le démon fut sorti, le muet parla, et la foule fut dans l'admiration.* »

Jean 9 : 6-7 : « *Après avoir dit cela, il cracha à terre, et fit de la boue avec sa salive. Puis il appliqua cette boue sur les yeux de l'aveugle, et lui dit: Va, et lave-toi au réservoir de Siloé (nom qui signifie envoyé). Il y alla, se lava, et s'en retourna voyant clair.* »

Victoire sur la mort :

Luc 8 : 52-55 : « *Tous pleuraient et se lamentaient sur elle. Alors Jésus dit: Ne pleurez pas; elle n'est pas morte, mais elle dort. Et ils se moquaient de lui, sachant qu'elle était morte. Mais il la saisit par la main, et dit d'une voix forte: Enfant, lève-toi. Et son esprit revint en elle, et à l'instant elle se leva; et Jésus ordonna qu'on lui donnât à manger.* »

Luc 7 : 12-15 : « *Lorsqu'il fut près de la porte de la ville, voici, on portait en terre un mort, fils unique de sa mère, qui était veuve; et il y avait avec elle beaucoup de gens de la ville. Le Seigneur, l'ayant vue, fut ému de compassion pour elle, et lui dit: Ne pleure pas! Il s'approcha, et toucha le cercueil. Ceux qui le portaient s'arrêtèrent. Il dit: Jeune homme, je te le dis, lève-toi! Et le mort s'assit, et se mit à parler. Jésus le rendit à sa mère.* »

Jean 11 : 38-43 : « *Jésus frémissant de nouveau en lui-même, se rendit au sépulcre. C'était une grotte, et une pierre était placée devant. Jésus dit: Otez la pierre. Marthe, la sœur du mort, lui dit: Seigneur, il sent déjà, car il y a quatre jours qu'il est là. Jésus lui dit: Ne t'ai-je pas dit que, si tu crois, tu verras la gloire de Dieu? Ils ôtèrent donc la pierre. Et Jésus leva les yeux en haut, et dit: Père, je te rends grâces de ce que tu m'as exaucé. Pour moi, je savais que tu m'exauces toujours; mais j'ai parlé à cause de la foule qui m'entoure, afin qu'ils croient que c'est toi qui m'as envoyé. Ayant dit cela, il cria d'une voix forte: Lazare, sors! Et le mort sortit, les pieds et les mains liés de bandes, et le visage enveloppé d'un linge. Jésus leur dit: Déliez-le, et laissez-le aller. »*

Matthieu 27: 50-62 : « Jésus poussa de nouveau un grand cri, et rendit l'esprit. Et voici, le voile du temple se déchira en deux, depuis le haut jusqu'en bas, la terre trembla, les rochers se fendirent, les sépulcres s'ouvrirent, et plusieurs corps des saints qui étaient morts ressuscitèrent. Étant sortis des sépulcres, après la résurrection de Jésus, ils entrèrent dans la ville sainte, et apparurent à un grand nombre de personnes. Le centenier et ceux qui étaient avec lui pour garder Jésus, ayant vu le tremblement de terre et ce qui venait d'arriver, furent saisis d'une grande frayeur, et dirent: Assurément, cet homme était Fils de Dieu. Il y avait là plusieurs femmes qui regardaient de loin; qui avaient accompagné Jésus depuis la Galilée, pour le servir. Parmi elles étaient Marie de Magdala, Marie, mère de Jacques et de Joseph, et la mère des fils de Zébédée. Le soir étant venu, arriva un homme riche d'Arimathée, nommé Joseph, lequel était aussi disciple de Jésus. Il se rendit vers Pilate, et demanda le corps de Jésus. Et Pilate ordonna de le remettre. Joseph prit le corps, l'enveloppa d'un linceul blanc, et le déposa dans un sépulcre neuf, qu'il s'était fait tailler dans le roc. Puis il roula une grande pierre à l'entrée du sépulcre, et il s'en alla. Marie de Magdala et l'autre Marie étaient là, assises vis-à-vis du sépulcre. Le lendemain, qui était le jour après la préparation, les principaux sacrificateurs et les pharisiens allèrent ensemble auprès de Pilate. »

Actes 9 : 39-40 : *« Pierre se leva, et partit avec ces hommes. Lorsqu'il fut arrivé, on le conduisit dans la chambre haute. Toutes les veuves l'entourèrent en pleurant, et lui montrèrent les tuniques et les vêtements que faisait Dorcas pendant qu'elle était avec elles. Pierre fit sortir tout le monde, se mit à genoux, et pria; puis, se tournant vers le corps, il dit: Tabitha, lève-toi! Elle ouvrit les yeux, et ayant vu Pierre, elle s'assit. »*

2 Rois 13 : 20-21 : *« Élisée mourut, et on l'enterra. L'année suivante, des troupes de Moabites pénétrèrent dans le pays. Et comme on enterrait un homme, voici, on aperçut une de ces troupes, et l'on jeta l'homme dans le sépulcre d'Élisée. L'homme alla toucher les os d'Élisée, et il reprit vie et se leva sur ses pieds. »*

Guérison des démoniaques :

Matthieu 9 : 32-33 : « *Comme ils s'en allaient, voici, on amena à Jésus un démoniaque muet. Le démon ayant été chassé, le muet parla. Et la foule étonnée disait: Jamais pareille chose ne s'est vue en Israël.* »

Marc 1 : 23-25 : « *Il se trouva dans leur synagogue un homme qui avait un esprit impur, et qui s'écria: Qu'y a-t-il entre nous et toi, Jésus de Nazareth? Tu es venu pour nous perdre. Je sais qui tu es: le Saint de Dieu. Jésus le menaça, disant: Tais-toi, et sors de cet homme!* »

Matthieu 8 : 28; 31-32 : « *Lorsqu'il fut à l'autre bord, dans le pays des Gadaréniens, deux démoniaques, sortant des sépulcres, vinrent au-devant de lui. Ils étaient si furieux que personne n'osait passer par là. Les démons priaient Jésus, disant: Si tu nous chasses, envoie-nous dans ce troupeau de pourceaux. Il leur dit: Allez! Ils sortirent, et entrèrent dans les pourceaux. Et voici, tout le troupeau se précipita des pentes escarpées dans la mer, et ils périrent dans les eaux.* »

Luc 9 : 38-42 : « *Et voici, du milieu de la foule un homme s'écria: Maître, je t'en prie, porte les regards sur mon fils, car c'est mon fils unique. Un esprit le saisit, et aussitôt il pousse des cris; et l'esprit l'agite avec violence, le fait écumer, et a de la peine à se retirer de lui, après l'avoir tout brisé. J'ai prié tes disciples de le chasser, et ils n'ont pas pu. Race incrédule et perverse, répondit Jésus, jusqu'à quand serai-je avec vous, et vous supporterai-je? Amène ici ton fils. Comme il approchait, le démon le jeta par terre, et l'agita avec violence. Mais Jésus menaça l'esprit impur, guérit l'enfant, et le rendit à son père.* »

Le contrôle du Seigneur sur la nature :

Matthieu 17 : 26-27 : « *Il lui dit: Des étrangers. Et Jésus lui répondit: Les fils en sont donc exempts. Mais, pour ne pas les scandaliser, va à la mer, jette l'hameçon, et tire le premier poisson qui viendra; ouvre-lui la bouche, et tu trouveras un statère. Prends-le, et donne-le-leur pour moi et pour toi.* »

Matthieu 21 : 19 : « *Voyant un figuier sur le chemin, il s'en approcha; mais il n'y trouva que des feuilles, et il lui dit: Que jamais fruit ne naisse de toi! Et à l'instant le figuier sécha.* »

Jean 18 : 5-6 : « *Ils lui répondirent: Jésus de Nazareth. Jésus leur dit: C'est moi. Et Judas, qui le livrait, était avec eux. Lorsque Jésus leur eut dit: C'est moi, ils reculèrent et tombèrent par terre.* »

Luc 9 : 16-17 : « *Jésus prit les cinq pains et les deux poissons, et, levant les yeux vers le ciel, il les bénit. Puis, il les rompit, et les donna aux disciples, afin qu'ils les distribuassent à la foule. Tous mangèrent et furent rassasiés, et l'on emporta douze paniers pleins des morceaux qui restaient.* »

Matthieu 8 : 23-26 : « *Il monta dans la barque, et ses disciples le suivirent. Et voici, il s'éleva sur la mer une si grande tempête que la barque était couverte par les flots. Et lui, il dormait. Les disciples s'étant approchés le réveillèrent, et dirent: Seigneur, sauve-nous, nous périssons! Il leur dit: Pourquoi avez-vous peur, gens de peu de foi? Alors il se leva, menaça les vents et la mer, et il y eut un grand calme.* »

Marc 6 : 49-50 : « *Quand ils le virent marcher sur la mer, ils crurent que c'étaient un fantôme, et ils poussèrent des cris; car ils le voyaient tous, et ils étaient troublés. Aussitôt Jésus leur parla, et leur dit: Rassurez-vous, c'est moi, n'ayez pas peur!* »

Autres guérisons :

Infirmités :

Luc 13 : 11-13 : « *Et voici, il y avait là une femme possédée d'un esprit qui la rendait infirme depuis dix-huit ans; elle était courbée, et ne pouvait pas du tout se redresser. Lorsqu'il la vit, Jésus lui adressa la parole, et lui dit: Femme, tu es délivrée de ton infirmité. Et il lui imposa les mains. À l'instant elle se redressa, et glorifia Dieu.* »

Guérison de dix lépreux :

Luc 17 : 12-14 : « *Comme il entrait dans un village, dix lépreux vinrent à sa rencontre. Se tenant à distance, ils élevèrent la voix, et dirent : Jésus, maître, aie pitié de nous! Dès qu'il les eut vus, il leur dit: Allez vous montrer aux sacrificateurs. Et, pendant qu'ils y allaient, il arriva qu'ils furent guéris.* »

Les malades :

Jean 5 : 6-8 : « *Jésus, l'ayant vu couché, et sachant qu'il était malade depuis longtemps, lui dit: Veux-tu être guéri? Le malade lui répondit: Seigneur, je n'ai personne pour me jeter dans la piscine quand l'eau est agitée, et, pendant que j'y vais, un autre descend avant moi. Lève-toi, lui dit Jésus, prends ton lit, et marche.* »

La femme à la perte de sang :

Matthieu 9 : 20-22 : « *Et voici, une femme atteinte d'une perte de sang depuis douze ans s'approcha par derrière, et toucha le bord de son vêtement. Car elle disait en elle-même: Si je puis seulement toucher son vêtement, je serai guérie. Jésus se retourna, et dit, en la voyant: Prends courage, ma fille, ta foi t'a guérie. Et cette femme fut guérie à l'heure même.* »

PASSAGES CITÉS DANS CHAQUE PARTIE :

CHAPITRE 1 : Vague de maladies
- ○ Ésaïe 54: 10
- ○ Ésaïe 43: 2-3
- ○ Luc 1: 13-17

CHAPITRE 3 : 23 jours au service de réanimation
- ○ 1 Thessalniciens 5:18
- ○ Lamentatins 3: 13-14
- ○ Psaumes 145:18-19
- ○ Jérémie 33:3
- ○ Jean 10:27-9
- ○ Matthieu 6:16-18
- ○ Psaumes 55:22
- ○ Jérémie 29:11
- ○ Jean 20:29
- ○ Jean 11:25-26
- ○ Hébreux 11:1
- ○ Hébreux 6: 17-18
- ○ Lamentatins 3:57-58
- ○ Psaumes 73:26
- ○ Ésaïe 40:29
- ○ Jean 15:7
- ○ Psaumes 103:2-3
- ○ Jean 10:27-29
- ○ Michée 7:7
- ○ Matthieu 26:41
- ○ I Crinthiens 10:13
- ○ 2 Crinthiens 1:3-4
- ○ I Pierre 5:8
- ○ Hébreux 2:18
- ○ Ésaïe 57:18-19
- ○ Psaumes 10:17
- ○ Jérémie 29:11
- ○ Psaumes 91:14-15
- ○ Lamentatins 3:21-23

- o   Jacques 5:15-16
- o   Psaumes 147:11
- o   Psaumes 42:5
- o   Ésaïe 40:31
- o   Psaumes 27:14
- o   Jacques 1:4-5
- o   I Thessalniciens 5:11
- o   Ésaïe 43:2-3
- o   Actes 2:28
- o   Rmains 8:11
- o   Matthieu 7:7-8
- o   Rmains 15:4
- o   Psaumes 125:1
- o   Psaumes 46:10
- o   Jb 6:24
- o   Jb 3:11-12
- o   Actes 2:26-28
- o   Matthieu 7:9-11
- o   Jb 8:21
- o   Jérémie 30:17
- o   Psaumes 30:2
- o   Jean 4:7-27
- o   Ecclésiaste 12:13
- o   Deutérnme 9:9-18
- o   Matthieu 4:2
- o   1 Ris 19:8
- o   Jérémie 17:10
- o   Psaumes 18:20

CHAPITRE 4 : Deuxième phase de la convalescence
- o   Romains 5:10
- o   1 Thessaloniciens 5:11
- o   Romains 12:1-2
- o   Ésaïe 50:9
- o   Ésaïe 55:8-9
- o   2 Timothée 1:12
- o   2 Corinthiens 9:8

- o Matthieu 11:28-30
- o Ésaïe 42:16
- o Hébreux 6:17-18
- o Romains 12:11
- o Psaumes 72:12
- o Deutéronome 10:21
- o Éphésiens 4:31-32

CHAPITRE 5 :   Centre de réadaptation Northside
- o Jacques 1:12
- o Matthieu 25:34-37
- o I Jean 4:12

CHAPITRE 6 : Congé définitif de l'hôpital
- o 1 Pierre 1:13
- o Psaumes 121:5-8

CHAPITRE 7 : Autre choc : départ de Maman (Mère de mon épouse)
- o Ecclésiastes 3:1-2 ; 4
- o Jean 14:1-2
- o Genèse 9:13-15
- o Matthieu 7:7-8
- o Psaumes 11:3
- o Matthieu 7:21-23
- o 1 Jean 1:1-3
- o Romains 1:16-17
- o Philippiens 2:1-8
- o 1 Corinthiens 12:12-27
- o Actes 4:32-37
- o Hébreux 10:18
- o Actes 2:44-46
- o Galates 6:9-10
- o Psaumes 107:28-30
- o 1 Thessaloniciens 5:17

CHAPITRE 8 : Actes de générosité : Réaction de l'église face à notre crise

- o   1 Samuel 1:6-7
- o   Luc 1:25
- o   Jean 3:16
- o   Éphésiens 5:28-33
- o   Éphésiens 5:25
- o   1 Corinthiens 7:3-5
- o   1 Pierre 3:7
- o   Proverbes 5:20
- o   Matthieu 19:5
- o   Hébreux 13:4
- o   Marc 10:13-16
- o   Matthieu 18:6
- o   Marc 9:37
- o   Genèse 16:21
- o   Genèse 25:21
- o   Genèse 30:1
- o   Juges 13
- o   1 Samuel 1
- o   Luc 1
- o   Psaumes 113:9
- o   Jean 16:24
- o   Marc 11:24
- o   Jacques 1:12-13
- o   Psaumes 23
- o   Jacques 1:2
- o   Actes 5:41

ANNEXE B
PHOTOS

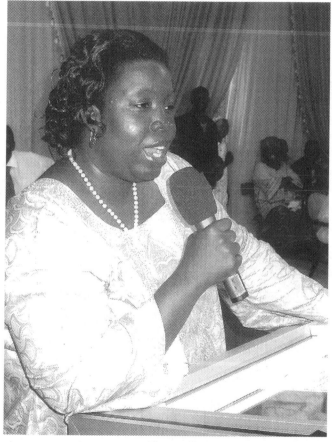

Juillet 2008
Daniella témoignant et remerciant les membres de l'église pour
leurs prières, pendant le culte du dimanche matin au Burkina Faso,
Ouagadougou, Afrique de l'Ouest:

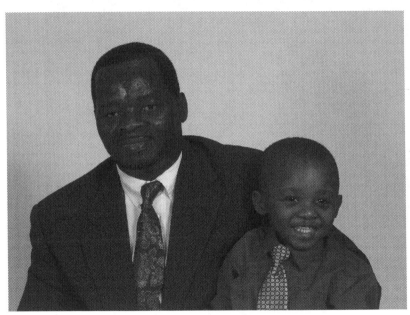

Papa et Bébé John :

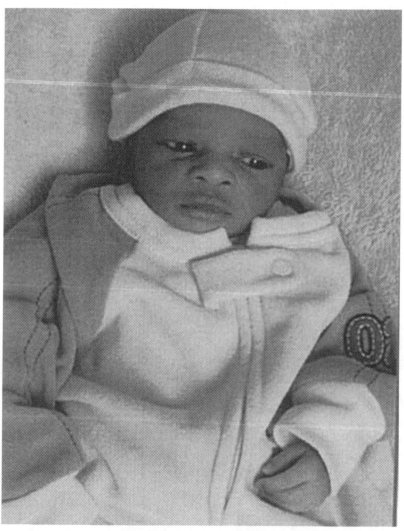

Bébé John à la naissance :

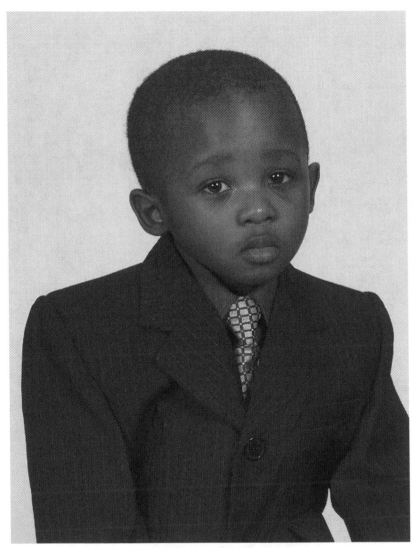

Bébé John à l'âge de deux ans :

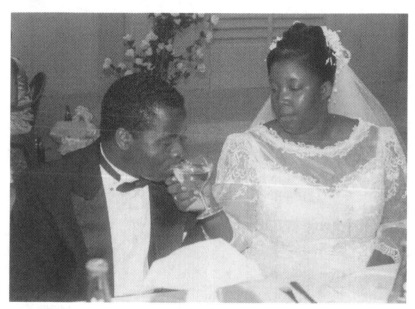

Photo de mariage de Zon et Daniella

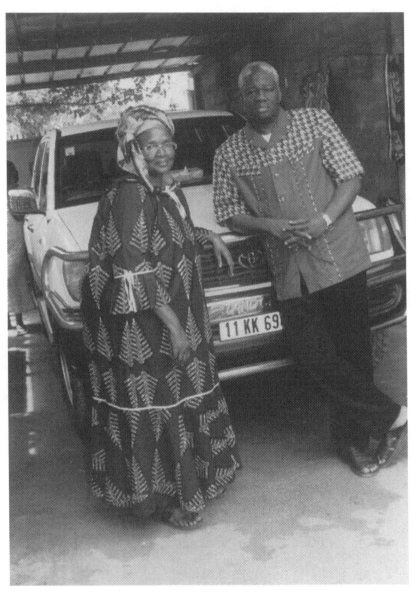

Parents de Daniella

ANNEXE C
DOSSIER MÉDICAL

Johnson City Medical Center 400 N. State of Franklin Rd. Johnson City, TN 37604	Quewea, Daniella MR# 405196 Pt# 32904171 DOB: 7-19-79 Age: 28 Olsen 12/06/07 15:00 EST
ADMISSION RECORD	Page 1

Admission Information

23hr Observation Admit Date/Time: 10/18/07 16:00 EDT
Admission Date/Time: 12/06/07 15:00 EST
Admitted From: Home
Accompanied By: Husband
Height/Weight: 66.0 (in)/ 311(lbs)
  Weight gain: Weight loss: 10
Vital Signs: T: 99.0 P: 80 R: 20   BP: 149 / 94
Obstetrician: Olsen   Group: ETSU
LMP: 03/15/07 EDC per LMP:12/24/07 Per US: 12/20/07
EGA: 38.0
G/P/T/Pt/SAB/IAB/Stb/L: 2 /0 /0 / 0/ 1/ 0/ 0/ 0
Social Security # 758-03-4967
Chief Historian: pt
Age: 28   DOB: 7-19-79

Reason for Admission: Primary Cesarean Section
  Other Reason:
Date/Time of Onset of Labor:
Amniotic Membrane Status on Admission:Intact
Date/Time of Rupture:
Amniotic Fluid Color:
Amniotic Fluid Odor:
Fetal Presentation At Breech
Prenatal Education Classes Attended:
Pain Brochure Given and Discussed: Yes
Pain Rating on Admission: 3_4   Pain Goal: 4
FHR Tracing:
Person Patient authorizes MSHA to release Patient's
Personal Health Information To:
Zon

Newborn/Patient Information

Infant Feeding Preference: Breast
Infant's Pediatrician: ETSU
On Call? Yes   Sibling's Physician? N/A
Circumcision Requested: Yes
Adoption Requested: No

Amniocentesis During This Pregnancy: No
Suspected/Known Problems With Fetus:
  N/A

If patient smokes or uses tobacco, what is the
amount per day?
Smoking Cessation Information Given: Yes
If patient uses alcohol, what is the alcohol use
amount per week?

If patient uses recreational drugs, what is the
amount of drug use?

Does patient report a history of abuse? No

Valuables/Disposition:
  None
Tubal Ligation Planned:No   Authorization Signed: N/A
Anesthesia Plans: Spinal

Support Person: Husband
  Name: Zon

Patient Oriented To:
  ID Bands,Smoking Policy,Call Light,Code
  Red,Room/Bed/BR,Emergency,Infant
  Security,Visitors,Phone Confidentiality,Circ Consent
  Obtained per Pediatrician,Pain Control,Fall Prevention,Be
  Informed Packet given,Consent for Photography
Last Meal: 12/05/07 19:00 EST
Focus/Nursing Diagnosis: comfort r/t back pain

PP Teaching Packet Given/Discussed With Pt: N/A
By: S.LyonsRN
HR Teaching Packet Given/Discussed With Pt: N/A
By:

Dossier d'admission de Daniella :

CMC QUEWEA, DANIELLA A, Enc #32904171 OBT 12/6/2007 Admission Assessment

Johnson City Medical Center 400 N. State of Franklin Rd. Johnson City, TN 37604	**Quewea, Daniella** MR# 405196 Pt# 32904171 12/06/07 15:00 EST DOB: 7-19-79 Age: 28 Olsen

ADMISSION RECORD   Page 3

Past/Current Medical History

Does Patient Have:
  Normal Hearing? Yes

Normal Vision? Yes

Natural Teeth? Yes

Diabetes: No

Hypertension: Yes   Family History: Patient
  Current Treatment: labile bp

Heart Disease: No
Thyroid Disorders Pt/Family History: No

Respiratory Disease: No

GI Disorders Pt/Family History: No
Neurological Disorders Pt/Family History: No

Renal Disease Pt/Family History: No

Sexually Transmitted Disease: No

Liver Disease: No

Phlebitis Pt/Family History: No

Psychiatric Pt/Family History: No
  Family History:
Self Breast Exam: Yes

Hospitalization(s):

Operation(s):

Body Piercing:
Anesthetic Complications:

Has Patient Ever Received a Blood Transfusion? No
Does Patient Refuse Blood? No

Johnson City Medical Center
400 North State of Franklin Road
Johnson City, TN 37604
(423) 431-6440

Name: Quewea, Daniella
DOB: 07/19/1979
Account Number: 32904171
Pt. Status: IA
MD ID: 00538

MR Number: 40-51-96
Admit Date: 12/06/2007 00:00
Room: 1507-01
Hosp. Svc. Code: OBT
Document ID: 876863

Operative Note

EDITED COPY: 12/07/2007 09:10 am tde

DATE OF SERVICE: 12/07/2007

PREOPERATIVE DIAGNOSIS:
1. Intrauterine pregnancy at 38 and 1/7 gestation.
2. Intrauterine growth restriction.
3. Morbid obesity.
4. Nonreassuring fetal heart tracing.

POSTOPERATIVE DIAGNOSIS: Same.

PROCEDURE PERFORMED: Primary low transverse cesarean delivery.

ASSISTANT: Dr. Howard Herrell, Dr. Jessica Keller, and Brad Mackaby, medical student, 3rd year.

ANESTHESIA: Spinal.

ESTIMATED BLOOD LOSS: 700.

Urine output: 200 cc clear urine.

FINDINGS: Male infant in cephalic presentation with Apgars of 8 and 9 at one and five minutes respectively. Weight pending at time of dictation. Normal appearing uterus, tubes, and ovaries. Placenta with three vessel cord.

DESCRIPTION OF PROCEDURE: Ms. Quewea was taken to the operating room where spinal anesthesia was obtained without difficulty. She was then placed in dorsal supine position and prepped and draped in normal sterile fashion. A Pfannenstiel skin incision was made with a scalpel and carried down to the underlying layer of fascia which was incised in the midline. The fascial incision was extended bilaterally with Mayo scissors. The fascia was then dissected off the underlying rectus abdominus muscles with a combination of sharp and blunt dissection, and the rectus muscle was then separated in the midline and the peritoneum entered bluntly and extended bluntly. The bladder blade was placed and the vesicouterine peritoneum incised and bladder flap created with Metzenbaum scissors after bladder blade replaced according dissection. Myotomy was then made with a scalpel and extended with digital dissection, and then the fetal head was elevated with hysterotomy, and the amniotic membranes ruptured and the fetus delivered without difficulty. It was bulb suctioned at delivery and cord doubly clamped and cut and handed to awaiting nursery staff. The placenta was then massaged from the uterus and the uterus exteriorized and cleaned of all clot and debris. The myotomy was then repaired with a single running locked suture of chromic and noted to be hemostatic. Was replaced in the abdomen and again reinspected and noted to be hemostatic. Fascia and underlying tissues were inspected and overlying tissues were inspected for bleeding and noted to be hemostatic. The fascia was then closed with one Vicryl, and the subcutaneous tissues were closed with suture of plain gut

Page 1 of 2

Dossier d'accouchement de Daniella :

and then the skin closed subcuticularly with suture of 3-0 Monocryl. The
patient received 2 gm of Ancef on call to the OR and received Pitocin in
the IV solution after delivery of the fetus. Sponge, lap, and needle
counts were correct x 2. The patient was taken to the recovery in stable
condition. Infant taken to Newborn Nursery in stable condition.

QUEWEA, DANIELLA A, Enc #32904171 OBT 12/6/2007 Orders

POST-OP CESAREAN SECTION ORDERS
POST-OP DAY ONE ORDERS
Obstetrics

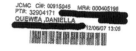

JCMC CI#: 00915045   MR#: 000405198
PT#: 32904171
QUEWEA ,DANIELLA
12/06/07 13:05

PO1000

DATE	PHYSICIAN'S ORDERS
	POST–OP CESAREAN ORDERS
	1. Bedrest for 8 hours, then stand at bedside
	2. Diet: ☐ Clear liquids ☒ Advance as tolerated
	3. Maintain Foley, I & O every shift
	4. IV: Premixed 0.9% NaCl 1000 mL with Oxytocin 20 units at 125 mL/hour, then D$_5$LR at125 mL/hour
	5. Pain Medication: ☒ Per anesthesia
	☐ Demerol 75-100 mg IM every 3 hours PRN pain, when okay with Anesthesia
	☐ Percocet 5 1 or 2 tablets PO every 4 hours PRN pain, when okay with Anesthesia
	☐ Naproxen DS 1 PO every 8 hours PRN pain
	☐ Ibuprofen 600 mg PO every 8 hours PO PRN pain
	6. ☐ Promethazine 25 mg every 3 hours PRN nausea: ☐ IV ☐ IM
	☒ Zofran 4 mg every 8 hours PRN nausea: ☐ IV ☐ PO
	7. ☒ Ambien ½__ mg PO every night PRN sleep
	8. Routine Breast Care ☐ Lanolin ☐ Lansinoh
	9. CBC post partum Day 1.
	10. Give Rh Immune Globulin if mother Rh-negative and baby Rh-positive: ☐ IV SCANNED
	11. If non immune to rubella, give MMR prior to discharge
	12. _____
	13. _____
	14. _____
	Physician Signature _____ Date _12/7/7_ Time _0248_
	POST–OP DAY ONE ORDERS
	1. Discontinue IV if tolerating PO liquids and okay with Anesthesia
	2. ☐ Simethicone chewable 80 mg PRN gas
	☐ Bisacodyl suppository if needed for abdominal distention
	3. Discontinue Foley catheter
	4. ☐ Percocet 5 mg **OR** ☐ Tylenol No. 3 1 or 2 tablets PO every 4 hours PRN pain
	OR ☐ Lortab 5 1 tablet PO every 4 hours PRN pain (maximum 8 tablets/day)
	5. ☐ Naproxen DS 1 PO every 8 hours PRN pain
	OR ☐ Ibuprofen 600 mg PO every 8 hours PRN pain
	6. _____
	7. _____
	Physician Signature _____ Date _____ Time _____

Place an 'X' in the box for STAT

FORM NO. SO-0401   Rev. 02/13/06   Scan Orders to Pharmacy before placing in Medical Record.

Dossier d'interventions postopératoires de Daniella :

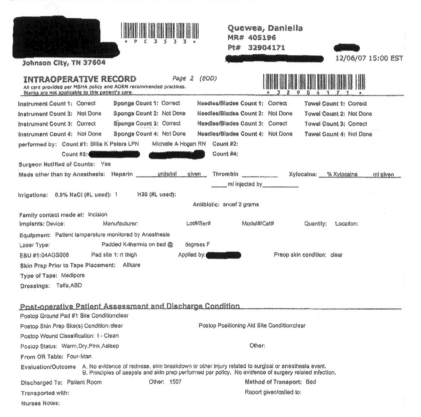

QUEWEA, DANIELLA A, Enc #32904171 OBT 12/6/2007 Procedure Data

Quewea, Daniella
MR# 405196
Pt# 32904171

12/06/07 15:00 EST

Johnson City, TN 37604

INTRAOPERATIVE RECORD   Page 2   (EOD)
All care provided per MSHA policy and AORN recommended practices.
Blanks are not applicable to this patient's care.

Instrument Count 1: Correct	Sponge Count 1: Correct	Needles/Blades Count 1: Correct	Towel Count 1: Correct
Instrument Count 2: Not Done	Sponge Count 2: Not Done	Needles/Blades Count 2: Not Done	Towel Count 2: Not Done
Instrument Count 3: Correct	Sponge Count 3: Correct	Needles/Blades Count 3: Correct	Towel Count 3: Correct
Instrument Count 4: Not Done	Sponge Count 4: Not Done	Needles/Blades Count 4: Not Done	Towel Count 4: Not Done

performed by: Count #1: Billie K Peters LPN   Michelle A Hogan RN   Count #2:
        Count #3:   Count #4:

Surgeon Notified of Counts: Yes

Meds other than by Anesthesia: Heparin ____ units/ml given   Thrombin _____   Xylocaine: __% Xylocaine ml given
        ____ ml injected by_____

Irrigations: 0.9% NaCl (#L used): 1   H2O (#L used):
        Antibiotic: ancef 2 grams

Family contact made at: incision

Implants: Device: Manufacturer: Lot#/Ser#   Model#/Cat#   Quantity: Location:

Equipment: Patient temperature monitored by Anesthesia

Laser Type: Padded K-thermia on bed @   degrees F

ESU #1:04AGS008   Pad site 1: rt thigh   Applied by: Preop skin condition: clear

Skin Prep Prior to Tape Placement: Alikare

Type of Tape: Medipore

Dressings: Telfa,ABD

Post-operative Patient Assessment and Discharge Condition

Postop Ground Pad #1 Site Condition:clear

Postop Skin Prep Site(s) Condition: clear   Postop Positioning Aid Site Condition:clear

Postop Wound Classification: I - Clean

Postop Status: Warm,Dry,Pink,Asleep   Other:

From OR Table: Four-Man

Evaluation/Outcome   A. No evidence of redness, skin breakdown or other injury related to surgical or anesthesia event.
        B. Principles of asepsis and skin prep performed per policy. No evidence of surgery related infection.

Discharged To: Patient Room   Other: 1507   Method of Transport: Bed

Transported with: Report given/called to:

Nurses Notes:

Dossier préopératoire :

BIBLIOGRAPHIE
RESSOURCES ÉLECTRONIQUES

Burke, Cormac. Marriage and Family in Africa, April 1988.
http://www.cormacburke.or.ke/node/637

Bales, Norman. Does Egalitarian Marriage Work and is it Biblical?
Vol.3, num.16, May 13th, 1998.
http://www.allaboutfamilies.org/98aaf16.html

Leslie Lafayette, Founder of Childfree Network Organization of
America. *http://findarticles.com/p/articles/mi_m4021/is_n4_
v18/ai_18142070/pg_1*

Preeclampsia Foundation: Non-profit Organization, support safe
pregnancy, fund

Research on Preeclampsia and support awareness on the disorder
http://www.preeclampsia.org/index.asp

Oral Anticoagulant Research and Resources for Patients and
Caregiver

Food and Drug Administration Information

Focus on Genetic Testing on Coumadin
http://www.mybloodthinner.org/research.htm

Riedmann, Peter. The Christian Way of Life, Community of Goods
http://www.anabaptistchurch.org/christianlife.htm

Kishindo, Paul. Family Planning and the Malawian Male. Nordic
Journal of African Studies. 4(1): 26-34(1995) University of
Malawi, Malawi
http://www.njas.helsinki.fi/pdf/vol4num1/kishindo.pdf

The Ghanaian Family Structure, Life and Formation
http://family.jrank.org/pages/710/Ghana.html

LIVRES

Price, Charles S. The Real Faith for Healing. Edited and Rewritten by Harold J. Chadwick. North Brunswick, NJ. Bridge-Logos Publishers, 1997

Schaefer, Richard T. Sociology Eight Edition. New York, NY McGraw-Hill Companies, Inc., 2003

MacNUTT, Francis. The Prayers That Heals: Praying for Healing in the Family. Notre Dame, Indiana. Ave Maria Press, 1983

Altma, Roberta. Waking up Fighting Back: The Politics of Breast Cancer. Little, Brown & Company, 1996

Lamanna, Mary Ann & Riedmann, Agnes. Marriages and Families: Making Choices in a Diverse Society. Wadworth, 2000

Wells, Gibson J. Current Issues in Marriages and Family, Second Edition Macmillan Publishing Company, New York, NY. 1979

Landis, Paul H. Social Problems in Nation and World. Chicago, Philadelphia; New York; Lippicott Co., 1959

LECTURES CONSEILLÉES

GROSSESSE À HAUT RISQUE

David James, Philip Steer, Carl Weiner and Bernard Gonik. High Risk Pregnancy: Text book with CD-ROM, August 2005

Elizabeth S. Gilbert-RNC, MS, & FNPC: Manual of High Risk Pregnancy and Delivery, November 2006

John T. Queenan, Catherine Y. Spong & Charles J. Lockwood. Management of High Risk Pregnancy, an Evidence-based Approach, June 2007

John T. Queenan, Cahtherine Y. Spong & John C. Hobbins: Protocols for High-Risk Pregnancy, November 2005

Errol Norwitz and RN, Diana Raab. Your High Risk-Pregnancy: Practical, Supportive Guide, June 2000

Elizabeth Platt, Andrea Tetreau, NP, Michael G. Pinette, 100 Questions and Answers About Your High-Risk Pregnancy, June 2006

Denise M. Chism. High-Risk Pregnancy Sourcebook, May 1998

John T. Queenan. High-Risk Pregnancy, June 2007

TOXÉMIE PRÉÉCLAMPTIQUE

Lyall, Fiona and Belfort, Michael. Pre-eclampsia: Etiology and Clinical Practices, June 2007

Davis, Denise. Baby Nathan, October 2007

Qontro Medical Guides: Preeclampsia Medical Guide, July 2008

Preeclampsia: Webster's Time Line History, 1951-2007

Icon Group International, July 2008

Baker, Philip & Kingdom, John C.P. Pre-eclampsia: Current Perspectives on Management, December 2003

Wilson, Rhoda. Recurrent Miscarriage and Preeclampsia: Roles Played by the Immune System and Antioxidants, October 2004

21st Century Complete Medical Guide to Preeclampsia, Eclampsia, Toxemia of Pregnancy, Authoritative Government Documents, Clinical...for Patients and Physicians (CD-ROM): PM Medical Health News, June 2004

Tucker, Miriam E. Obesity doesn't push Mild Hypertension to Preeclampsia Women's Health: An Article From Family Practice News, April 2005(Digital)

Zoler, Mitchel L.: Obesity-Preeclampsia Linkage May be Vascular. Vessel Information Might Increase Risk by Releasing

Reactive Oxygen Species and Immunostimulants (Ob...
An Article From Family Practice News, September,
2006(Digital).

Johnson, Kate. High Sugar, Fat Intake in Early Pregnancy Tied to
Preeclampsia. (Brief Article) (Statistical Data Included). An
Article From: Family Practice News(Digital), June 2005

HYPERTENSION ARTÉRIELLE

Townsend, Raymond. 100 Q & A About High Blood Pressure
(Hypertension). Sudbury, Mass. Jones & Bartlett Publisher,
2008

Hart, Tudor Julian, Fahey Tom, Savage Wendy. High Blood Pressure
at Your Fingertips: The Comprehensive and Medically
Accurate Manual on How to Manage Your High Blood
Pressure. Netlibrary, Inc. London; Class 1999

High Blood Pressure(Hypertension): USA Food and Drug
Administration Office of Women's Health; National
Government Publication. Rockville, MD. FDA Office of
Women's Health, 2007

Bauer, Brent A.; Mayo Clinic; Galam Media. Mayo Clinic Wellness
Solutions for High Blood Pressure. Rochester, MN: Mayo
Clinic, (US) Galam, 2007

Fahey Tom; Murphy Deirdre; Hart Tudor Julian; Netlibrary, Inc.
High Blood Pressure. eBook Document. London Class, 2004

Primary Prevention of Hypertension: Clinic and Public Health
Advisory From the National High Blood Pressure Education
Program. National Government Publication. Microfiche. By
National High Blood Pressure Education Program. National
Heart Lung & Blood Institute. Bethesda, MD. USA Dept.
of Health & Human Services, National Institute of Health,
National Lung and Blood Institute, 2002

Rubin, Alan L. High Pressure for Dummies: New York, NY Wiley
Pub., 2002

Koop Everett, C. & Matson Boyd. High Blood Pressure:

VHS, VIDEO:

New York NY Time Life Medical 1996

Sheps, Sheldon G. Mayo Clinic on High Blood Pressure

Rochester, Minn. Mayo Clinic, 2002

MORT CLINIQUE

Bremmer, Patricia A. Clinical Death

Venango, NE: Windcall Enterprises, 2008

Rando, Therese A. Grief, Dying, And Death: Clinical Intervention
For Caregivers

Champaign, Ill. Research Press Co., 1984

Brubaker, Don. Absent From The Body: One Man's Clinical
Death, A Journey Through Heaven and Hell. Palmetto, Fla.
Peninsula Pub., 1996

Peter Safar; et al. Reversibility of Clinical Death: Symposium on
Resuscitation Research, International Resuscitation Research
Center, University of Pittsburg, PA. Baltimore, MD Williams
and Wilkins, 1988

Samuel S. Chugh; et al. Epidemiology of Sudden Cardiac Death
Clinical And Research Implication Philadelphia, PA (etc.)
W.B Saunders Co. Etc.

CAILLOTS SANGUINS

Hampton, Tracy. Sarcomas And Blood Clots. Chicago: American Medical Association, 1966-

Ann K. Wittkowsky. United States Agency For Healthcare Research And Quality. Your Guide to Preventing And Treating Blood Clots.

Rockville, MD. US Dept. of Health & Human Services, Agency For Healthcare Research And Quality, 2008

Maureen Andrew; NetLibrary, Inc. Blood Clots And Strokes. A Guide For Parents And Little Folks, Hamilton, Ont. BC Decker, 1998

Seppa, Nathan: Sticky Platelets Boost Blood Clots. Washington D.C Science Service, 1966-